PALÉOFIT

Fabrice Kuhn

Du même auteur

- Docteur Hugues Daniel & Docteur Fabrice Kuhn, *Nutrition de l'endurance*, éditions Thierry Souccar, 2012.
- Docteur Fabrice Kuhn & Docteur Hugues Daniel, *L'assiette de l'endurance*, éditions Thierry Souccar, 2014.

Conception graphique et réalisation : Catherine Julia (Montfrin)
Illustrations : Idée Graphic (Toulouse) idee.graphic@free.fr
Crédits photos : p 22, p. 24 © Lucarelli Temistocle/ Shutterstock,
p. 76, p. 78, p. 94, p. 118 © PeopleImages, p. 224, p. 226, p. 268 © Shutterstock

ISBN : 978-2-36549-151-8
Fabrication Printteam, www.print-team.fr

Imprimé et façonné en UE, 3e trimestre 2017.

SOMMAIRE

PRÉFACE

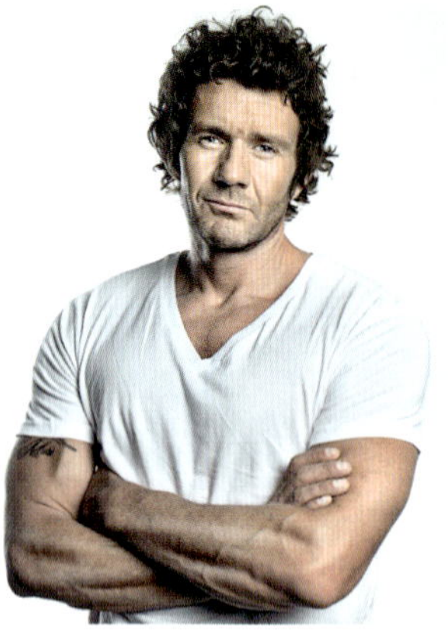

© Emmanuel Bournot

À l'instant même où vous lisez les premières lignes de cet ouvrage, que votre œil se concentre sur ces formes enchaînées les unes aux autres, que ces formes deviennent des mots et, parvenant enfin jusqu'à votre cerveau, qu'elles élaborent des pensées, vous prenez alors peut-être conscience de la sophistication de cette extraordinaire machine qu'est le corps humain parce que c'est d'abord de ça dont il est question ici.

Depuis son apparition sur Terre, l'homme n'a de cesse de déployer des trésors d'intelligence, de ressources physiques et mentales pour affronter les contraintes auxquelles il est constamment soumis.

Dans la préhistoire, c'était une question de survie... Aujourd'hui, c'en est encore une ! Si ce n'est que désormais, c'est la sédentarité qui menace notre espèce.

D'aussi loin que je me souvienne, j'ai toujours été fasciné par cette incroyable faculté d'adaptation dont fait preuve notre organisme, les mécanismes complexes qui le régissent et ses besoins fondamentaux, ses réactions vitales aussi imprévisibles que spectaculaires.

Durant toute ma carrière de coureur cycliste professionnel, puis plus tard en tant que préparateur physique, j'ai appris à écouter mon corps, à respecter son tempérament, ses besoins, ses rythmes biologiques, à l'agresser aussi parfois pour découvrir ses limites. J'ai parfois emprunté, de manière empirique et instinctive, des chemins de traverse qui m'ont révélé de précieux secrets sur le corps humain.

Bien sûr, à la lueur de mes erreurs, de mon parcours (atypique) et de mon passage furtif du « côté obscur de la force » que j'ai largement évoqué par le passé, j'ai surtout appris à ne pas prendre au pied de la lettre les promesses « révolutionnaires », qui émergeaient tous les 4 ou 5 ans dans ce laboratoire du sport de haut niveau, et qui « balayaient » tout ce que l'expérience nous avait enseigné jusque là, que ce soit dans le domaine de la nutrition ou de la préparation physique.

Bien souvent, ces méthodes élaborées par des scientifiques, très éloignées de la réalité du terrain, manquaient cruellement de bon sens.

La science, et la médecine en particulier, considèrent le corps comme une collection d'objets indépendants, en ignorant dramatiquement l'histoire de l'individu, son tempérament ou le milieu dans lequel il évolue (les pollutions alimentaires et environnementales, le stress..) mais aussi et surtout en ignorant sa véritable nature, sa singularité.

Attention, je ne préconise pas de mépriser l'importance de la litterature scientifique lorsque l'on conçoit un programme, au contraire, je me suis moi-même toujours scrupuleusement documenté en ce sens lors de l'élaboration de mes ouvrages successifs, en revanche, je vous recommande vivement de ne pas vous arrêter là. La théorie n'est qu'un triste compartiment inutile s'il n'est validé par des années de pratique en ce qui concerne la préparation physique.

Mais lorsqu'on m'a confié le manuscrit de Fabrice Kuhn, la première chose qui m'a frappé est l'ouverture d'esprit et la curiosité dont le scientifique qu'il est, avait fait preuve. Combien de fois ne me suis-je pas disputé avec des médecins ou des préparateurs physiques qui n'avaient jamais été athlètes et qui défendaient des concepts comme des évidences aussi difficiles qu'inapplicables sur le terrain ! Des concepts qui, dans la durée, ruinaient le plaisir éprouvé par l'athlète dans l'exercice de sa discipline, des concepts qui dégradaient ses qualités intrinsèques en essayant d'en développer d'autres.

L'objet de cet ouvrage, *Paléofit*, c'est tout le contraire !

Fabrice Kuhn a su dresser des ponts entre la science, l'histoire de l'être humain et la préparation physique. Ce manuel tient compte de ce pourquoi l'homme est conçu, ses besoins primaires et les adaptations qu'il a développées dans une époque où sa survie en dépendait… J'ai eu la satisfaction de retrouver nombre de principes que je défends vigoureusement notamment en ce qui concerne la vision holistique du corps humain, la nécessité de le stimuler avec des exercices pluri-articulaires, de travailler régulièrement à poids de corps ou encore de laisser une importance cruciale à la récupération.

J'ai aussi particulièrement apprécié qu'un éminent spécialiste comme lui, défende l'idée qu'il faille attribuer une place prépondérante à l'endurance pour développer la « caisse », la cylindrée d'un sportif… Une idée devenue tellement rare ces dernières années dans les sports énergétiques comme le cyclisme qui ne jure plus que par l'intensité !

Ce livre est une mine d'informations essentielles et indispensables pour la compréhension de notre corps et ses capacités d'adaptation et pour qui veut progresser. Je n'ai franchement qu'un seul regret, c'est de ne pas l'avoir écrit !

J'espère que vous prendrez autant de plaisir que moi à le lire mais surtout j'espère que vous mettrez vite en pratique ses préceptes… En ce qui me concerne, c'est déjà fait !

Erwann Menthéour,
ancien champion cycliste,
créateur de La méthode Fitnext

INTRODUCTION

Imaginez nos ancêtres, ceux qui ont vécu il y a un peu plus de 20 000 ans, ceux dont nous descendons (même si un peu plus de 350 générations nous séparent). Appelons-les Zorg et Iraz.

Zorg et Iraz vivent durant une période que l'on appelle le Paléolithique. Ils ne connaissent ni l'agriculture ni l'élevage et encore moins les supermarchés ! Pour se procurer leur nourriture, ils doivent chasser, ramasser ou cueillir. Ce sont des *chasseur-cueilleurs* comme l'étaient leurs ascendants sur plus de 80 000 générations. Ces 80 000 générations qui les ont précédés ont façonné le génome de Zorg et d'Iraz de façon à leur permettre de survivre dans un monde hostile.

Chaque jour (ou presque), ces humains paléo doivent trouver de la nourriture, soit en chassant des animaux, soit en cueillant des végétaux. Ils doivent aussi se défendre, s'abriter, transporter des objets, fabriquer l'essentiel (vêtements, outils, armes)... Ils doivent aussi élever leurs enfants, ce qui veut dire les porter, les éduquer, jouer avec eux, les nourrir... Mais, ils passent aussi du bon temps, ils savent s'amuser entre eux.

Vivre et survivre de cette façon demande une condition physique phénoménale. Pour autant, Zorg ne passe pas des heures dans une salle de sport pour exercer ses muscles un à un en commençant par les biceps puis les triceps, avant de passer aux pectoraux puis aux abdominaux... Il ne se regarde pas dans un miroir pour admirer le résultat de son entraînement ! Il ne passe pas, non plus, des heures à faire des « 30-30 », l'œil rivé sur son GPS pour surveiller son chrono, sa vitesse et ses pulsations cardiaques ! Pas plus qu'Iraz ne s'adonne à des séances « abdo-fessiers » quotidiennes.

Et pourtant ce sont, tous les deux, des athlètes hors pair, des sportifs d'élite dans leur domaine, bien qu'il n'y ait pas de compétitions à cette époque !

Zorg est un champion capable de courir ou de marcher longtemps, de sprinter (moins vite qu'un guépard mais à bonne vitesse quand même), de grimper aux arbres (moins bien que ses cousins les singes, il est vrai), de sauter haut et loin, de porter de lourdes charges (pour se protéger ou pour déplacer sa nourriture), de lancer la sagaie, de manier le gourdin, d'affronter des animaux (pour chasser ou pour protéger sa famille, sa nourriture), de réfléchir (grâce à son cerveau surdimensionné).

Iraz, elle aussi, est une championne. Elle réalise des performances dont beaucoup de nos contemporains seraient incapables. Si elle est endurante, elle sait aussi sprinter, arracher des tubercules, dépecer des animaux, escalader des talus, des arbres, des rochers, tout en portant ses enfants en bas âge… En fait, Iraz et Zorg sont d'excellents sportifs polyvalents avant la lettre.

Quant à leur santé, vous serez surpris d'apprendre qu'elle est plutôt bonne. Bien sûr, la mortalité à la naissance est très élevée. Les infections considérées comme bénignes de nos jours sont mortelles à l'époque. Les traumatismes qui, au aujourd'hui, ne posent pas de problème (comme une fracture de jambe), peuvent laisser de graves séquelles et abréger la vie. Mais les maladies cardiovasculaires, le diabète, l'obésité, certains cancers n'existent pas (ou alors si peu). Et l'espérance de vie, une fois passée la prime enfance, est plutôt bonne.

L'apparition de l'agriculture et de l'élevage, il y a 10 000 ans, va changer la donne. Le monde de Zorg et Iraz va se transformer à une vitesse bien trop rapide pour que le patrimoine génétique de l'Homme puisse suivre le rythme. Il parvient tout au plus à mettre en place quelques adaptations. Vous l'aurez compris, nous, les hommes « modernes », sommes donc toujours des Zorg et Iraz. Nous vivons avec un génome quasi identique à celui de nos lointains ancêtres, mais dans un monde qu'ils ne reconnaîtraient pas. Cette inadéquation entre notre patrimoine génétique et notre mode de vie expliquerait l'explosion du nombre de maladies dites de civilisation (diabète, maladies cardiovasculaires, obésité, cancers...).

Notre alimentation est totalement différente. Notre niveau de dépense physique a fortement diminué. Nos activités physiques ont radicalement changé et notre santé en fait les frais !

Ce livre a pour objet de nous montrer à partir de l'étude de l'activité physique de nos ancêtres, comment, au XXIe siècle, réaligner notre activité sportive sur la leur.

Pourquoi calquer son activité physique sur celle de nos ancêtres me direz-vous ? Pourquoi pratiquer le paléofit plutôt que de se cantonner à aller courir dans la campagne ou dans le bois de Vincennes tous les dimanches matin ?

Notre corps est toujours celui d'un athlète polyvalent que l'évolution a façonné pour courir en endurance, transporter des charges, grimper, sauter. Lorsque nous cessons de solliciter ce corps, lorsque nous devenons totalement sédentaires, le spectre de la maladie plane.

L'homme du XXIe siècle est un athlète paléo qui s'ignore.
Le paléofit est la clé de la santé et pour tout sportif,
il est la clé de la performance.

Vous avez énormément à gagner à pratiquer le paléofit parce qu'en reproduisant les efforts réalisés par nos ancêtres du Paléolithique...

- Vous augmenterez votre espérance de vie
- Vous aurez un cœur plus résistant
- Vous aurez beaucoup plus d'énergie
- Vous brûlerez des calories et vous perdrez la graisse superflue

- ••• Vous augmenterez votre masse musculaire
- ••• Vous préviendrez le diabète
- ••• Vous aurez des os plus solides
- ••• Vous serez moins stressé et de meilleure humeur
- ••• Vous améliorerez vos performances dans votre sport

Rassurez-vous, le paléofit est entièrement compatible avec une activité professionnelle normale, une vie de famille et une alimentation normales. Vous n'êtes pas obligé de courir pieds nus pour pratiquer le paléofit, vous n'êtes pas obligé de manger paléo non plus même si je ne peux que vous encourager vivement à repenser votre alimentation. La nutrition est essentielle pour la santé au même titre que la façon de solliciter son corps. Je vous indiquerai plusieurs ouvrages pour vous y aider.

Prêt pour un petit voyage dans le temps ?

UNE JOURNÉE DANS LA VIE DE ZORG ET D'IRAZ

Imaginez l'environnement de Zorg et Iraz, il y a 20 000 ans. Le monde est vaste. La densité de population est faible. Pour se nourrir, il faut chasser, cueillir, ramasser. Les animaux vivent dans un juste équilibre naturel. Les herbivores mangent de l'herbe, pas du maïs, et encore moins des farines animales. Ils peuvent se déplacer à loisir.

Le soleil se lève sur la plaine. Une légère brume flotte au-dessus des hautes herbes de la savane. Le calme règne et seuls quelques animaux se font entendre. C'est le moment où Zorg se réveille tranquillement après une nuit reposante. Sans précipitation et sans stress, Zorg sort de sa hutte. Sa hutte, il l'a construite il y a quelques jours avec des branchages qu'il a maintenus au sol par des pierres disposées en cercle. Zorg et son clan ont établi un campement principal au centre de leur territoire d'où ils rayonnent pour aller chasser et cueillir des denrées.

Pendant que sa compagne, Iraz et leurs deux enfants émergent de l'abri, Zorg scrute l'horizon. Sa taille et la station debout lui permettent de voir loin, même au-dessus des grandes herbes de la prairie. D'un regard, il peut voir la plaine, les forêts alentours. Plusieurs signes lui indiquent la présence de bisons à distance raisonnable, il décide que c'est un bon jour pour chasser. La plupart du temps, il chasse des petits animaux, comme la veille un lièvre, mais, aujourd'hui, ce sera un gros animal ! Et oui, Zorg est un opportuniste. Il chasse ce qui se présente et sait s'adapter.

Rien ne sert de se précipiter, la chaleur de milieu de journée sera leur alliée. Mais avant de partir, la petite famille va prendre son premier repas de la journée. Des restes de la veille (un peu de viande, des fruits…) constituent ce repas matinal. Une fois rassasié, Zorg ramasse ses armes et rejoint ses compagnons qui ont détecté les mêmes indices que lui. Dans sa tribu, la chasse se fait en groupe et ce sont les hommes qui chassent. Ils partent pour la journée, emmènent des gourdes remplies d'eau et un peu de nourriture. Si tout se passe bien, ils reviendront avec suffisamment de viande et la feront sécher pour les périodes un peu plus difficiles. Pour l'heure, ils partent en marchant à bonne allure tout en se préservant car, plus tard, il leur faudra un peu plus de vigueur.

Pendant ce temps, Iraz et les autres femmes de la tribu s'apprêtent à partir cueillir des végétaux. Elles connaissent les plantes disponibles et savent d'expérience où les trouver. Ce n'est pas très loin, mais il va falloir marcher. Il leur faut aussi porter les enfants les plus jeunes qui devront être allaités. Au retour, elles devront à nouveau porter les enfants en plus de leur récolte.

Aujourd'hui, il fait chaud. Cela va aider Zorg et ses compagnons dans leur chasse. Ils sont bien mieux adaptés aux efforts sous la chaleur que les grands herbivores et ils disposent de réserves d'eau. À l'approche du troupeau de bisons, ils tentent de repérer un animal plus faible que les autres. D'un signe, ils s'accordent sur leur cible et la prennent en chasse. Ils choisissent une allure qu'ils peuvent maintenir très longtemps, une allure à laquelle leur corps s'est merveilleusement adapté. Leurs pieds nus jouent pleinement leur rôle, à la fois amortisseurs, récupérateurs d'énergie et organes sensoriels majeurs, ils ne ressentent aucune tension dans leurs muscles habitués à ce genre d'efforts. Ils savent que cette allure, si fluide pour eux, n'est pas tenable pour leur proie. En galopant, elle est contrainte d'aller au-delà de sa zone de confort. Tôt ou tard, elle devra s'arrêter pour récupérer et faire baisser sa température corporelle. Zorg et ses compagnons le savent. Ils vont en tirer profit. Le bison a galopé dans la savane jusqu'à quelques grands arbres au nord. Les chasseurs peuvent le suivre à la trace. Ils approchent. L'animal est donc contraint, une nouvelle fois de repartir au galop. Et encore une fois, son organisme l'oblige à stopper son effort pour récupérer à l'ombre. Les chasseurs, plus endurants et meilleurs gestionnaires, suivent leur proie et se rapprochent toujours plus. Ils savent analyser et interpréter les traces laissées et continuent ainsi de la poursuivre même si elle n'est plus visible. De plus, ils sont suffisamment nombreux pour se relayer et alterner phases d'effort en endurance et phases de récupération. Les chasseurs les plus vaillants, eux, avancent plus tranquillement ; leur rôle viendra en fin de chasse. C'est l'avantage de chasser en groupe. L'herbivore galope pour s'éloigner de ses assaillants qui l'obligent, encore et encore, à sprinter sans lui laisser le temps de récupérer. Sa température corporelle monte sous le soleil écrasant du milieu de journée. L'effort est de plus en plus éprouvant, de plus en plus bref. Ses moyens pour évacuer l'excès de chaleur étant limités, arrive le moment où la température de son corps devient trop élevée pour qu'elle puisse continuer. Les hommes, eux, n'ont pas ce problème grâce à la transpiration qui les refroidit, l'évolution les a aidés pour cela.

Après plus de 30 km parcourus en 4 heures environ, la proie ne peut plus lutter. Après avoir fait preuve d'une grande endurance, les chasseurs vont utiliser leur force et leur vitesse pour achever leur proie. Bien entendu, ce genre de chasse n'est pas toujours couronné de succès et, parfois, il faut se rabattre sur des proies de deuxième choix ou pouvoir compter sur des réserves de nourriture.

Une fois l'animal abattu, la journée n'est pas finie, il va falloir le transporter jusqu'au campement. Durant ce voyage, il leur faudra peut-être affronter des prédateurs qui en voudront à leur proie. Voilà bien des situations où l'endurance mais aussi la force, l'agilité, la vitesse leur seront utiles. Pour toutes ces raisons, mieux vaut ne pas avoir épuisé ses réserves d'énergie avant l'arrivée au campement.

De leur côté, les femmes, ont ramassé des baies. Elles viennent d'arriver sur le lieu de la cueillette. Elles creusent pour récupérer des tubercules. C'est un effort épuisant.

Heureusement, elles ont pris des réserves d'eau et peuvent grignoter les baies glanées en route ! Elles savent que la survie du clan dépend de leur récolte. Soixante-dix pour cent de leur alimentation est composée de végétaux. Il est vrai qu'en fonction de la latitude et donc du climat, la chasse et la cueillette représentent des parts variables ; la cueillette étant plus importante dans les zones chaudes que dans les zones froides où peu de végétaux poussent. Une fois les tubercules extraits du sol, le groupe prend le chemin du retour.

Après cette dure journée, tout le monde se retrouve au camp de base et là, pas question de s'allonger sur le canapé devant la télé ! Il faut préparer les aliments pour le repas, les protéger des prédateurs, en conserver une partie pour les jours maigres. Pour se donner du baume au cœur, tout le monde pense au lendemain qui sera bien plus calme. Après une telle journée, le repos est à l'honneur (au moins pour un jour). Les plus jeunes (et les plus vieux) profiteront aussi de cette journée de repos pour jouer. Le jeu est un bon apprentissage de la vie en communauté et des activités qu'il leur faudra réaliser durant leur existence pour se nourrir et pour survivre. La vie au Paléolithique est paradoxalement plus aisée pour Iraz et Zorg qu'elle ne le sera pour leurs descendants agriculteurs au Néolithique. L'agriculture demandera bien plus de travail.

Cette journée que vivent Zorg et Iraz est riche d'enseignements. On se rend compte qu'ils sont des sportifs accomplis. Ils ne s'entraînent pas intentionnellement. Ils font simplement chaque jour ce qui leur permet de survivre. Et pourtant, Zorg et Iraz sont des athlètes hors normes, capables de performances dans bien des domaines. Certes, ils ont abandonné quelques-unes des qualités de leurs cousins les singes, comme l'aptitude à grimper aux arbres, mais ils en ont développé d'autres : l'endurance surtout, tout en conservant une certaine vélocité, force et explosivité. Tous les jours, ou presque, Zorg et Iraz marchent et courent. Il leur faut franchir des petites montées et des petites descentes, parfois, se cacher derrière un rocher, s'accroupir, ramper, se relever, se baisser, marcher caché derrière les herbes... Ils réalisent des efforts intenses, soit en sprintant, soit en soulevant leurs enfants ou des objets, ou bien encore en construisant leur habitat. Tous les jours, ou presque, ils combinent activités d'endurance et activités de force. Zorg et Iraz sont de remarquables *cross trainers* !

LA CHASSE À L'ÉPUISEMENT

Si les premiers homininés omnivores se procuraient très probablement leur viande sur des charognes, leurs descendants ont peu à peu appris à tuer des proies. Ils ont fabriqué des outils pour cela (les premiers outils sont apparus il y a 2,3 à 2,7 millions d'années) et ils ont développé des techniques de traque.

Pour appréhender ces techniques, Louis Liebenberg, un scientifique biologiste de l'évolution de l'université de Harvard aux Etats-Unis, s'est intéressé aux derniers chasseurs-cueilleurs. Il s'est rendu en Afrique, dans le Kalahari et a observé une technique de chasse particulière, la chasse à l'épuisement (celle décrite dans la journée de Zorg).

Cette façon de chasser est encore pratiquée à l'heure actuelle sur plusieurs continents puisqu'on la retrouve en Afrique (les Bushmen) mais aussi en Amérique (les Tarahumara chassent le cerf avec cette technique) et en Australie où les Aborigènes font de même.

Il est vraisemblable selon Liebenberg que ce mode de chasse était pratiqué dans sa forme la plus simple au Paléolithique et qu'il était l'un des plus efficaces[1].

Je précise que tous les chercheurs ne sont pas en accord sur l'importance de ce mode de chasse, certains d'entre eux ne lui accordant qu'un rôle anecdotique, en le disant trop énergivore et trop peu efficace pour l'implication qu'il nécessite.

Les observations de Liebenberg indiquent que les chasseurs africains parcourent entre 17 et 35 km pour des durées allant de 3 h 30 à plus de 6 heures, c'est-à-dire à une vitesse moyenne allant de 4 à 10 km/h. De plus, ces déplacements se font sous des températures allant de 35 à 42 °C.

En conclusion, ce mode de chasse n'était probablement pas le plus fréquent mais il témoigne de nos capacités héritées au fil de l'évolution : l'endurance, l'intelligence, la coopération entre humains et la tolérance à un effort en pleine chaleur.

Une vidéo montrant ce mode de chasse est proposée sur internet à l'adresse suivante : https://www.youtube.com/watch?v=826HMLoiE_o.

Le *cross training* (ou entraînement combiné), est l'association d'efforts en endurance et d'efforts de force pratiqués régulièrement. Le paléofit est une forme de *cross training*. Le paléofit cherche à reproduire le plus fidèlement possible les efforts que l'espèce humaine a connus durant la quasi-totalité de son évolution, des efforts avec lesquels notre organisme s'est forgé, ceux pour lesquels nous sommes faits. Et oui, à l'époque de Zorg et Iraz ne survivaient que les plus performants, ceux capables de produire des efforts modérés longtemps et des efforts intenses pour les activités quotidiennes diverses. L'évolution a donc sélectionné les êtres capables de performance en *cross training*.

LE PALÉOFIT DANS SES GRANDES LIGNES

Pour survivre, Zorg et Iraz n'avaient d'autre choix que de s'activer. Ils avaient :

• **Une activité physique régulière** : même s'il ne leur est pas indispensable d'aller chasser ou d'aller à la cueillette quotidiennement, plusieurs jours actifs dans la semaine sont nécessaires.
• **Une activité physique variée mais principalement en endurance modérée** (course, marche) avec des moments plus intenses, soit sous forme de sprints (pour chasser ou pour échapper aux prédateurs), soit sous forme d'activité de force (porter, soulever, grimper...).
• **Une activité physique fonctionnelle**. Zorg et Iraz effectuent des travaux de force au quotidien qui engagent de nombreux muscles. N'imaginez pas Zorg soulever de façon répétée une grosse pierre pour renforcer son biceps brachial !
• **Une activité physique principalement diurne** et même parfois en pleine chaleur.
• **Une activité physique souvent réalisée en groupe**. La chasse et la cueillette s'organisent collectivement.
• **Un temps de repos suffisant**. L'anthropologiste Kim Hill rapporte que toutes les tribus qu'il a étudiées avaient systématiquement un jour de repos après une journée très intense[2].

Je précise qu'il n'existe pas un seul modèle de chasseurs-cueilleurs. Il en existe de nombreux qui varient selon l'environnement et les époques, tout comme il n'existe pas un mais des régimes alimentaires paléolithiques. Toutefois, si les activités physiques ne sont pas identiques chez tous les chasseurs-cueilleurs, la base demeure proche.

Comment le sait-on ? Zorg et Iraz n'ont pas écrit noir sur blanc tout ce qu'ils faisaient. S'ils nous ont laissé quelques indices au travers des peintures rupestres, c'est surtout grâce à la paléanthropologie (études sur les ossements...) et l'anthropologie (études sur les populations de chasseurs-cueilleurs modernes) que nous sommes en mesure de comprendre leurs activités et leur mode de vie.

Essayons à présent de comprendre un peu ce qui fait de nous des humains... Bipédie, métabolisme énergétique, régulation et gestion de la température corporelle, performances cérébrales et sociabilité... Et au travers de ces particularités, essayons d'appréhender plus précisément les efforts physiques pour lesquels nous sommes faits et qui garantissent notre santé.

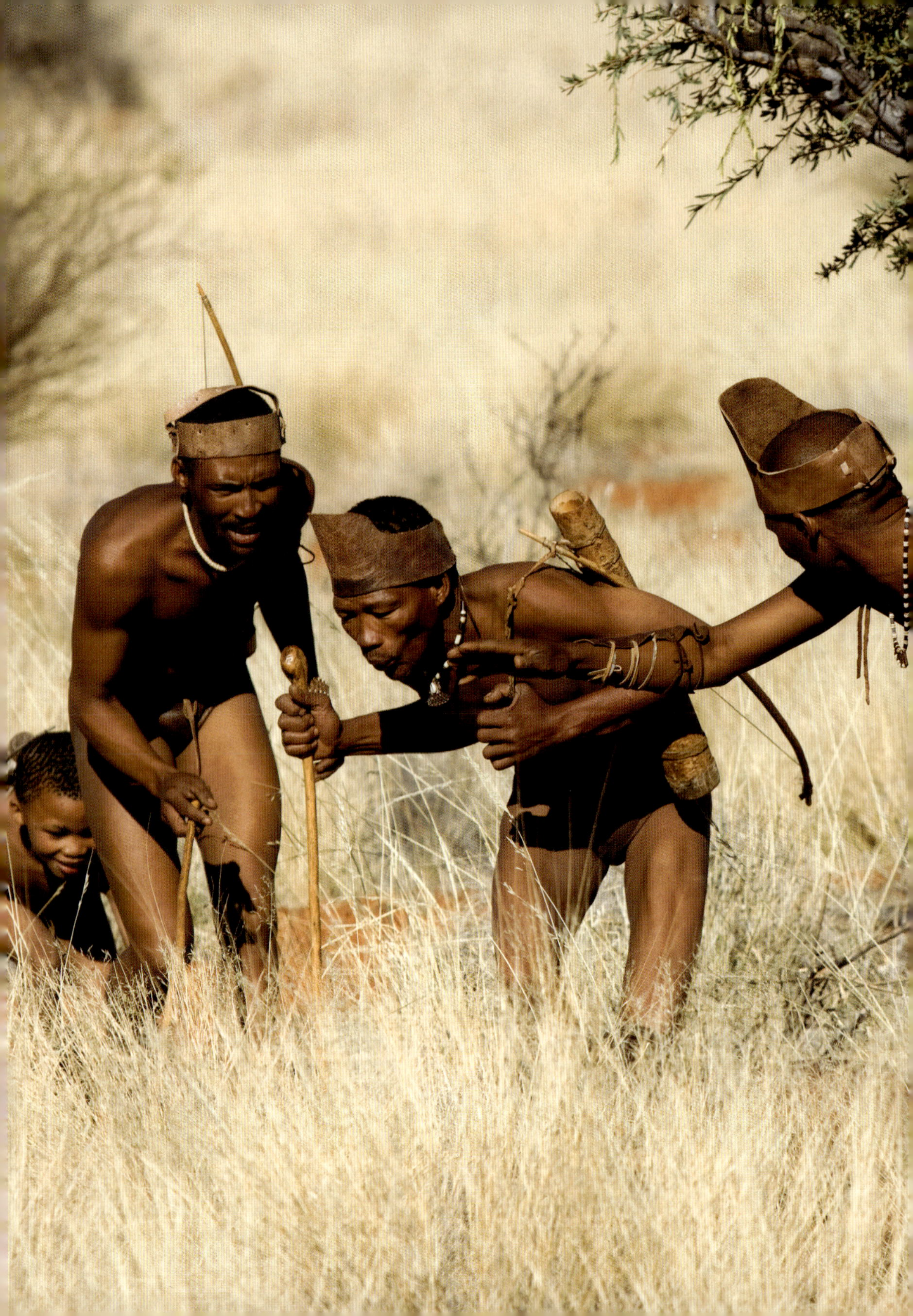

PARTIE 1

RENOUEZ AVEC L'ACTIVITÉ PHYSIQUE DE NOS ANCÊTRES

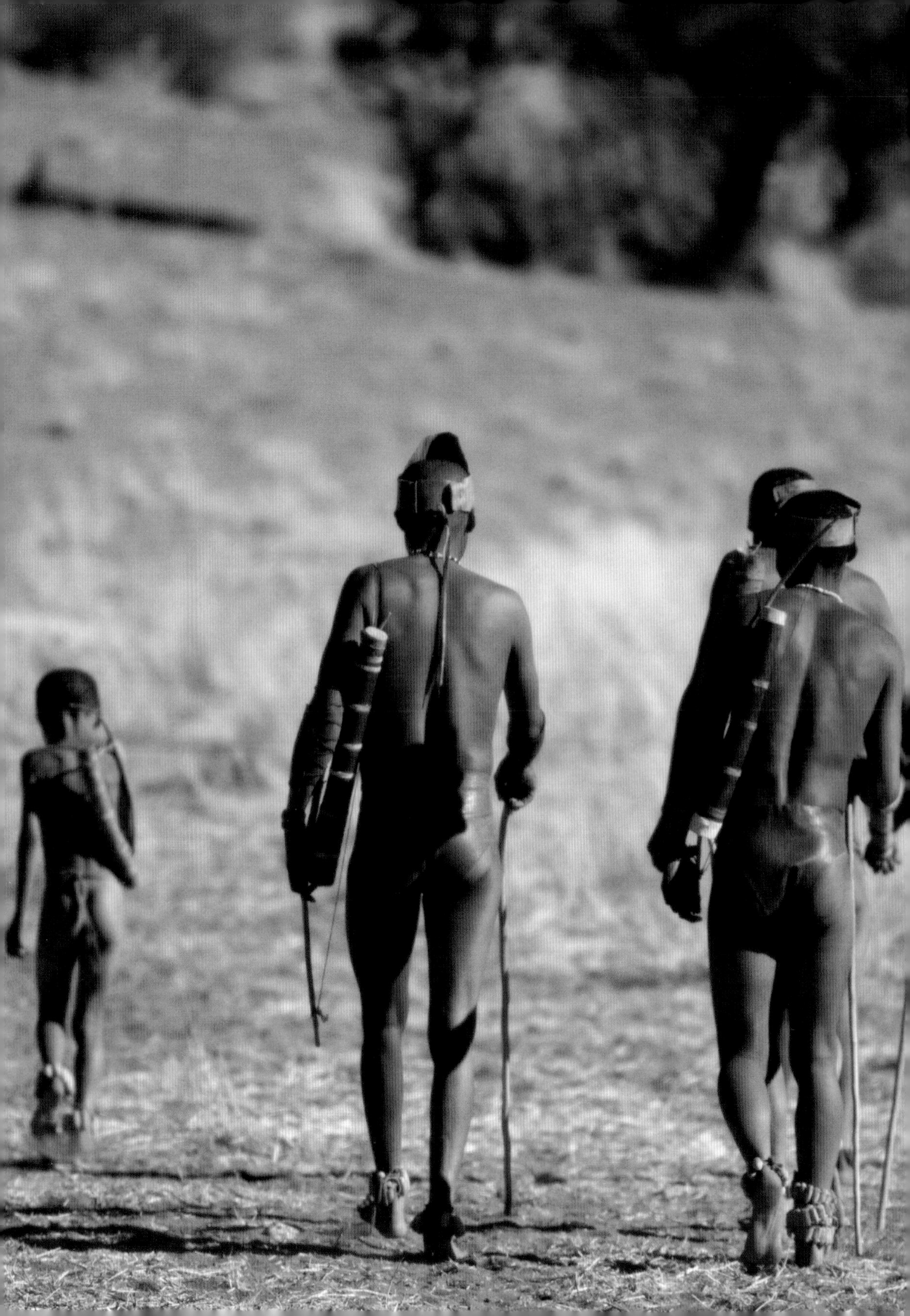

CHAPITRE 1

NÉS POUR MARCHER ET COURIR

L'évolution a modelé le corps humain au cours des millions d'années en lui donnant la capacité de marcher, de courir longtemps, de sprinter, mais aussi de porter, de soulever, de grimper, de sauter...

Certes, dans bien des domaines, l'homme est d'un niveau moyen. En effet, il est bien moins bon grimpeur que ses cousins les singes. Il est bien moins rapide qu'un guépard. Ses spécificités sont la polyvalence et l'endurance. À tel point que peu d'animaux sont aussi endurants que l'homme (et le chien qui a été son compagnon depuis de nombreux millénaires, probablement il y a plus de 30 000 ans). Cet ensemble de qualités variées et peu fréquentes dans le règne animal lui a permis de survivre et de proliférer.

Plusieurs spécificités de notre squelette sont remarquables et nous donnent des avantages comme nous allons le voir.

LA BIPÉDIE POUR MARCHER

La bipédie explique en partie notre polyvalence et notre endurance remarquable. Depuis qu'elle les a dotés de la marche, l'évolution n'a cessé de modeler le corps et d'affiner la technique de marche (et de course) des homininés (voir schéma p. 27). La bipédie aurait débuté il y a, au moins, 6 millions d'années. C'est ce qu'une équipe française suggère à la suite de la découverte au Tchad en 2001, d'un crâne provenant d'un homininé baptisé Toumaï [3].

D'une bipédie intermittente, maladroite et archaïque, les homininés ont évolué vers une bipédie particulièrement aisée, permettant à l'homme une station debout confortable mais aussi deux allures complémentaires et particulièrement efficaces que sont la marche et la course (rapide ou en endurance).

Bien qu'il ne soit pas le seul bipède évoluant sur Terre, l'homme a su utiliser au mieux ce déplacement sur deux membres. L'appareil locomoteur de l'homme (squelette et système musculo-tendineux) a fait l'objet d'une évolution intense au cours des millions d'années de son histoire et a permis de grands progrès.

Chronologie des premiers mammifères à l'Homo sapiens

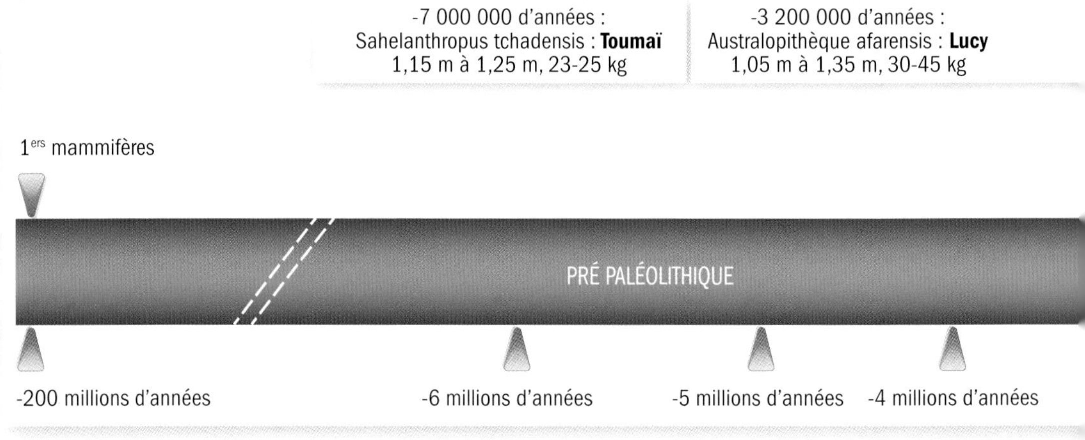

La lignée humaine – Place de l'Homme dans le règne animal

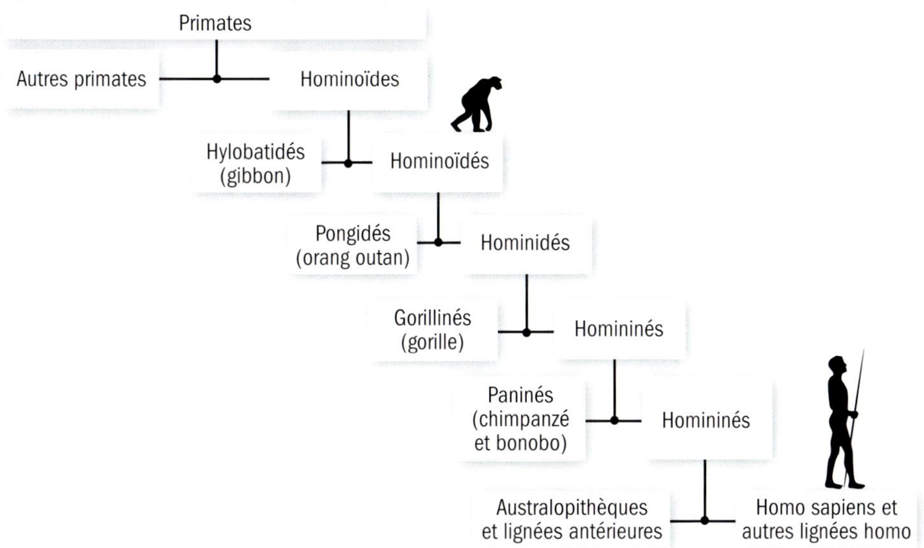

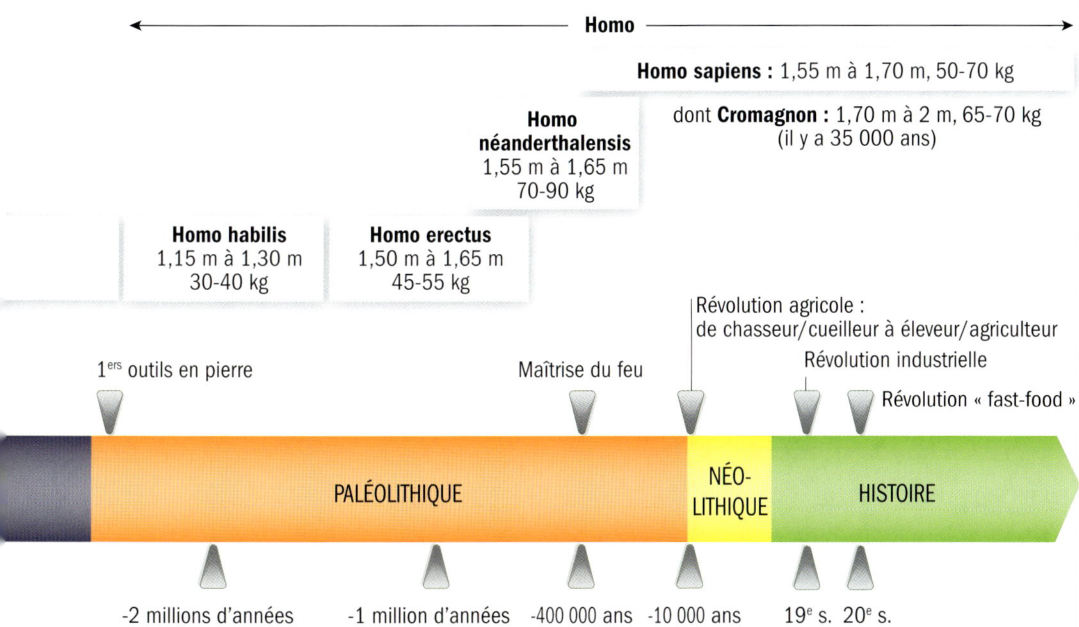

Il est bien difficile de connaître les raisons exactes pour lesquelles la sélection naturelle a favorisé la bipédie. Cependant, plusieurs hypothèses sont évoquées.

• Il en est une qui met en cause un changement climatique (refroidissement), datant de 5 à 10 millions d'années[4]. Ce changement climatique aurait provoqué une baisse de la densité des forêts et, en conséquence, aurait sélectionné des espèces capables de s'adapter à un milieu plus dégagé. Or la bipédie favorise l'adaptation à ce type de milieu plus ouvert, notamment en facilitant la cueillette dans cet environnement moins riche en végétaux comestibles que ne le serait une forêt tropicale. Le premier des avantages fourni par la bipédie est la réduction du coût énergétique du déplacement. Une étude de 2007[5] a comparé le coût énergétique de la marche sur tapis chez les chimpanzés (marche bipède ou quadrupède) et chez les humains, révélant que le coût énergétique (en ml d'O_2/kg/mn) est quatre fois moins élevé chez les humains que chez les chimpanzés. La marche sur deux pieds permet donc d'élargir le périmètre de chasse et de cueillette. Quand les singes parcourent en moyenne 2 à 3 km par jour, les chasseurs-cueilleurs peuvent, eux, en parcourir jusqu'à 15 par jour. Un autre avantage de la bipédie est évidemment de libérer les mains. Cela facilite la cueillette de certains fruits et baies hauts perchés et cela permet aussi l'utilisation d'outils (récipients, armes, outils pour chercher et déraciner les tubercules...).

• Par ailleurs, la station debout favorise une vision plus lointaine en milieu dégagé, notamment au-dessus des grandes herbes (qui atteignent jusqu'à 1,50 m dans la savane africaine[6]). Cette vision haute s'avère plus efficace pour prévenir des dangers et repérer de la nourriture. Cependant, les singes aussi peuvent se tenir debout quelques instants pour se dégager la vue (ce ne serait donc pas pour cette raison que les homininés se seraient initialement redressés). Bien sûr, la bipédie freine certaines aptitudes comme celles de grimper aux arbres ou de sprinter. Mais étant donné que la bipédie n'a fait que progresser, il faut bien reconnaître que cela nous a vraisemblablement offert bien plus d'avantages que d'inconvénients. N'oublions pas que les avantages de la bipédie ne sont pas uniquement biomécaniques. Elle a eu un effet majeur sur notre crâne et notre cerveau et donc sur nos capacités cognitives. Elle a permis aussi de mieux s'adapter à la chaleur mais nous y reviendrons un peu plus loin.

• Certains auteurs considèrent la course sur deux membres comme l'un des éléments majeurs de l'évolution des homininés[7].

L'ÉVOLUTION PAR LA SÉLECTION NATURELLE

Tout le monde a entendu parler de l'évolution et de la sélection naturelle, théories développées par Darwin au cours de la seconde partie du XIXe siècle. Selon Darwin, des petites variations du génotype et du phénotype se font entre parents et enfants. Au fil des générations, les variations les plus profitables à la survie ont une probabilité élevée d'être naturellement sélectionnées et transmises à la descendance. Ces petites variations vont progressivement aboutir à des adaptations qui favorisent l'extension de l'espèce, soit en améliorant la survie jusqu'à la fin de l'âge de fertilité, soit en améliorant la fertilité. L'unique « but » de la sélection naturelle est de favoriser la continuation de l'espèce. Chaque adaptation génétique retenue par la sélection naturelle est rarement parfaite. Il s'agit plutôt d'un compromis favorable entre les effets positifs et les effets négatifs. Bien entendu, les adaptations dépendent de l'environnement. Les modifications génétiques, dont nous avons parlé ci-dessus, participent à l'évolution. En effet, les individus ayant une séquence génétique facilitant la reproduction verront leur patrimoine génétique avantageusement distribué. À l'inverse, les modifications génétiques qui ne s'expriment qu'au-delà de l'âge de la fertilité n'entraîneront pas d'évolution.

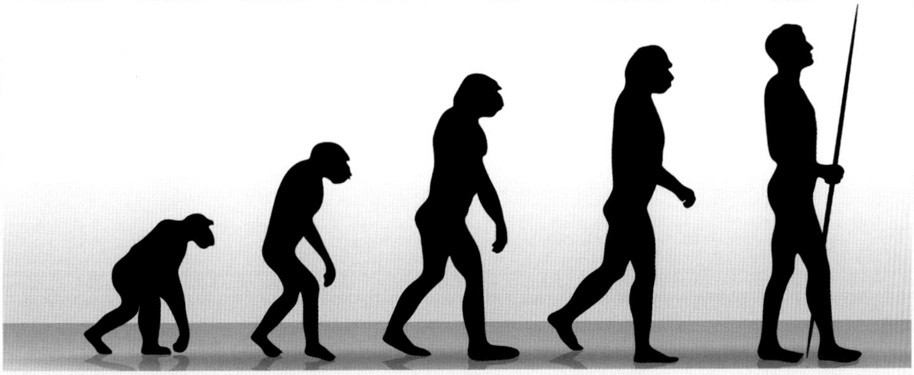

L'étude comparative des squelettes des premiers homininés, de leurs descendants, des hommes actuels et de ceux de nos cousins primates met en évidence de nombreuses adaptations dédiées à la bipédie (marche et surtout course d'endurance). L'étude de la taille des os, de leur épaisseur et de leurs reliefs témoigne des contraintes subies par chocs ou par tractions musculaires.

Sans tomber dans l'analyse comparative trop poussée, cherchons à comprendre grâce à quelques exemples, ce pour quoi notre corps est fait et ce qui nous rend différents de nos cousins grands primates. En fait, de nombreuses spécificités anatomiques ont rendu la bipédie possible et performante.

Le rachis

Le rachis ou colonne vertébrale se compose d'un empilement de vertèbres en plusieurs courbes (lordose cervicale, cyphose dorsale, lordose lombaire et sacrum). Rien que le nombre de vertèbres favorise déjà la bipédie puisque nous disposons de cinq vertèbres lombaires, contrairement aux singes qui n'en ont que trois ou quatre. Ces vertèbres supplémentaires nous permettent de redresser le tronc et de faciliter sa stabilisation au-dessus du bassin. Les singes, quant à eux, avec leur rachis lombaire plus court, ont le tronc penché en avant au-dessus du bassin, rendant la position debout possible mais moins confortable.

Les extrémités rachidiennes sont elles aussi particulièrement judicieuses. En effet, le sacrum (partie distale du rachis, juste avant le coccyx), projeté en arrière permet l'insertion des muscles lombaires, ces puissants muscles qui vont participer à la stabilisation du rachis. Quant à notre rachis cervical, sa disposition par rapport au crâne, moins en arrière que chez le singe et les autres mammifères ainsi que l'insertion de muscles cervicaux sur l'occiput stabilisent notre tête en position debout.

Le bassin

Le bassin est constitué des os iliaques (deux os symétriques). Le bassin assure la jonction entre notre rachis et nos membres inférieurs, jouant ainsi un rôle majeur dans notre démarche. Le bassin des humains est proportionnellement plus court que celui des singes mais son orientation (différente de celle des singes) permet aux muscles fessiers de s'y insérer et de stabiliser le bassin lors de la marche. Cela rend notre démarche moins « tanguante » que celle des singes, plus fluide, plus aisée et plus économe.

Les membres inférieurs

Dans le prolongement du bassin, nos membres inférieurs (les fémurs en particulier) sont plus longs que ceux des singes. Cette grande longueur nous permet d'allonger les pas pour accélérer. Marcher sur deux jambes plutôt qu'à quatre pattes accroît les chocs et les contraintes. Pour compenser cela, les surfaces articulaires de nos membres inférieurs (en particulier le genou mais aussi les hanches) sont plus larges que chez les singes. D'ailleurs, les os de nos membres inférieurs sont particulièrement épais. Mais absorber les chocs ne suffit pas, il faut aussi savoir être économe ; nos pieds ont évolué en ce sens. L'arche qui les creuse leur permet d'amortir le contact, de récupérer de l'énergie à l'appui et de la retransmettre au moment de la propulsion. Cette arche est rendue possible grâce à un système ostéo-ligamento-musculaire particulièrement efficace. Si nous avons perdu (en partie) la fonction préhensile du gros orteil, c'est pour le rendre capable d'une hyperextension permettant la poussée en avant nécessaire à la marche. Le calcanéum (os du talon) est particulièrement massif ; il permet également au pied de mieux répartir les contraintes subies à l'appui. Pour en finir avec nos membres inférieurs, il est indispensable de parler des ligaments. Nos ligaments, notamment le tendon d'Achille, sont particulièrement longs, ce qui leur permet de jouer le rôle de récupérateur d'énergie et d'amortisseur.

Les muscles squelettiques

Afin de mobiliser ce squelette, nous disposons de muscles constitués de trois grands types de fibres musculaires : les fibres « lentes » ou ST ou fibres 1 adaptées à l'endurance, les fibres rapides 2B (fatigables et puissantes) et les fibres 2A intermédiaires (puissantes mais un peu moins que les 2B, tout en restant moins fatigables que les 2B). Nos muscles squelettiques sont tous composés d'un mélange variable de ces trois types de fibres. Il faut savoir que nos muscles sont dotés d'une certaine plasticité et qu'à la fois la structure et la répartition des fibres peuvent subir de discrètes modifications en fonction de l'entraînement. Ce panachage des fibres musculaires et la discrète plasticité de nos muscles nous éclaire sur le mode d'exercice de nos ancêtres, à savoir une alternance d'exercices d'endurance, de force et de vitesse.

LA BIPÉDIE POUR COURIR

Certains auteurs, notamment Daniel Lieberman surnommé « *The Barefoot Professor* » (le professeur pieds nus), développent une théorie selon laquelle la course d'endurance a eu un rôle fondamental dans notre évolution, probablement en facilitant la chasse. Nous ne parlons pas du sprint pour lequel nous, humains, sommes largement dominés par de nombreux mammifères plus rapides et plus habiles grâce à leurs quatre pattes. En ce qui concerne la vitesse pure, Usain Bolt n'atteint « que » 44 km/h sur un temps très bref, alors que certains animaux (guépard, gazelle...) peuvent facilement dépasser les 90 km/h sur plusieurs centaines de mètres et même atteindre 110 km/h. Parmi les mammifères moins performants, mais qui demeurent plus rapides que le plus rapide d'entre nous, on trouve le cheval (70 km/h), le zèbre (64 km/h), la girafe (60 km/h), le renne (80 km/h), le renard (72 km/h) pour n'en citer que quelques-uns. Parmi les animaux dont le poids est proche du nôtre, certaines gazelles et certaines chèvres dépassent les 60 km/h, ce qui les situe bien largement au-dessus de nous[8]. En outre, notre bipédie nous rend bien moins agiles que la plupart des mammifères qui sont quadrupèdes et limite notre capacité de changements brusques de direction.

Mais s'il y a un domaine où nous sommes capables de rivaliser avec la plupart des mammifères et même de les surpasser, c'est la course en endurance. Les quelques animaux capables de course d'endurance (chiens, hyènes, chevaux, zèbres...) le sont grâce au trot ; le galop restant une allure qu'ils ne peuvent maintenir trop longtemps. Ces animaux sont plus rapides que les humains au sprint. Mais leur allure d'endurance est proche de celle des humains (11 km/h pour le poney, 18 km/h pour un gnou). La plupart des autres mammifères auraient une vitesse d'endurance proche de 10 km/h (vitesse ajustée à un poids de 65 kg proche de celui des humains) et une transition trot-galop autour de 13,5 km/h (vitesse ajustée aussi) inférieure à celle de la transition course d'endurance-sprint des humains. Enfin, les primates non-Homo, quant à eux, ne font pas de course d'endurance.

La course d'endurance serait apparue avec le genre Homo (il y a environ 2,5 millions d'années). Pour étayer leur hypothèse du rôle fondamental de la course dans notre évolution, certains scientifiques s'appuient sur le fait qu'il y a eu des adaptations spécifiques.

• C'est le cas de nos tendons d'Achille, longs, finissant un muscle court (mollet). Non seulement, ils amortissent les chocs démultipliés au cours de cette allure en suspension mais, en plus, ils accumulent l'énergie et la restituent pour la propulsion permettant ainsi une économie de 50 % de l'énergie déployée.

• Les muscles des membres inférieurs sont sous contrôle cérébral et sont préactivés juste avant l'appui afin de fournir toute leur puissance[9] – ce qui n'est pas le cas lors de la marche (lors de la marche, les mollets et les fessiers ne sont pas sollicités au maximum de leurs capacités[10]).

• La longueur de nos tendons et de nos membres inférieurs nous permet, lors de la course d'endurance, d'accélérer en allongeant la foulée plutôt qu'en augmentant la fréquence. Cela nous permet de réaliser facilement des foulées de 2 m (voire plus de 2,5 m pour les sportifs d'élite). Les quadrupèdes, quant à eux, accélèrent en augmentant la fréquence.

• Nous avons vu que lors de la marche, l'arche du pied nous permet d'amortir les chocs au talon et confère une rigidité au médio-pied lors de la poussée. Pendant la course, l'élasticité de l'arche nous permettrait de récupérer 17 % de l'énergie cinétique, un gain non négligeable. Cette structure particulière du pied serait apparue *a minima* dès les Australopithèques[11].

• Toujours à propos du pied, la moindre longueur de nos orteils par rapport à nos cousins primates et à nos lointains ancêtres australopithèques, rend notre course moins énergivore et moins traumatisante. Cela renforce, une fois encore, l'hypothèse du rôle fondamental de la course d'endurance dans notre évolution[12].

• Une autre adaptation indispensable à la course sur deux membres est notre aptitude à amortir les chocs. Lors de la course, les chocs aux pieds sont deux fois plus intenses que lors de la marche. Pour ne pas fragiliser notre squelette et mieux répartir les contraintes, nous avons développé des surfaces articulaires larges (bassin, hanches et genoux) et des os dont la corticale (enveloppe externe de l'os), est particulièrement épaisse.

• Notre squelette a aussi mis en place les adaptations nécessaires à l'équilibre durant ce mouvement instable qu'est la course. Lorsque l'on court, le tronc est légèrement incliné vers l'avant. Grâce à nos imposants muscles fessiers (en particulier le grand fessier), nous pouvons compenser ce déséquilibre. La rotation du tronc et des épaules (en opposition de phase) permet de compenser le déséquilibre consécutif à la forte poussée d'un seul membre. Cette torsion est facilitée par notre taille étroite. De plus, la mobilité de notre rachis cervical nous permet de conserver le regard vers l'avant même lors de la rotation des épaules qui se fait naturellement en courant. Cette mobilité cervicale indépendante des épaules permet l'utilisation d'armes de lancer, très utile à Zorg pour la chasse. Nous disposons d'un ligament au niveau de la nuque (le ligament nuchal) (absent chez les chimpanzés) qui permet de soutenir de façon plus efficace notre tête lors des à-coups de la course. Enfin nous sommes dotés d'un système de contrôle de l'équilibre très performant grâce aux canaux semi-circulaires de notre oreille interne qui se sont modifiés au cours de l'évolution des homininés, les rendant particulièrement sensibles.

Tout cela nous suggère que notre appareil locomoteur est fait pour marcher mais aussi (et surtout d'après certains auteurs) pour courir – notamment depuis l'apparition du genre Homo. La place importante de la course dans l'évolution reste controversée mais, étant coureur, cette idée me plaît. Toutefois, si la course tient réellement ce rôle, il s'agit de course d'endurance, de course lente. Vous comprenez donc la place importante des activités pédestres pour notre santé et dans le paléofit, le programme sportif d'inspiration paléo que je vous propose.

Comme Zorg et Iraz, nous sommes nés pour marcher et courir.

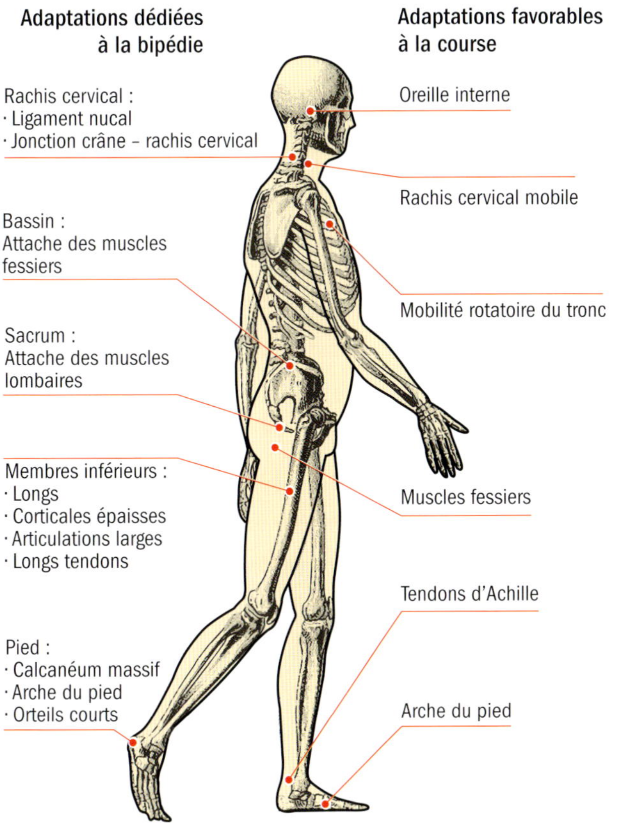

UN MÉTABOLISME ADAPTÉ À L'ENDURANCE

Après avoir analysé notre système locomoteur, intéressons-nous à présent à son métabolisme. Il est bien difficile de comparer le profil métabolique de nos ancêtres avec le nôtre, mais on peut s'en approcher en étudiant les dernières tribus de chasseurs-cueilleurs.

Notre organisme a un besoin essentiel de graisses. Il est fait pour utiliser les graisses et par conséquent a une propension à les stocker. D'ailleurs, il faut savoir que les humains sont les mammifères terrestres les plus gras à la naissance. En effet, un nouveau-né humain est composé de 15 % de matière grasse, alors qu'un nouveau-né singe n'en compte que 3 % (pour les autres mammifères, c'est moins de 5 %).

L'un des atouts majeur des graisses est leur rôle énergétique. Elles représentent la forme la plus efficace de stockage de calories. En effet, 1 g de graisse cumule 9 kcal d'énergie, alors que 1 g de glucides ne contient que 4 kcal. Ce rôle énergétique est fondamental chez les humains en raison de leur cerveau particulièrement énergivore. Chez les adultes, 20 à 25 % de l'énergie consommée est dédiée au cerveau. Chez les nouveau-nés, c'est jusqu'à 60 %, ce qui explique leur masse grasse néonatale. Les primates, quant à eux, dédient 8 % de leur consommation énergétique au cerveau, alors que les autres mammifères n'y consacrent que 3 à 4 %.[13].

Le rôle énergétique des graisses est aussi fondamental pour la réalisation d'activités comme la course d'endurance et la marche. Lors d'efforts modérés, une grande partie de l'énergie dépensée provient des lipides. À l'opposé, lorsqu'il faut accélérer, notre organisme utilise majoritairement les glucides qu'il puise dans ses réserves. Le corps dispose en effet d'un petit stock de glucides dans ses muscles sous forme de glycogène. Dans cette configuration, il paraît donc judicieux de favoriser l'utilisation des graisses pour les efforts les plus courants afin de conserver toujours suffisamment de glycogène pour les imprévus. Cela permet de ne pas hypothéquer ses chances de survie, par exemple, lorsqu'on croise un prédateur affamé (ce qui, reconnaissons-le, nous arrive rarement mais qui pouvait arriver plus souvent à Zorg ou Iraz). Rappelons encore que chez nos lointains ancêtres, les sources glucidiques à index glycémique élevé étant très limitées (pas de confiture, de corn flakes, ni de pain de mie ou de sodas sous la main), leurs réserves en glycogène étaient probablement plus faibles que les nôtres. Cette limitation des stocks de glycogène pourrait avoir eu deux impacts sur l'activité physique. Premièrement, les hommes paléo n'avaient pas la ressource énergétique suffisante pour maintenir une allure élevée de façon prolongée. Deuxièmement, il leur fallait bien contrôler l'intensité de leur effort. Tout cela justifie le développement de la course d'endurance plutôt que le sprint.

Des stocks de graisse volumineux permettent aussi aux femmes de disposer des réserves énergétiques suffisantes pour pouvoir tomber enceinte, poursuivre une grossesse, accoucher et allaiter sereinement. En effet, lors de la grossesse, la mobilité est restreinte, ce qui limite les activités de cueillette et de chasse. Qui plus est, lors de la grossesse, les besoins énergétiques vont grandissant.

L'ENTRAÎNEMENT EN ENDURANCE AMÉLIORE LE RENDEMENT ÉNERGÉTIQUE DE NOTRE « MOTEUR »

L'une des conséquences de l'entraînement en endurance est d'amener les muscles à améliorer leur capacité à utiliser les lipides et surtout à mieux régénérer les stocks de glycogène. En effet, les muscles consomment un mélange de glucides et de lipides. Plus l'effort sera intense, plus la part des glucides sera élevée.

Effet de l'entraînement en endurance

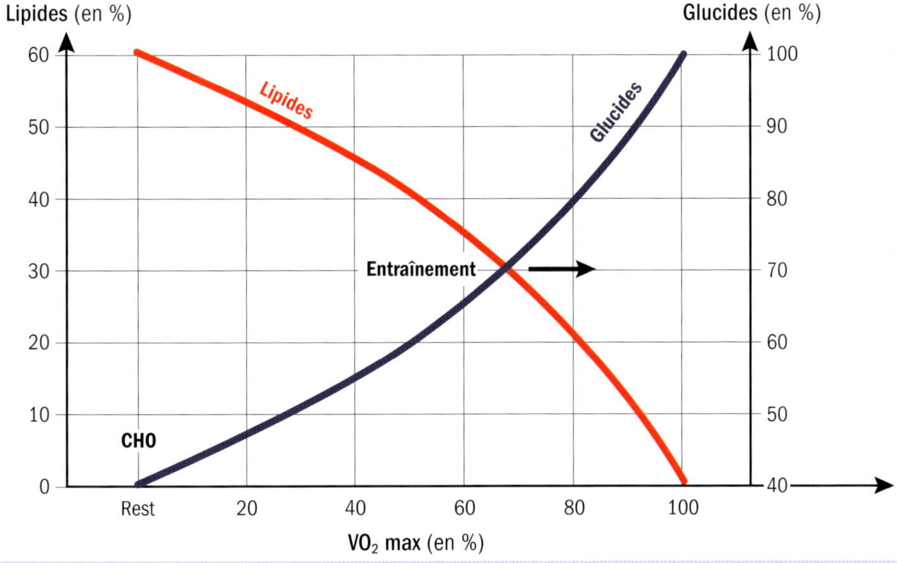

Avec l'entraînement, le point d'équilibre des deux sources énergétiques va se faire à une intensité d'effort plus élevée[15] : le croisement des deux courbes sera décalé vers la droite. L'entraînement en endurance permet donc de consommer plus de graisse et moins de glucides pour une même intensité d'effort. Cette adaptation permet de réaliser des efforts intenses plus longtemps et d'épargner les réserves de glycogène. Le corps devient plus endurant tout simplement.

Autre avantage, les graisses stockées sous la peau permettent de se protéger contre le froid, ce qui est particulièrement utiles chez des primates dépourvus de poils.

Bien sûr, il ne faut pas être trop gras au risque de gêner la mobilité et l'économie de course, ce qui diminuerait les chances de survie à une époque où on doit chasser et cueillir sa nourriture et où les prédateurs sont nombreux. Dans le même esprit, le chasseur-cueilleur doit éviter les efforts dangereux et inutiles pour ne pas se blesser car toute blessure hypothéquerait sa survie.

Le régime paléolithique (ou plutôt les régimes devrais-je dire puisqu'on a vu qu'il en existait de nombreux) limite la sécrétion d'insuline en raison des quantités modérées de glucides ingérées et de leur index glycémique majoritairement bas. Il va favoriser l'utilisation des lipides plutôt que celle des glucides.

Il est intéressant de noter que les centrales énergétiques de nos cellules, nos mitochondries, ont très peu évolué depuis 50 000 ans[14] (les mitochondries produisent de l'énergie sous forme d'ATP à partir du glucose et des graisses). On peut donc supposer que nous sommes toujours aptes à fournir des efforts de même intensité que ceux de nos ancêtres.

Vous l'aurez compris, notre squelette et notre métabolisme sont destinés aux activités pédestres réalisées à intensité modérée.

NÉS POUR COURIR EN AMBIANCE CHAUDE

L'une des spécificités majeures dont l'évolution nous a dotés est probablement la transpiration et la capacité que nous avons à gérer la chaleur.

Sachez que 75 % des calories produites lors de la combustion des glucides ou des lipides pour une activité musculaire se dissipe en chaleur sans produire de mouvement. Cette dispersion calorique fait monter la température corporelle comme pour une voiture, si la chaleur monte trop pour une cause endogène ou exogène, le danger guette.

Si de prime abord, la capacité à réguler la température semble anodine, nous allons voir qu'elle résulte de nombreuses adaptations de l'organisme, signe qu'il s'agit probablement d'une aptitude fondamentale.

Notre exceptionnelle capacité à réaliser un effort en pleine chaleur nous démarque de la plupart des animaux. Cette capacité hors pair nous a permis de développer plusieurs activités importantes pour notre survie. Certaines de ces activités sont en relation étroite avec la chasse. Ainsi, l'une des plus marquantes (mais peut-être pas des plus fréquentes) est la chasse à l'épuisement (*persistance huting*) que nous avons évoqué dans le récit de la journée de Zorg.

Lors de ce mode de chasse, nos ancêtres (et quelques tribus encore existantes) utilisent leur capacité à poursuivre un effort en pleine chaleur. Les animaux, quant à eux, ne peuvent contenir la montée de leur température corporelle consécutive à l'effort, surtout par une chaleur écrasante. Cela les oblige à dépasser leurs limites, les immobilisant et parfois même les tuant. En fait, c'est l'excès de chaleur cérébrale qui les freine.

Seuls quelques animaux ont su s'adapter à la chaleur. L'oryx peut vivre dans le désert sans boire ; il ne transpire pas et tolère une élévation de sa température corporelle jusqu'à 47 °C ; il s'hydrate alors simplement en mangeant des feuilles. La gazelle de Thomson arrive à maintenir son cerveau à 4-5 °C de moins que le reste de son corps, ce qui lui permet d'échapper aux guépards. Cependant, si le maintien d'une température cérébrale correcte ne la stoppe pas, l'excès de chaleur dans le reste du corps peut la tuer. Le guépard, lui, ne fait pas de différence thermique entre cerveau et corps et doit s'arrêter quand la chaleur monte trop (ce qui intervient rapidement après 1 ou 2 km). Une fois arrêté, il doit attendre 1 heure pour que sa température baisse. Mais c'est un prédateur, il ne met pas sa vie en jeu, il trouvera d'autres proies.

Outre ce mode de chasse, pouvoir s'activer durant les heures les plus chaudes de la journée a pu favoriser la chasse des petits animaux mais aussi le « charognage » qui a été un des moyens de subsistance de nos lointains ancêtres. Être capable de « charogner » durant les heures les plus chaudes permettait d'éviter la confrontation avec les autres charognards (hyènes par exemple) et donc de de profiter de l'aubaine avant eux.

COURIR SOUS LA CHALEUR ACCROÎT LES PERFORMANCES

Pratiquer un effort physique sous la chaleur le rend plus difficile que dans une ambiance thermique confortable. Pourtant, s'entraîner sous la chaleur pourrait majorer les performances sportives.
Une étude suggère qu'une acclimatation à la chaleur sous forme de dix séances de vélo à 50 % de VO_2max sous 40 °C et 30 % d'humidité pourrait majorer les performances qu'il fasse chaud ou pas[16]. Je rappelle que la VO_2max est la consommation maximale d'oxygène ; elle témoigne des capacités physiologiques d'un individu et de ses performances en endurance.
Plusieurs explications à cela. Tout d'abord, l'entraînement en conditions thermiques chaudes favorise la tolérance à la chaleur. Le volume plasmatique et le volume de sudation sont accrus. L'augmentation de la sudation permet d'évacuer plus de chaleur. L'accroissement du volume plasmatique pourrait retarder une éventuelle déshydratation et participer à une élévation du débit cardiaque à l'effort (+9.1 % à 13°C et + 4.5 % à 40°C). Dans cette étude, la VO_2max est majorée de 5 % en ambiance thermique froide et 8 % en ambiance thermique chaude.

Pour éliminer cette chaleur excédentaire durant l'effort, quatre mécanismes existent : la conduction, la convection, la radiation et l'évaporation.

• **La conduction** est l'échange direct de chaleur au contact d'un solide (c'est ce qui se produit lorsqu'on touche un glaçon) mais ce mécanisme a un rôle minime lors d'un effort.

• **La convection** est l'échange de chaleur au contact d'un gaz (air par exemple) ou d'un liquide. Le vent relatif créé par le déplacement lors d'un effort comme la course à pied rend la convection intéressante. Plus le déplacement de l'air est important, plus l'effet de la convection est important (ceci explique qu'un effort en pleine chaleur à vélo est mieux toléré qu'un même effort en courant).

• **La radiation** correspond au transfert de chaleur par rayonnement. C'est le mode de perte de chaleur prédominant au repos (60 % de la perte de chaleur au repos nu entre 21 et 25 °C)[17].

• **L'évaporation** est le dernier mécanisme et il devient prépondérant lors d'un effort jusqu'à atteindre 80 % des pertes totales de chaleur. Lorsque la température corporelle s'élève, le corps transpire. L'évaporation de l'eau à la surface de la peau permet d'évacuer la chaleur. Attention toutefois, la transpiration n'est efficace que s'il y a évaporation, c'est-à-dire transformation d'eau en gaz ! Pour cela, il faut que l'environnement soit sec et non humide (voilà pourquoi il faut éviter les vêtements qui limitent l'évaporation type K-Way®).

L'homme est doté d'une capacité phénoménale d'élimination de la chaleur, il est capable d'éliminer jusqu'à cinq fois plus de chaleur que la plupart des mammifères soit jusqu'à 500 watts/m^2 de surface corporelle.

Seuls quelques animaux sont capables de transpirer et parmi ceux-ci on trouve le cheval, l'âne, le chameau, quelques antilopes. Aucun mammifère n'est capable de transpirer autant que l'homme qui peut perdre en eau jusqu'à 500 g/m^2/h, soit cinq fois plus qu'un cheval et deux fois plus qu'un chameau.

Notre peau peut se recouvrir de sueur grâce aux très nombreuses glandes sudoripares. N'oublions pas que ce système d'évacuation de la chaleur ne donne toute son efficacité qu'en cas de chaleur sèche (comme dans la savane), et moins en milieu humide (comme la forêt tropicale). L'accroissement du nombre de glandes sudoripares pourrait donc être une adaptation consécutive au changement d'environnement et au passage d'un milieu forestier à un milieu plus ouvert comme cela est déjà envisagé pour la bipédie. Non seulement, l'homme est capable de transpirer abondamment pour éliminer les degrés en trop, mais, en plus, il est capable de gérer efficacement les pertes en eau provoquées par cette transpiration. Lors de l'effort, notre organisme va activer des hormones (augmentation de l'activité du système rénine-angiotensinell-aldostérone, ainsi que la sécrétion d'ADH, une hormone antidiurétique). Ces activations hormonales vont favoriser la rétention du sodium et de l'eau au niveau rénal. Cela permet de limiter le risque de déshydratation[18]. De plus, et contrairement à ce que l'on croit, chez l'homme une déshydratation légère n'est ni dangereuse pour la santé ni néfaste pour la performance[19].

MÉFIEZ-VOUS DE L'HYPERHYDRATATION

Vous avez été sûrement averti des dangers de la déshydratation mais probablement pas de ceux de l'hyperhydratation à l'effort. Et pourtant, l'hyperhydratation est plus dangereuse que la déshydratation. En effet, lors d'un effort, l'organisme peut perdre sa facilité à évacuer l'eau excédentaire. Ainsi, voulant bien faire, si vous buvez abondamment pendant chaque ravitaillement (plus de 1,5 l/h) sur une compétition longue (en général plus de 4 heures), une hyperhydratation est possible. L'hyponatrémie qui l'accompagne (taux de sodium trop bas dans le sang) pourrait être responsable d'un œdème cérébral pouvant mener au coma et au décès. Malgré tout ce que l'on entend et lit, une légère déshydratation (< 4 %) n'altérerait pas les performances dans des conditions réelles de compétition et ne serait pas à l'origine de crampes[20]. D'ailleurs, de nombreux marathoniens et triathlètes (longues distances), figurant parmi les meilleurs, arriveraient légèrement déshydratés[21], alors que de nombreux marathoniens et triathlètes amateurs arriveraient hyperhydratés. Retenez donc que nous sommes particulièrement bien adaptés à la chaleur et qu'une petite déshydratation ponctuelle ne nuit pas. D'ailleurs, le célèbre médecin du sport sud-africain Tim Noakes dit que nous sommes des *delayed drinkers* signifiant ainsi que nous pouvons retarder notre hydratation. En période d'entraînement et à l'approche d'une compétition, soyez bien hydraté tous les jours. En compétition, fiez-vous à votre organisme, buvez à votre soif. Une légère déshydratation durant l'effort ne nuira probablement pas à vos performances.

En outre, notre peau présente la particularité d'être majoritairement glabre, ce qui accroît le potentiel d'évacuation de la chaleur par convection, notamment lorsqu'il y a du vent (plus fréquent en savane qu'en forêt tropicale), ou lorsqu'on court. Encore, une adaptation en faveur d'une évolution des homininés par et pour la course. (Les cheveux qu'il nous reste sur le crâne nous protègent du soleil.)

Chez les mammifères terrestres, les poils jouent un rôle important en les protégeant du froid. Nous, humains, avons développé une épaisse couche de graisse à cet effet, ce qui ne gêne pas la transpiration.

Enfin, deux adaptations de notre appareil locomoteur jouent un rôle dans la gestion de la chaleur. Il s'agit de notre grande taille et de notre station debout.

Notre grande taille nous permet de disposer d'une plus grande surface cutanée qui nous sert pour les échanges thermiques (convection, radiation, évaporation de la transpiration). Pensez au chien qui laisse pendre sa langue pour évacuer la chaleur excédentaire. La surface de sa langue est bien inférieure à la surface de notre corps, ce qui limite ses facultés d'évacuation de la chaleur ! Notre grande taille associée à la station debout nous permet aussi d'avoir une partie du corps au-dessus des herbes de la savane donc plus exposée au vent.

La station debout nous permet aussi de réduire la surface cutanée exposée au soleil et sujette à échauffement par radiation.

UNE DOUBLE RESPIRATION

Nous l'avons vu, les homininés présentent des dispositions à l'effort d'endurance. Cet effort se réalise en aérobie, c'est-à-dire qu'il dépend de l'oxygène. Il faut donc des poumons capables de fournir à l'organisme l'oxygène nécessaire en permanence et sans contrainte.

L'une des aptitudes remarquables de notre organisme est notre capacité à ne pas obligatoirement calquer notre fréquence respiratoire sur notre fréquence de pas. Contrairement aux autres mammifères, la fréquence de notre foulée est indépendante de notre fréquence respiratoire, ce qui autorise un large éventail d'allures de course[22].

Lorsque l'on marche, nous respirons par le nez. Cette respiration nasale nécessite de lutter contre la résistance créée par le trajet tortueux de l'air dans les fosses nasales si bien que lorsque l'intensité d'un effort s'accroît, la respiration devient oro-nasale. Peu de mammifères sont capables d'une respiration buccale. Seul les hommes et certains grands singes en sont capables. La respiration buccale est plus directe.

DES ADAPTATIONS CÉRÉBRALES DÉDIÉES À L'ENDURANCE

Courir sur de nombreux kilomètres entraîne une fatigue musculaire et des douleurs... Puisque cette fatigue et ces douleurs limitent l'exercice physique, toute adaptation qui réduira ces sensations pénibles augmentera l'endurance physique. L'une de ces adaptations est la sécrétion des **endocannabinoïdes** lors d'efforts en endurance réalisés au-delà d'une certaine intensité. Les endocannabinoïdes sont des substances de la même famille que celles du cannabis mais naturellement fabriquées par l'organisme. Cette sécrétion d'endocannabinoïdes est responsable du « *runner's high* » (sensation de bien-être et d'euphorie à l'effort), bien connue de certains coureurs d'endurance. Les endocannabinoïdes vont stimuler des récepteurs cérébraux (les mêmes que ceux stimulés par le cannabis) et provoquer un effet anxiolytique, antalgique et des sensations de bien-être. Cette sécrétion d'endocannabinoïdes augmente significativement lors des efforts réalisés à 70-80 % de la fréquence cardiaque maximale[23] et non pour des efforts plus légers ou plus intenses[24]. Une étude comparant les humains aux chiens (animal endurant) et aux furets (animal non-endurant) a trouvé une majoration de la sécrétion d'endocannabinoïdes lors des efforts d'intensité modérée chez l'homme (70-80 % de la fréquence cardiaque maximale) et chez les chiens mais pas chez les furets. Cette observation suggère que cette sécrétion d'endocannabinoïdes augmente l'endurance physique.

On peut imaginer que les endocannabinoïdes étaient probablement bien utiles à nos ancêtres à la fois pour les stimuler à courir (et donc à chasser) et pour oublier parfois la douleur et la lassitude afin de parvenir à conclure leur chasse.

POURQUOI NOUS AIMONS LE REPOS ET LE JEU

L'évolution explique pourquoi notre corps est comme il est. Notre attirance actuelle pour le repos pourrait, elle aussi, être une conséquence de l'évolution. En effet, chaque calorie dépensée doit être d'abord ingérée. Or, à l'époque de Zorg et Iraz, le seul moyen de gagner des calories est la chasse ou la cueillette, c'est-à-dire un effort bien supérieur à celui d'aller collecter des aliments dans les rayons de supermarchés ! Pour nos lointains ancêtres, un effort devait donc être motivé par un gain (principalement alimentaire). Pour cette raison, en dehors des périodes d'activités indispensables (chasse, cueillette, portage des enfants, activité sexuelle...), nos ancêtres devaient probablement se reposer. Cela leur permettait de ne pas dépenser de calories inutilement mais aussi de récupérer et de se ménager en vue des prochaines activités intenses, tout en restant aptes à réagir aux aléas (par exemple à l'approche d'un prédateur).

Enfin, les homininés ont appris à coopérer pour chasser et cueillir en groupe. Ils ont développé des moyens de communication utiles à leur survie. Cette coopération est innée, tout comme l'est le jeu. D'ailleurs, tous les enfants du monde jouent naturellement, souvent en groupe, parfois seuls. Courir est même souvent considéré et pratiqué comme un jeu. Les enfants ne manquent pas une occasion de se courir après. En jouant, ils développent leurs futures qualités de chasseur, de cueilleur, de protecteur. Ils courent, ils grimpent, ils se battent, ils construisent, ils détruisent, ils imitent leurs aînés... Toutes ces activités (physiques pour la plupart) vont leur permettre de développer leur système nerveux, leurs muscles, les unités neuromusculaires, leur facilité de coopération[25]...

CONCLUSION

Squelette dédié à la marche et la course, métabolisme énergétique adapté aux efforts longs, régulation thermique et hydrique hors normes permettant de s'exercer longtemps et sous la chaleur, endocannabinoïdes sécrétés pour atténuer les douleurs et augmenter l'endurance... Décidément, nous sommes faits pour courir et nous le sommes depuis des milliers d'années !

À RETENIR

Les homininés sont des bipèdes (mais vous le saviez déjà !). Bien que naturellement polyvalents, ils excellent dans les activités d'endurance comme la marche ou la course à allure modérée. L'endurance est le domaine où ils surpassent la plupart des autres mammifères. La course d'endurance est même une spécificité humaine qui, selon certains auteurs, aurait été déterminante dans notre évolution. Qui plus est, les homininés sont capables de réaliser des efforts en pleine chaleur et de supporter un peu de déshydratation. Leur capacité à réguler la température corporelle leur permet la réalisation d'efforts longs. Leurs capacités cérébrales complètent cette polyvalence où prime l'endurance. Ce cerveau gourmand en énergie leur impose de se procurer un surplus de calories mais, en contrepartie, il leur offre de nombreux avantages. Ils savent analyser et réfléchir, deux qualités qui font la différence. Ils savent communiquer, ils savent coopérer, ils savent s'entraider... D'ailleurs, une des caractéristiques des humains est la sociabilité et la coopération notamment, pour nos lointains ancêtres, lors des efforts.

CHAPITRE 2

COURIR À ALLURE MODÉRÉE MAIS AVEC DES PICS D'INTENSITÉ

Repensez à Zorg et à ses partenaires lancés à la poursuite du bison, lors de l'épisode de la chasse à l'épuisement. Ils sont fluides, élégants. Ils alternent marche et course (dans ses études sur les derniers peuples de chasseurs-cueilleurs, Liebenberg rapporte des vitesses moyennes variant entre 4 et 10 km/h[26]).

À cette allure d'endurance, Zorg et ses compagnons peuvent observer, communiquer et s'adapter aux changements de situation. En privilégiant l'endurance, ils ne risquent pas d'outrepasser leurs limites et préservent leur glycogène pour une éventuelle situation périlleuse. Quelquefois, mais rarement, ils accélèrent. Et s'ils courent au-delà de leur zone de confort, c'est pour sprinter carrément quand il faut finir la chasse ou bien pour échapper à un prédateur, très rarement pour courir à une allure intermédiaire, trop inconfortable. Zorg et ses compagnons **polarisent** intuitivement leur course. Polariser signifie répartir ses efforts entre principalement deux zones d'effort, nous y reviendrons. Cette notion de polarisation s'accorde tout à fait avec la théorie du gouverneur central.

LA THÉORIE DU GOUVERNEUR CENTRAL

Selon cette théorie, le cerveau est le régulateur central de l'effort. Lors d'une course d'endurance, le cerveau intègre tous les paramètres physiologiques pour réguler l'intensité de l'effort en recrutant les fibres musculaires nécessaires et suffisantes. Si le cerveau régule l'effort, c'est pour nous permettre de rallier l'arrivée sans dommage et sans défaillir. Le but ultime est la survie. Zorg doit être capable de poursuivre sa proie jusqu'au bout, tout en préservant une certaine quantité de glycogène et une certaine tonicité pour porter le coup final et parer ensuite à une éventuelle attaque de prédateur. Pour un marathonien, c'est la même problématique. Le but est de rallier l'arrivée. Ainsi, le cerveau tient-il compte du stock de glycogène, de la température corporelle, du taux d'hydratation, de l'oxygénation cérébrale, des douleurs et des dégâts musculaires pour ajuster l'allure qui permettra au coureur de passer la ligne d'arrivée. Grâce à l'analyse de tous ces paramètres, le cerveau va recruter les fibres musculaires qu'il jugera adaptées à l'effort et à une situation imprévue. Il va aussi utiliser la fatigue comme informateur et nous empêcher d'aller trop vite. Le cerveau va garder une réserve. Il va « en garder sous la pédale » au cas où. Bien sûr, tout cela est inconscient. À l'approche du but, il va pouvoir se libérer et permettre au marathonien d'accélérer lors des derniers hectomètres en dépit des douleurs et de la fatigue. C'est le sprint final qui devient possible alors qu'il y a quelques kilomètres, courir semblait quasi insurmontable. Le but étant proche, il y a peu de risque d'imprévu, les freins peuvent donc être levés.

LES 3 ZONES D'INTENSITÉ DE L'EFFORT EN ENDURANCE

Il existe plusieurs modèles pour définir les intensités d'effort. Les sportifs expérimentés utilisent un modèle qui répartit les efforts en cinq zones. Dans cet ouvrage, nous utiliserons un modèle à trois zones[27]. Il a le mérite d'être plus simple sans s'éloigner de la réalité physiologique

- Zone 1 : au-dessous de 85 % de la FCmax (la fréquence cardiaque maximale). C'est la zone de l'endurance.
- Zone 2 : entre 85 et 90 % de la FCmax. C'est la zone proche du seuil de lactates, la zone intermédiaire. (Le seuil de lactates correspond à l'intensité d'effort à partir duquel l'organisme n'arrive plus à éliminer les lactates sanguins ; on parle aussi de seuil anaérobie.)
- Zone 3 : au-dessus de 90 % de la FCmax. C'est la zone à haute intensité.

À RETENIR

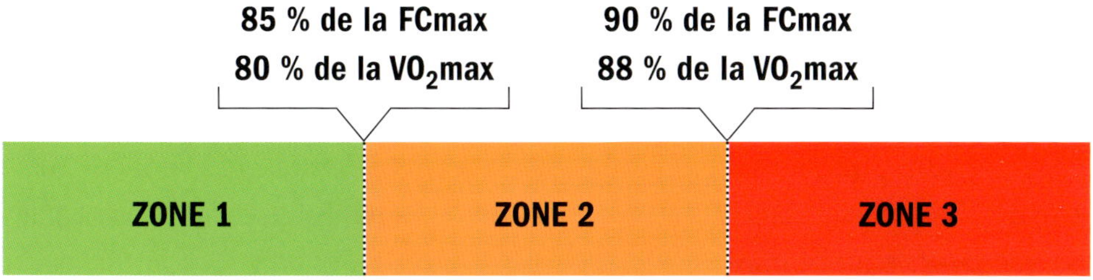

Il faut savoir que lorsque l'intensité d'un effort augmente, la fréquence cardiaque augmente mais avec du retard. C'est pourquoi je préfère utiliser la VMA ou la PMA (lire ci-dessous) pour définir les intensités de travail en zone 3 où les efforts sont brefs. Durant les efforts longs, comme ceux réalisés en zone 1 (voire en zone 2), je préfère utiliser la fréquence cardiaque pour surveiller l'effort.

Petit lexique du sportif d'endurance

- **VO_2max :** consommation maximale d'oxygène. Se mesure en ml d'oxygène/mn/kg. L'idéal est de la mesurer en laboratoire lors d'une épreuve d'effort.
- **VMA (vitesse maximale aérobie) :** c'est la plus petite vitesse associée à la VO_2max. Elle s'exprime en km/h.
- **PMA (puissance maximale aérobie) :** c'est la plus petite puissance associée à la VO_2max. Elle s'exprime en watts (W).

La VMA et la PMA dépendent de la VO_2max mais aussi de l'efficacité technique. VMA et PMA sont bien plus utiles à l'entraînement que la VO_2max car elles fournissent des informations pratiques permettant de calibrer son entraînement. En course à pied, on utilise les pourcentages de VMA pour définir des intensités. À vélo, on utilise des pourcentages de PMA car la vitesse à vélo dépend de nombreux paramètres extérieurs (vent, pente, position...), mais, pour cela, il faut disposer d'un capteur de puissance (dont le prix reste élevé aujourd'hui).

Attention PMA et VMA ne sont pas les maximums mais simplement des maximums en aérobie. Ainsi, la VMA n'est pas la vitesse maximale mais seulement la vitesse maximale aérobie ; des vitesses plus élevées peuvent être atteintes grâce à des processus en anaérobie (ceux mis en route sur les épreuves de sprint). La puissance suit les mêmes règles.

Revenons à Zorg mais, cette fois-ci, faisons lui perdre les pédales. Imaginez qu'il coure à une allure intermédiaire en zone 2 c'est-à-dire à 88 % de sa VMA, contrairement à ce qu'il fait habituellement puisqu'il reste normalement à une intensité inférieure. L'effort est intense, pas le temps de communiquer avec ses partenaires qui, eux aussi, sont dans l'inconfort. Certes, ils vont vite mais ils s'épuisent vite aussi comme l'animal qu'ils pourchassent. Dans un dernier effort, ils parviennent à achever l'animal. Ils le préparent pour le transporter. Mais après tous ces efforts, ils sont épuisés, ils ont grandement puisé dans leurs petites réserves de glycogène [je rappelle que ses réserves sont plus faibles que les nôtres (voir p. 36)]. Pas question de se reposer. Il leur reste du chemin à faire et il leur faut en plus transporter l'animal. Par manque de chance, sur le chemin du retour, le groupe croise un tigre à dents de sabre. Épuisés par leur effort soutenu à une intensité intermédiaire (en zone 2), Zorg et ses compagnons ne peuvent s'échapper aussi vite que d'habitude. Surtout, ils ne peuvent maintenir une allure élevée au-delà de quelques mètres. Le plus faible d'entre eux risque d'y laisser la vie...

Cette réflexion sur nos ancêtres peut-elle nous aider à améliorer notre pratique sportive ? Oui. En nous éclairant sur le fonctionnement profond de notre organisme, sur ses priorités, elle nous indique la voie à suivre, elle nous montre comment optimiser notre entraînement.

PROGRESSER, C'EST S'ADAPTER

Dans un objectif de performance, la progression est essentielle. Or pour progresser, il faut s'entraîner c'est-à-dire provoquer des adaptations. L'entraînement consiste à obliger le corps à s'adapter. Lorsque vous effectuez un effort en endurance, vous mettez votre organisme en déséquilibre (manque d'oxygène, contraintes musculaires...), le poussant ainsi à s'adapter afin de mieux réagir dans l'avenir, si ce genre de contraintes se renouvellent. Au fur et à mesure des séances, vous allez suffisamment perturber votre organisme pour qu'il se reconstruise et que ces perturbations n'en soient plus. Prenons un exemple simple et que nous avons tous déjà vécu au moins une fois : les courbatures. Si vous ne courez jamais et que vous faites 10 km pour la première fois, il est sûr que vous aurez des courbatures le lendemain ou le surlendemain. En effet, vous avez exercé des contraintes suffisantes pour créer un désordre musculaire qui se traduit sous forme de douleurs. Cependant, si vous poursuivez votre entraînement régulièrement, courir 10 km ne vous posera plus de problèmes musculaires et vous n'aurez plus de courbatures après une telle distance. Eh bien, comme pour vos muscles, de nombreuses adaptations vont être favorisées par une activité sportive en endurance (lire encadré). Toutes ces adaptations vont permettre d'améliorer vos capacités à l'effort. Cela vous sera profitable dans votre activité sportive où votre aisance et vos performances vont s'améliorer [augmentation de la VO_2max (jusqu'à 20 % après six mois d'entraînement chez un sédentaire[28], grâce à laquelle on pourra constater une amélioration de la VMA et de la PMA].

Sans doute êtes-vous convaincu que le meilleur moyen de progresser, du moins le plus efficace est de s'exercer à allure très élevée. Bien sûr, c'est utile à la progression et à la santé mais des études récentes suggèrent que **le temps passé à allure modérée** (zone 1) **est à la base de la performance en endurance**[31]. Le professeur Stephen Seiler de l'université d'Agder (Norvège) s'est intéressé à la répartition des intensités d'effort dans l'entraînement. À propos de la zone 2, Seiler parle de « trou noir » en référence aux trous noirs astronomiques qui absorbent tout. Lors d'une séance d'entraînement en zone 1, l'effort semblant aisé, certains athlètes ont tendance à aller plus vite, pensant qu'en faire un petit peu plus les mènera à une progression plus rapide. Une grande partie de la séance sera alors réalisée en zone 2, générant ainsi une fatigue inutile. Et pourtant, en zone 1, des adaptations se font, rien ne sert de la délaisser. Lors des séances censées être à haute intensité (en zone 3), la difficulté de l'effort et la fatigue accumulée lors des séances effectuées en zone 2 plutôt qu'en zone 1, vont pousser l'athlète à réaliser la séance un ton en dessous de ce qui devait être fait. À nouveau, il se retrouvera en zone 2 et non pas dans la zone désirée (zone 3). L'intensité de cette séance sera alors trop basse pour obtenir les adaptations physiologiques recherchées et demeurera très fatigante. Cette fatigue sera vaine et l'entraînement infructueux. Pour éviter ce processus néfaste, il peut être utile de polariser son entraînement. Polariser améliore les performances.

LES ADAPTATIONS PROVOQUÉES PAR L'ENTRAÎNEMENT EN ENDURANCE

Les muscles vont apprendre surtout à mieux utiliser les lipides, à préserver les stocks de glycogène (forme de stockage du glucose) et à mieux les régénérer après un effort. Le nombre de transporteurs cellulaire du glucose dans les muscles entrainés va augmenter.
Les mitochondries, les centrales énergétiques de nos cellules, vont augmenter en nombre et en volume ce qui va aider l'organisme à épargner le glycogène[29].
Les capacités cardio-respiratoires vont s'accroître pour capter plus d'oxygène et mieux le distribuer aux muscles (plus d'hémoglobine dans les globules rouges, cœur plus performant).
La surface d'échange de l'oxygène entre le sang et les muscles va augmenter grâce à la multiplication des capillaires (vaisseaux périphériques).
La concentration des muscles en myoglobine va augmenter (le transporteur de l'oxygène dans les muscles)[30].

L'ENTRAÎNEMENT POLARISÉ : UNE RÉPARTITION DES EFFORTS SELON LE MODÈLE PALÉO

Ce type d'entraînement est pratiqué par certains marathoniens, coureurs de fond, rameurs, cyclistes, triathlètes de haut niveau[32]. Les efforts en zone d'intensité 2 sont limités. La majeure partie des efforts se fait en zone 1 (endurance) et un peu en zone 3 (haute intensité). Cet entraînement qui oscille autour de deux pôles d'effort s'appelle l'entraînement polarisé. L'équilibre se fait généralement autour de 80 % d'entraînement en endurance et 20 % à haute intensité (5 % en zone 2 et 15 % en zone 3). Rappelez-vous qu'en zone 1, de nombreuses adaptations physiologiques ont lieu et ce ne sont pas les mêmes à haute intensité. Cette répartition des efforts s'apparente tout à fait à une répartition paléolithique. Cette répartition polarisée est bénéfique chez les athlètes d'endurance de haut niveau mais aussi chez les amateurs[33].

D'ailleurs, les enfants ne s'y trompent pas. Lorsqu'ils courent spontanément, ils le font soit lentement, soit en sprintant mais ils sont rarement dans la zone intermédiaire.

Variation de l'intensité dans l'entraînement polarisé

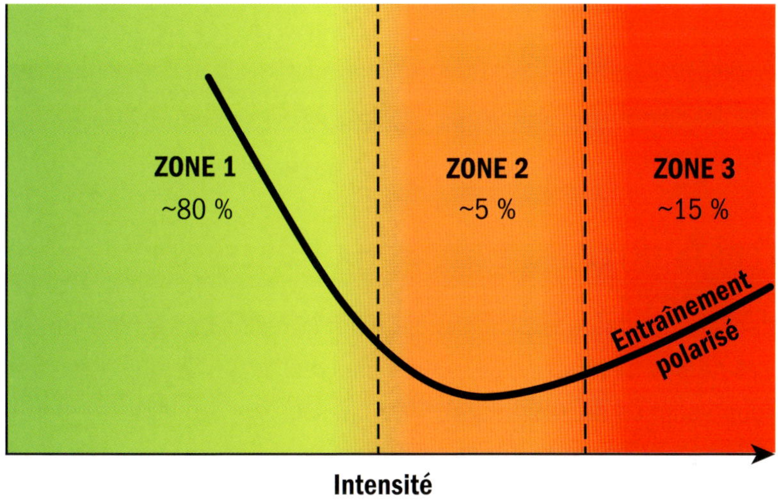

Zorg et Iraz, quant à eux, polarisaient intuitivement leurs activités.

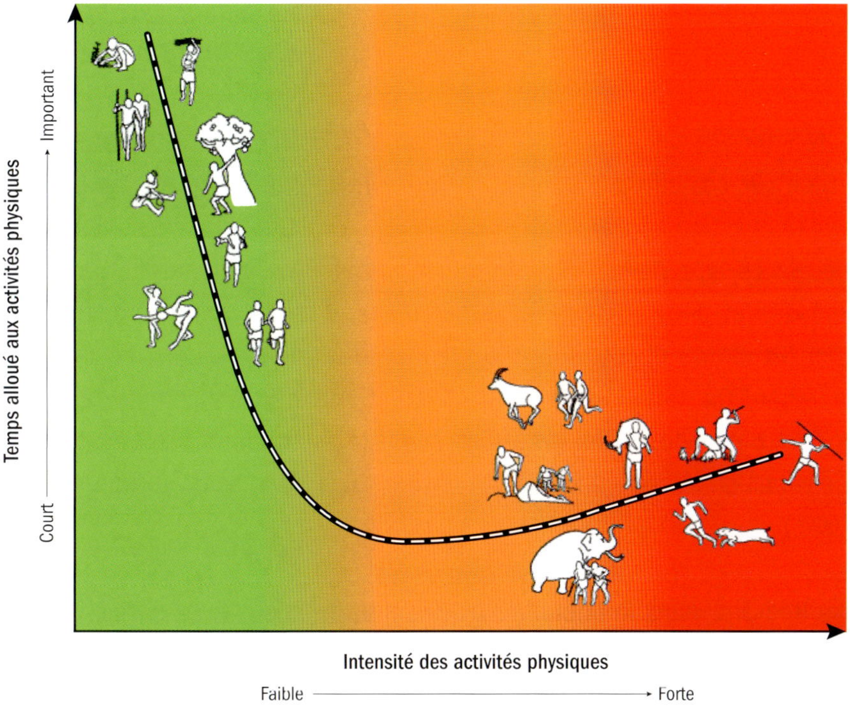

À RETENIR

Nos ancêtres étaient d'excellents coureurs d'endurance, ils couraient vraisemblablement selon un modèle polarisé 80/20 (80 % à faible intensité, 20 % à haute intensité). En respectant les intensités et la répartition prônées par ce modèle, on préserve sa santé et on améliore ses performances.

DES EFFORTS INTENSES RÉPÉTÉS MAIS BREFS

Retour dans le monde de Zorg et Iraz... Ce monde est sauvage. Pas de route, mais des arbres, des herbes hautes, des obstacles (des rochers)... Se déplacer demande un réel effort. Nous sommes en pleine partie de chasse. Zorg poursuit un petit animal. Pour ne pas le laisser s'échapper, Zorg doit parfois accélérer, parfois franchir des obstacles sur un terrain vallonné. Des montées, des descentes, des arbres à escalader ou à contourner sont le quotidien de Zorg. Un sprint final et il réussit à attraper l'animal. Cela peut aussi être un animal lourd à porter, une course à perdre haleine pour échapper à un ours... Voilà **les efforts à haute intensité** qui jalonnent la vie de Zorg mais aussi celle de sa compagne Iraz. Remarquez que ces efforts sont le plus souvent brefs.

Haute intensité signifie que les efforts sont réalisés (surtout) en zone 3, voire en zone 2. Bien sûr, ces efforts proches du maximum sont difficiles à tenir et demandent une réelle motivation. Cependant, nous allons voir que l'investissement important demandé par ce type d'effort devient vite rentable. Pour prolonger le temps passé à haute intensité et pouvoir en tirer des bénéfices, il faudra donc comme Zorg et Iraz fractionner les efforts et les répéter au cours de la même séance en intercalant de la récupération. On parle d'**entraînement fractionné**. Zorg et Iraz faisaient déjà du fractionné ou plutôt du fartlek (le fartlek consiste à introduire des variations d'allure comme en fractionné mais de façon beaucoup plus libre, selon la nature du terrain, le relief etc.).

Vous trouverez dans la littérature plusieurs appellations avec parfois des nuances pour nommer les séances à haute intensité. On parle d'entraînement par intervalles, d'*interval-training*, de fractionné, d'entraînement intermittent, de HIT (*High Intensity Training*), de HIIT (*High Intensity Interval Training*), de fartlek...

Dans la suite de ce livre, nous utliserons le terme « HIT » pour désigner les exercices à haute intensité par intervalles.

LE HIT, LA FORME D'EXERCICES À HAUTE INTENSITÉ PALÉO

L'entraînement à haute intensité préconisé par Seiler qui est aussi celui préconisé dans le paléofit, consiste à répéter des efforts intenses (entre 88 et 100 % de la VO_2max soit approximativement 88 à 100 % de la VMA ou de la PMA), d'une durée inférieure à 8 mn, entrecoupés de périodes de récupération[34].

Après chaque effort, une période de récupération incomplète permet de réaliser l'effort suivant (par exemple un HIT 30-30 = 30 s à haute intensité, 30 s à faible intensité).

La récupération entre deux fractions étant incomplète, les efforts à haute intensité sont réalisables mais restent exigeants. Cette récupération peut être active douce (on marche, on court lentement, on roule lentement, on skie lentement...), ou passive (on s'arrête).

Nous verrons dans la deuxième partie de ce livre qu'il existe de nombreux exercices à haute intensité de difficulté variable. Ainsi, chacun pourra trouver des HIT correspondant à son niveau. Cela permettra d'éviter la routine et de rester motivé mais aussi de solliciter son organisme de multiples façons.

Si l'entraînement par intervalles est très utilisé dans les sports d'endurance ou les sports mixtes, il peut l'être aussi dans l'entraînement en force (on peut faire des pompes en alternant 20 s d'effort et 10 s de repos). J'ajouterai que l'entraînement fractionné est aussi utilisé lors des programmes de réadaptation cardiaque.

POURQUOI UTILISER L'ENTRAÎNEMENT À HAUTE INTENSITÉ

Première raison : pour gagner du temps

L'un des avantages de l'entraînement à haute intensité est qu'il provoque des adaptations identiques au travail aérobie mais en moins de temps d'entraînement : augmentation de l'utilisation des lipides à l'effort au détriment des glucides, augmentation du nombre de mitochondries (les centrales énergétiques de nos cellules) et amélioration de la sensibilité à l'insuline[35]. Le temps d'effort nécessaire pour obtenir ces effets pourrait être divisé par trois comparé à une séance en zone 1[36]. Le temps gagné grâce au HIT est donc particulièrement intéressant pour tous ceux qui ont un emploi du temps chargé justement et pour tous ceux qui manquent de motivation.

Une étude récente suggère que :

• 6 semaines d'entraînement intégrant chacune 4 séances hebdomadaires de 4 mn de HIT provoqueraient des adaptations similaires (VO_2max, densité capillaire, capacité glycolytique, teneur en glycogène) à 6 semaines d'entraînement intégrant chacune 4 séances hebdomadaires de 30 mn à 65 % de VO_2max. Une différence notable existerait tout de même puisque les capacités anaérobies ne seraient accrues qu'avec le protocole HIT[37].

• 4 x 30 s à grande vitesse produirait un accroissement de la testostérone comparable à 4 x 4 mn à PMA ou 130 mn à 55 % de PMA, (la testostérone favorise le développement de la masse musculaire).

• La sécrétion d'hormone de croissance serait plus marquée après 4 x 30 s à grande vitesse qu'après 4 x 4 mn à 95 % de PMA, de même qu'elle serait plus marquée après 4 x 4 mn à 95 % qu'après 130 mn à 55 % de PMA[38].

Certaines études retrouvent des effets bénéfiques du HIT sur la performance au terme de protocoles ayant duré seulement deux semaines[39].

Deuxième raison : pour brûler plus de calories

Les bénéfices d'une séance à haute intensité ne s'arrêtent pas là. Le HIT pourrait permettre de consommer autant de calories qu'une séance longue en endurance[40]. Certes on dépense moins de calories lors d'un HIT qu'au cours d'une longue séance mais on en dépense beaucoup plus après. On parle d'« *afterburn effect* » ou d'EPOC (*Excess Post-exercise Oxygen Consumption*). Cet effet dépend de la nature de l'effort réalisé et de son intensité : plus l'effort est intense et plus la dépense calorique après l'effort (au repos) sera élevée, à la fois en durée et en amplitude[41]. L'EPOC représenterait ainsi de 6 à 15 % de la dépense calorique liée à l'effort[42].

L'entraînement à haute intensité stimule la sécrétion de catécholamines à l'effort. Or les catécholamines favorisent la lipolyse c'est-à-dire la fonte des graisses[43].

Troisième raison : pour progresser

Si courir 10 km peut paraître difficile au début d'un programme d'entraînement, au bout de quelques semaines d'entraînements réguliers, cela ne sera plus le cas. Le corps se sera adapté et atteindra un palier. Pour continuer à progresser, il faudra provoquer des adaptations supplémentaires. Il faudra utiliser l'entraînement à haute intensité afin de créer des contraintes plus importantes. Ainsi, un entraînement en zone 3 permet un gain plus élevé de VO_2max qu'un entraînement en zone 2 ou en zone 1 de même charge[44].

Chez des athlètes entraînés (mais aussi chez les débutants), le travail à haute intensité va permettre d'améliorer les paramètres physiologiques de la performance : VO_2max (consommation maximale d'oxygène), VMA (vitesse maximale aérobie), PMA (puissance maximale aérobie).

À RETENIR

Tout l'intérêt de l'entraînement à haute intensité (HIT) est sa rentabilité. En un temps record, il apporte les mêmes bénéfices qu'un entraînement en endurance plus volumineux. De plus, il permet aux sportifs les plus entraînés de progresser.

EN RÉSUMÉ

Dans le paléofit, les efforts en endurance doivent être :

- **Réguliers** (plusieurs fois par semaine).

- **Principalement à une allure de faible intensité** (zone 1, course ou marche).
De temps en temps à haute intensité (zone 3) pour polariser.

- **Rarement à une allure intermédiaire** (zone 2) de façon prolongée car cela est très éprouvant et moins profitable que le travail dans les autres zones.

CHAPITRE 3

UNE MUSCULATURE HARMONIEUSE ET PUISSANTE

Soulever des pierres, des branchages pour construire son habitat, transporter ses proies, s'accroupir, ramper, se relever, se baisser, marcher caché derrière les herbes, lancer la sagaie, grimper...

Voilà des exercices de force répétés que Zorg enchaîne quotidiennement. Sa compagne Iraz, elle aussi est musculairement puissante. Durant la journée, elle transporte ses enfants sur un terrain difficile avec des herbes hautes, des montées, des descentes et des obstacles à une époque où les poussettes n'existaient pas ! Arracher des racines demande de la force. Une fois la récolte du jour achevée, il faut rentrer en portant la nourriture et les enfants en bas âge.

Bien sûr, n'imaginez pas Zorg ou Iraz exercer leurs muscles fessiers afin d'avoir de belles fesses ! Ils ne font pas de musculation pour prendre du volume ou pour dessiner leur silhouette. Ils réalisent des gestes de force en effectuant des tâches quotidiennes, des gestes qui ont une fonction. Des gestes qui demandent et développent des muscles efficaces au point que Zorg et Iraz possèdent des musculatures probablement comparables à celles des plus grands sportifs actuels[45].

Bence Viola, de l'institut anthropologique de l'université de Vienne, est du même avis. « *Nous savons que les premiers chasseurs-cueilleurs étaient beaucoup plus musclés que les hommes d'aujourd'hui. Cela se voit à leurs squelettes, incroyablement robustes* », explique Viola, qui dirige notamment les travaux sur le site paléolithique le plus connu d'Autriche, à Willendorf, non loin du Danube.

Zorg et Iraz étaient donc musclés mais pas excessivement car ils ne soulevaient pas de charges très lourdes de façon répétée. Leurs activités rendaient leur musculature harmonieuse.

MUSCULATION FONCTIONNELLE ET EXERCICES PLURI-ARTICULAIRES

Pour l'homme moderne, il existe plusieurs façons d'augmenter sa force. La plus classique est probablement l'utilisation de charges lourdes et de machines. Cette méthode nécessite du matériel adapté que l'on peut trouver en salle. Moins fréquentes, la musculation au poids de corps et la plyométrie ont l'avantage de ne pas nécessiter de matériel (ou très peu) et de pouvoir se pratiquer en extérieur. Contrairement à la musculation classique, ces méthodes n'isolent pas un muscle et utilisent des mouvements pluri-articulaires plus proches des activités paléo.

- **La musculation au poids de corps** utilise des mouvements classiques mais efficaces comme les pompes, les flexions, les fentes, les tractions, les planches... D'ailleurs, ces mouvements peuvent se décliner de différentes façons permettant de rompre avec la monotonie et de faire varier les sollicitations musculaires.

- **La plyométrie** utilise l'une des qualités naturelles de nos muscles. En effet, en réaction à un étirement, les muscles se contractent puissamment (plus que sans étirements préalables). La plyométrie utilise ce principe pour décupler le travail musculaire. Elle repose donc sur l'enchaînement dans un temps le plus bref possible d'une contraction excentrique et d'une contraction concentrique. Prenons un exemple : si vous devez sauter le plus haut possible, vous allez naturellement fléchir les genoux avant de sauter. En effectuant une flexion, les muscles des cuisses s'étirent tout en se contractant ;

c'est la contraction excentrique. Avec l'extension qui suit, les muscles des cuisses se contractent et se raccourcissent, c'est la phase concentrique. Puis vient encore une phase excentrique avec l'atterrissage où les muscles des cuisses amortissent le contact. Zorg et Iraz pratiquaient donc déjà la plyométrie sans le savoir !

LE CROSSFIT®

Le crossfit® est une nouvelle discipline très en vogue. Cependant, elle nécessite du matériel et utilise des gestes d'haltérophilie. Sachez que l'haltérophilie est un sport à part entière d'une grande technicité, nécessitant un apprentissage progressif et long. Pour avoir suivi les haltérophiles de l'équipe de France durant de longues années, je connais les grandes qualités techniques que ce sport requiert et je vous déconseille de vous engager dans cette voie sans un encadrement compétent. De plus, les enchaînements, souvent réalisés à grande vitesse lors des séances de crossfit® (comme lors des séances Freeletics®), se font parfois au détriment de la propreté technique. Si vous voulez vous lancer, allez-y, mais faites-le correctement, sinon vous mettriez votre santé en danger. En outre, si l'enchaînement des efforts intenses de musculation peut être intéressant (comme pour certaines des séances HIT que vous trouverez dans ce livre), n'oubliez pas qu'enchaîner des séances de crossfit® (ou assimilé), réalisées entièrement avec une fréquence cardiaque en zone 2 pourrait avoir le même impact qu'un entraînement en endurance répétitif en zone 2. Lorsque vous faites de la force, appliquez-vous sur la technique avant tout !

Les exercices typiques de plyométrie sont les sauts mais la plyométrie peut aussi être utilisée pour le haut du corps (pompes sautées, pompes claquées, utilisation d'un medecine-ball...). Veillez à utiliser des mouvements proches de ceux réalisés dans la vraie vie et à alterner les mouvements. Il peut ainsi être utile d'associer des exercices en verticalité (sauts en extension) et des exercices en horizontalité (sauts de grenouille)[46]. Le bénéfice de la plyométrie sur les performances musculaires (notamment en ce qui concerne la puissance) se fait grâce l'amélioration du contrôle neuro-musculaire et à l'augmentation de la force musculaire. En outre, la plyométrie réduit le risque de blessures lors de la pratique sportive habituelle (surtout en limitant le risque d'entorse du ligament croisé antérieur du genou)[47]. Les études montrent qu'il faudrait au moins 40 à 50 sauts par séance pour être efficace[48]. Toutefois, ces exercices de sauts se font avec un impact au sol important qu'il convient de savoir maîtriser.

Puisqu'elles stimulent les muscles dans leurs fonctions naturelles, la plyométrie et la musculation au poids de corps sont les deux méthodes privilégiées dans le paléofit. Ces méthodes font travailler en synergie les chaînes musculaires complètes au travers de mouvements fonctionnels pluri-articulaires. Et elles incluent des exercices de gainage dynamique. Voilà ce qui explique la présence de ces deux méthodes dans un modèle d'inspiration paléo.

LES BÉNÉFICES D'UN ENTRAÎNEMENT RÉGULIER EN FORCE

L'effet le plus attendu de l'entraînement en force est le gain de force et de puissance. Pour cela, les muscles vont être le siège de plusieurs phénomènes. Dans un premier temps, il va y avoir une adaptation nerveuse expliquant un gain de force précoce. Ce gain de force se fera sans prise de masse musculaire lors des premières séances d'entraînement. Puis cette adaptation neuromusculaire s'accompagnera d'une hypertrophie musculaire. Cette prise de masse musculaire se fait grâce à une synthèse protéique accrue. Pour soutenir cette construction musculaire, il faut apporter aux muscles les nutriments dont ils ont besoin c'est-à-dire une alimentation suffisamment riche en protéines (œufs, jambon, viande, poisson, soja) et ce, peu de temps après l'entraînement.

Toutes ces modifications, gain de force et augmentation de la masse musculaire, se produisent que l'on ait 20 ans ou 75 ans !

Un autre effet de l'entraînement régulier en force est la fonte du tissu graisseux – on parle de lipolyse – notamment sous-cutané[49] et viscéral (celui qui est le plus néfaste pour la santé cardiovasculaire). La sensibilité à l'insuline s'améliore, de même que les taux de lipides dans le sang[50].

Bien que moins efficace sur les paramètres cardiaques que l'entraînement en endurance, l'entraînement en force peut s'avérer bénéfique en abaissant la tension artérielle[51].

Autre bénéfice attendu, le renforcement de la densité osseuse. La musculation avec charges lourdes est très efficace dans cet objectif, tout comme la plyométrie. Elles exercent des contraintes osseuses importantes, amenant ainsi le squelette (rachis compris) à se densifier.

UNE CEINTURE ABDOMINALE EN BÉTON

Les muscles du tronc participent à la plupart des mouvements. La force, l'endurance, la souplesse, la coordination et l'équilibre de ces muscles pourraient donc jouer un rôle prépondérant dans l'efficacité de nombreux gestes de la vie courante et de la vie sportive. Pour renforcer ces muscles, on oublie les séances d'« abdo-crunch » et on pense gainage. Les abdo-crunch ce sont des séries d'abdominaux les plus classiques avec remontée du tronc, les pieds calés au sol. Ces exercices sont bien peu spécifiques car les abdominaux ne travaillent que rarement avec un tel raccourcissement dans la vraie vie. En outre, ils pourraient avoir des effets néfastes en raison de l'hyperpression intra-abdominale qu'ils exercent. Chez la femme, ils pourraient favoriser des prolapsus (« descentes d'organes »)[52].

La préférence va aujourd'hui au gainage, méthode de renforcement des muscles du tronc (muscles lombaires et abdominaux) en isométrique. L'exemple typique est la planche ventrale où l'on passe plusieurs dizaines de secondes en appui sur les pointes de pieds et les coudes, le corps rectiligne. Souvent réalisés en statique (comme pour la planche), ces exercices pourraient profiter d'une approche plus dynamique, plus spécifique et plus proche d'une gestuelle fonctionnelle. C'est pour cette raison que dans le paléofit, le renforcement des muscles du tronc ne se fera pas isolément mais sera intégré à des exercices plus complexes de musculation globale. D'ailleurs, Zorg et Iraz ne faisaient pas de séries « d'abdo-crunch » ni la planche (quoique... ils faisaient sans doute ce qui s'apparente à la planche dynamique dans les herbes pour surveiller un animal).

SAVOIR LAISSER SES MUSCLES RÉCUPÉRER

Le bénéfice d'une séance sportive se fait grâce à la synergie entraînement-récupération. Trop d'entraînement sans récupération suffisante après l'effort peut mener au surentraînement et annihiler tous les bénéfices de l'entraînement. Il n'y aura pas de réparation des fibres musculaires et pas de croissance musculaire.

À RETENIR

L'entraînement régulier en force permet d'accroître la force grâce à des adaptations neurologiques et morphologiques (accroissement de la masse musculaire). Du point de vue santé, la musculation permet principalement de mieux contrôler le métabolisme (glycémie, lipolyse).

Vous trouverez dans la deuxième partie de ce livre, des programmes paléofit qui incluent des séances de HIT force. Ces séances consistent à enchaîner des blocs d'exercices de renforcement musculaire et des moments de récupération. La séance « Tabata pompes » par exemple consiste à enchaîner 8 blocs de 20 s de pompes entrecoupés de 10 s de récupération. Ces séances associent travail de force et HIT. Elles sont intéressantes car elles font travailler d'autres muscles que ceux utilisés lors des HIT en endurance. Certes l'intensité musculaire (et les douleurs qui l'accompagnent) limite l'intensité cardiovasculaire mais elles ont l'avantage d'être très rentables (on effectue un volume d'efforts conséquent en peu de temps) et ludiques.

S'ENTRAÎNER DEHORS

Bien qu'ils bénéficiaient d'un abri (cabane ou grotte), Zorg et Iraz passaient la plupart du temps à l'extérieur. Comme leurs vêtements fabriqués à partir de peaux d'animaux n'étaient pas ajustés comme les nôtres, une grande partie de la surface de leur peau demeurait exposée aux rayonnements UV déclenchant ainsi la production de vitamine D.

Si Zorg et Iraz étaient nés sous les Tropiques, ils posséderaient une peau noire qui les protégerait des UV. Mais comme ils sont nés à des latitudes plus élevées, leur peau est assez claire, justement pour pouvoir synthétiser suffisamment cette fameuse vitamine.

La vitamine D est fabriquée au niveau de la peau à partir du cholestérol en présence de soleil et peut être stockée dans le tissu graisseux durant plusieurs mois. Seulement, pour en fabriquer, il faut une exposition suffisante en durée mais aussi en intensité. Le soleil d'hiver à nos latitudes ne le permet pas. Si la vitamine D peut être trouvée dans l'alimentation, sa photosynthèse dans notre peau demeure notre source la plus importante et l'hiver, une supplémentation doit être envisagée bien souvent.

La vitamine D intervient dans la minéralisation de l'os et l'immunité. Elle prévient le cancer. Elle joue un rôle fondamental dans la santé du tissu musculaire en limitant le catabolisme (destruction du muscle) et en rendant les muscles plus forts.

En réalisant des efforts physiques à l'extérieur, on en potentialise les bénéfices (du moins au printemps et en été) car on favorise ainsi la production de vitamine D qui est une vitamine incontournable pour notre santé et notre forme physique.

Comme Zorg et Iraz, vous avez tout intérêt à vous entraîner (en endurance comme en force) en pleine nature, en pensant à vous découvrir à la belle saison pour profiter du soleil. D'abord pour synthétiser de la vitamine D nous venons de le voir mais aussi parce que cela apporte de la variété qui renforce la motivation et le plaisir. On peut varier les terrains, les sols, les paysages, le dénivelé... En variant les situations, on diversifie les sollicitations physiques ce qui accroît les bénéfices au plan cardio et musculaire. Si vous vous entraînez en pleine nature, vous subirez moins de stress, moins de pollution et votre état psychologique, votre mémoire en seront améliorés[53].

LES 10 LOIS DU SPORTIF PALÉO

Dix lois pour renouer avec une activité physique d'inspiration paléo, 10 lois pour vous guider au quotidien, 10 lois pour retrouver la santé et une super forme.

1• Entraînez-vous régulièrement quel que soit votre âge

Zorg et Iraz ne s'entraînaient pas pour devenir plus forts, plus rapides ou simplement pour perdre du poids. Ils s'exerçaient tous les jours (ou presque) par nécessité, pour manger, pour se protéger... Les bénéfices santé de l'activité physique viennent avec la régularité et disparaissent avec l'inactivité. Agir en profondeur, au sein de notre organisme, nécessite du temps. Les bénéfices sont même accrus si l'activité physique ou sportive commence tôt dans la vie et est poursuivie le plus longtemps possible. Bien sûr, l'âge modifie les envies et les possibilités. N'hésitez donc pas à vous adapter et tentez de garder le plaisir dans vos activités.

2• Faites du *cross training*

Vous l'avez compris, la base du sportif paléo, c'est le *cross training*. Nos ancêtres, Zorg et Iraz, sont des athlètes complets. Ils savent être endurants, rapides et forts. Entraînement en endurance et en force apporteront des bénéfices complémentaires et synergiques.

3• Polarisez

Endurance et HIT. L'endurance est la base, l'activité qui occupe le plus de temps. Associez endurance douce (effort en zone 1) et efforts intenses (majoritairement en zone 3) selon un mode polarisé en approchant la répartition des efforts suivante : 80 % du temps en zone 1, 5 % en zone 2 et 15 % en zone 3. Marche, course, natation, cyclisme sont les sports d'endurance les plus courants certes mais il y en a d'autres (ski de fond, aviron, corde à sauter, elliptique...).

4• Fonctionnalisez votre entraînement en force

Privilégiez les mouvements pluri-articulaires, ceux proches des mouvements fonctionnels de Zorg et Iraz. N'isolez pas vos muscles, cherchez à devenir efficaces, puissants plutôt que musclés. Plusieurs méthodes de musculation existent. Des méthodes traditionnelles avec charges lourdes, des méthodes sans charges additionnelles où le poids de corps est utilisé... Ma préférence va aux méthodes les plus naturelles : musculation au poids de corps (ou « *bodyweight* » pour les anglophones) et plyométrie. Ces méthodes sont faciles d'accès et ne demandent pas de s'inscrire dans une salle ou de s'équiper en matériel. Rien ne vous empêche de faire de la musculation avec charges lourdes mais, dans ce cas-là, choisissez des exercices pluri-articulaires (squats, soulevé de terre...). D'ailleurs, s'entraîner avec des charges lourdes peut parfois être nécessaire pour gagner davantage de puissance et de force.

5• Choisissez un environnement paléo

Tentez de suivre les traces de Zorg et Iraz. Choisissez le terrain qu'ils auraient pu emprunter. Recherchez un terrain varié (relief, revêtements, obstacles...). Cela sera plus stimulant pour votre organisme et sera moins traumatisant, en évitant de répéter toujours les mêmes gestes avec les mêmes amplitudes. Si vous courez, choisissez un terrain souple comme ceux de Zorg et Iraz. Profitez de vos séances en nature pour contourner ou escalader un rocher, passer au-dessus d'un tronc en travers du chemin faire le tour d'un arbre, changer brutalement de direction, slalomer, escalader un talus, sauter au-dessus d'un fossé, descendre du vélo...

6• Exercez-vous en plein air

Courez, nagez, roulez, skiez en extérieur. Vous pouvez même faire vos séances de musculation en plein air (ce qui sera plus facile si vous faites, comme je le recommande, des exercices simples). À l'extérieur, vous fabriquerez de la vitamine D qui vous aidera à lutter contre les infections, contre les maladies cardiovasculaires, contre certains cancers et à renforcer vos os. Si possible, réalisez ces séances en pleine nature, vous y trouverez des sols plus souples, des reliefs plus variés, des arbres, des animaux...

7• Surprenez-vous et amusez-vous

Réaliser toujours les mêmes exercices, les mêmes contraintes (en plus d'être lassant) limite les stimuli et l'adaptation. Surprenez-vous. Une idée vous vient, écoutez-vous. En courant, slalomez rapidement entre les arbres, changez de direction... Lancez-vous des défis : « Je fais 150 pompes réparties sur la journée » (300 pompes pour les plus expérimentés). « Je fais 5 séries de 50 fentes marchées » (5 séries de 100 pour les plus expérimentés).

- Amusez-vous ! N'hésitez pas à pratiquer une activité ludique. Faites plusieurs sports.

- N'hésitez pas et recherchez même à vous exercer en groupe. L'homme est un être sociable. En groupe, vous renforcerez votre motivation, vous éviterez la lassitude et vos partenaires vous apporteront de nouvelles idées. En plus, il est plus facile de respecter la zone 1 en discutant qu'en soliloquant et lors des séances HIT (en zone 3), la présence de partenaires d'entraînement vous encouragera.

8• Reposez-vous

Suivez l'exemple des chasseurs-cueilleurs et reposez-vous suffisamment. Rappelez-vous que chaque calorie que Zorg et Iraz dépensaient était durement gagnée. Dormez suffisamment la nuit. Faites des siestes quand vous en avez besoin et si vous le pouvez. N'oubliez pas de récupérer après une séance intense. Le lendemain d'une grosse séance doit être calme. Les bénéfices de l'activité sportive se font grâce à l'enchaînement entraînement-récupération.

9• Soyez paléo au quotidien

Comme Zorg et Iraz, restez paléo tous les jours. Marchez et bougez quand vous pouvez. Préférez les escaliers aux ascenseurs et aux escalators. Dans la journée, sur votre lieu de travail, levez-vous et faites régulièrement quelques pas ou mouvements si vous avez un métier sédentaire. N'hésitez pas à marcher pieds nus. Marcher pieds nus, de temps en temps, peut vous aider à renforcer vos pieds et prévenir aussi les ampoules (intéressant pour les coureurs).

10• Mangez intelligemment

Alimentation paléo ou pas ? À vous de choisir. Pour Zorg et Iraz la question ne se posait pas mais pour nous elle est d'actualité. Le plus important selon moi est d'avoir une alimentation saine, c'est-à-dire une alimentation variée qui apporte tous les nutriments essentiels (glucides, protéines, lipides, vitamines, minéraux, antioxydants, fibres) et respecte le métabolisme (équilibre acide-base, équilibre oméga-6/oméga-3, défenses antioxydantes). Pour cela vous pouvez vous inspirer du modèle alimentaire que je décris dans *Nutrition de l'endurance*. Les puristes qui pratiquent le paléofit, peuvent pousser la démarche jusqu'au bout et manger paléo (éviction du sucre, des laitages, des céréales et parfois des légumineuses). Toutefois, si vous souffrez de troubles digestifs ou d'une maladie auto-immune comme la maladie de Crohn ou de maladies dégénératives, le régime paléo est fortement recommandé (lire l'ouvrage de Julien Venesson *Paléo nutrition* ou bien de Mark Sisson *Le modèle paléo*).

CHAPITRE 4

POURQUOI PRATIQUER LE PALÉOFIT

Notre corps, nous l'avons vu, est toujours celui d'un athlète polyvalent que l'évolution a façonné pour courir en endurance, transporter des charges, grimper, sauter. Lorsque nous cessons de solliciter ce corps, lorsque nous devenons totalement sédentaires, le spectre de la maladie plane.

De plus en plus de scientifiques se rallient à l'idée que les maladies modernes seraient dues à une inadéquation entre notre génome et notre mode de vie. On parle de maladies de civilisation. Notre environnement, dont découle notre mode de vie (alimentation, activité physique, exposition aux polluants...), aurait ainsi évolué trop rapidement pour que notre génome puisse suivre. Nous ne sommes pas faits pour passer des heures sur un siège de bureau face à un écran, ni pour attraper les aliments sans effort dans un rayon de supermarché.

Parmi ces maladies figurent l'obésité, le diabète, les maladies cardiovasculaires, les maladies auto-immunes (la maladie de Crohn par exemple), l'ostéoporose, les insuffisances rénales, certaines maladies dégénératives (la maladie d'Alzheimer) et certains cancers. Des auteurs évoquent même la myopie, certaines maladies psychiatriques (anxiété, dépression, insomnie chronique), certaines maladies rhumatologiques (tendinopathies, lombalgies), certaines maladies digestives (constipation chronique)[54].

Il a fallu 100 000 ans pour passer du bipède à l'homme agricole, 10 000 ans pour passer à l'homme industriel et 50 ans pour passer à l'homme en surpoids, diabétique et cardiaque !

PRATIQUER LE PALÉOFIT POUR ÊTRE EN BONNE SANTÉ

Les études portant sur les dernières populations de chasseurs-cueilleurs laissent apparaître une fréquence bien moindre des maladies dégénératives. Un article paru en 2007[55] montre que leur espérance de vie va de 68 à 78 ans. Si 70 % des causes de mortalité relèvent des maladies infectieuses et des maladies digestives (diarrhées, parasitoses) et 20 % des accidents, seuls 9 % sont dues à des maladies dégénératives (maladies cardiovasculaires, cancers, maladies neuro-dégénératives, maladies auto-immunes...). En Occident, la tendance est totalement inversée. Ce sont les maladies dégénératives qui « tuent » le plus. Si notre espérance de vie a progressé par rapport à celle de nos ancêtres, cela est majoritairement dû aux antibiotiques, à la chirurgie, aux soins des traumatismes et à la médecine néo-natale.

Le paléofit est le meilleur moyen de prendre soin de votre santé.

L'association d'un entraînement en force et d'un entraînement en endurance permet de cumuler les bénéfices santé des deux types d'effort et même de les potentialiser[56].

Pratiquer le paléofit améliore la condition physique (endurance cardio-respiratoire, force musculaire). C'est un moyen très efficace et 100 % naturel de perdre les kilos superflus, de gagner du muscle et de perdre de la graisse, d'avoir un niveau d'énergie élevé et un moral d'acier. Cette synergie incroyable permet de diminuer le risque de nombreuses maladies (diabète, maladies cardiovasculaires...), signe qu'on renoue avec un mode de vie en adéquation avec nos gènes. Chez la personne âgée, le paléofit fournit un avantage précieux en améliorant les capacités fonctionnelles (le fait de s'asseoir, se lever, marcher demeure aisé en vieillissant...). À cet égard, le paléofit est bien plus profitable que la course à pied seule[57].

Vous augmenterez votre espérance de vie

La pratique d'une activité sportive quelle qu'elle soit peut allonger la durée de vie de 0,43 à 6,9 ans. La pratique d'un sport d'endurance semble être plus favorable à cet allongement (jusqu'à 8 % d'allongement d'espérance de vie), et même plus favorable que les sports mixtes tels les sports d'équipe, par exemple (maximum + 4 %)[58]. Le paléofit ne déroge pas à cette règle.

Votre cœur sera plus résistant

Logiquement la santé cardiovasculaire va profiter de l'entraînement paléofit. Nous savons qu'avec l'entraînement, la fréquence cardiaque au repos diminue, ce qui réduit le risque de mortalité cardiovasculaire mais aussi non-cardiovasculaire[59]. La pression artérielle baisse également. En outre, l'entraînement en endurance pourrait diminuer l'inflammation de bas grade. L'inflammation de bas grade est un état inflammatoire discret uniquement perceptible par une analyse biologique (dosage de la CRP ultra-sensible). Elle pourrait être un marqueur de risque d'infarctus du myocarde.

Vous aurez beaucoup plus d'énergie

Le tonus, qui nous fait tant défaut parfois, ne pourra que s'améliorer avec le paléofit. Vous serez plus endurant et plus fort, logiquement, vous tolérerez bien mieux les efforts habituels (et inhabituels). Si vous appliquez toutes les lois du sportif paléo en particulier en profitant de la lumière du jour, en vous exerçant dehors et en vous accordant des phases de repos suffisantes, votre niveau d'énergie devrait vite grimper.

Vous brûlerez des calories et vous perdez la graisse superflue

Une activité sportive quelle qu'elle soit augmente les dépenses énergétiques et si cette activité se déroule à intensité modérée, elle favorise la combustion des lipides. Perdre de la masse grasse n'est pas bénéfique uniquement au plan esthétique, c'est aussi important pour votre santé en raison du caractère pro-inflammatoire de la graisse corporelle. Or, nous l'avons vu, l'inflammation chronique de bas grade favorise les pathologies cardiovasculaires mais aussi les pathologies neuro-dégénératives, les tumeurs et la résistance à l'insuline[60]. Le paléofit associant travail de force et d'endurance est l'une des formes d'entraînement les plus profitables pour la gestion du poids et de la masse grasse[61].

Il pourrait modifier l'expression de certains gènes au niveau musculaire, cérébral, cardiaque et adipeux (on parle d'épigénétique) et influencer par ce biais la lipolyse (la consommation des lipides)[62].

Vous augmenterez votre masse musculaire

Le paléofit est une excellente méthode de renforcement musculaire et de prévention de la fonte musculaire, ce qu'on appelle la sarcopénie. Il faut savoir qu'à partir de 30 ans, nous perdons du muscle (en moyenne 200 g/an). Cette fonte musculaire pourrait entraîner plusieurs conséquences fâcheuses : abaissement du métabolisme de base, résistance à l'insuline, morbidité accrue et perte d'autonomie.

Le paléofit optimise le fonctionnement musculaire (densité capillaire, densité mitochondriale, métabolisme énergétique) et augmente la masse musculaire comme nous l'avons vu. Vous gagnerez en force et en puissance.

Vous préviendrez le diabète

La paléofit améliore la sensibilité à l'insuline et le contrôle de la glycémie. Il permet d'optimiser la gestion des glucides et favorise l'utilisation des lipides plutôt que des glucides. Ces adaptations physiologiques permettent de limiter le risque de diabète ou de mieux le contrôler.

Vous aurez des os plus solides

Le nombre de fractures consécutives à l'ostéoporose est un problème de santé publique en Occident. L'activité physique est essentielle pour prévenir l'ostéoporose et les fractures qui peuvent y être associées. L'os subit un constant remaniement. En permanence, des cellules résorbent l'os (ce sont les ostéoclastes) et des cellules le construisent ou le reconstruisent (ce sont les ostéoblastes). Du bon équilibre de ce processus de résorption-(re)construction dépend la solidité et l'adaptabilité de l'os. Marche et course à pied sont intéressantes car à chaque pas s'exerce une contrainte sur les os qui va renforcer la densité osseuse des membres inférieurs. La musculation n'est pas en reste puisque la plyométrie ainsi que la musculation avec charges exercent des contraintes qui renforcent également le squelette. Pour maximiser les effets positifs de la pratique sportive sur l'os, il faut commencer tôt (dès l'enfance) et la poursuivre toute la vie (comme le faisaient les chasseurs-cueilleurs).

PRATIQUER LE PALÉOFIT POUR ÊTRE EN SUPER CONDITION PHYSIQUE COMME NOS ANCÊTRES

Qui ne voudrait pas être à la fois endurant et puissant ? C'est pourtant la prouesse réalisée par nos ancêtres pour assurer leur survie.

On peut difficilement comparer les performances réelles de Zorg et Iraz à celles des athlètes d'aujourd'hui. Comme nous l'avons vu, les ressources énergétiques dont ils disposaient sont radicalement différentes des nôtres. Les sources de glucides dans notre alimentation moderne sont illimitées. Dans les épreuves d'endurance de longue distance, les athlètes ont la possibilité de se ravitailler régulièrement. Au Paléolithique, rien de tout cela. C'est la raison pour laquelle nos ancêtres ne pouvaient pas courir un marathon en 2h20. D'ailleurs, ça ne leur serait même pas venu à l'esprit !

Dans un article de 1988[63], Eaton et ses collègues établissent une comparaison des VO_2max (consommation maximale d'oxygène et témoin de l'aptitude physique) de contemporains occidentaux (Canadiens pour être plus précis) et de chasseurs-cueilleurs (Eskimos du Canada et Bushmen du Kalahari). Ils ont ajouté au comparatif des populations ayant un mode de vie proche de celui des chasseurs-cueilleurs. Ces populations cultivent quelques plantes maraîchères mais se nourrissent surtout de chasse et de cueillette (Indiens Warao du Venezuela, Lufa de Nouvelle-Guinée), ou bien ce sont des agriculteurs rudimentaires (Indiens Tarahumara du Mexique), ou encore ce sont des populations pastoralistes (Lapons de Finlande et Masaï de Tanzanie). Alors que les Occidentaux (âgés de 20 à 29 ans) présentent en moyenne une VO_2max à 40,8 ml/kg/mn, ce qui les situe dans la catégorie de niveau moyen, la plupart des autres populations sont classées dans la catégorie des performeurs. Toutefois, de nos jours, les meilleurs sportifs d'endurance (marathon, semi-marathon, 10 000 m parviennent à des performances nettement supérieures avec des VO_2max de l'ordre de 70 à 85 ml/kg/mn ! Haile Gebreselassie (coureur de fond éthiopien champion olympique et champion du monde sur 5000 m, 10 000 m et marathon) aurait eu une VO_2max proche de 85 ml/kg/mn à son apogée.

Niveaux de VO_2max suivant les populations (hommes de 20 à 29 ans)

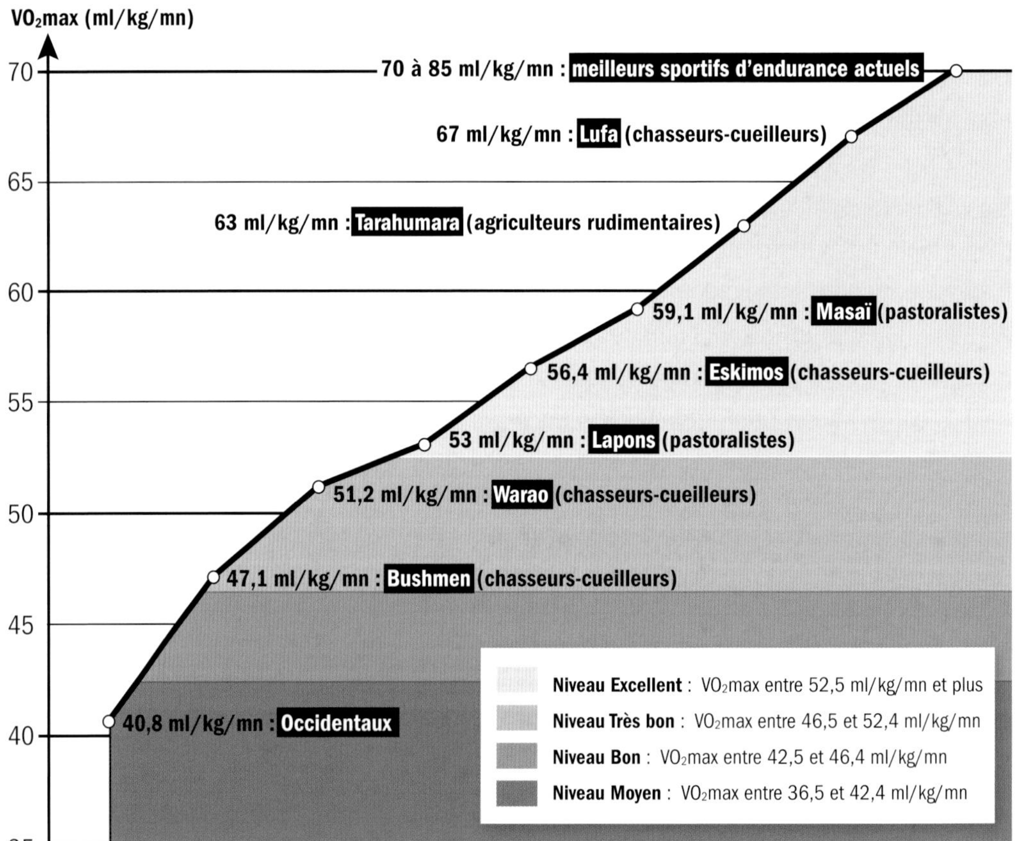

Les capacités de VO_2max dépendent du patrimoine génétique des populations étudiées mais aussi grandement du mode de vie et notamment de l'activité physique.

Chez des sédentaires, la VO_2max baisse en moyenne de 9 % tous les dix ans dès l'âge de 25 ans. En cas d'entraînement en endurance, cette baisse se limite à 5 % par décennie.

Six mois d'entraînement adapté peuvent améliorer la VO_2max d'une personne non-entraînée de 15 à 20 %[64]. Tim Noakes parle, quant à lui, dans son ouvrage *Lore of Running*, d'une amélioration en moyenne de 5 à 15 % mais avec d'un côté de bons répondeurs qui vont pouvoir aller jusqu'à 60 % d'amélioration et de l'autre de mauvais répondeurs qui ne vont pas (ou très peu) améliorer leur VO_2max[65].

Les capacités aérobies ne seraient pas les seules à bénéficier d'un entraînement sur le mode paléo puisque quelques études suggèrent également un gain de force de 20 % par rapport à un mode de vie occidental[66]. D'ailleurs, des études de squelettes vieux de 50 000 ans laissent penser que les individus présentaient des musculatures similaires à celles des plus grands sportifs actuels[67].

En conclusion, les derniers chasseurs-cueilleurs ont de très bonnes capacités aérobies et musculaires, bien supérieures à celles de la plupart d'entre nous. Parmi les hommes « modernes », seuls ceux qui pratiquent une activité sportive intense atteignent voire dépassent les qualités physiques des chasseurs-cueilleurs. Ils y parviennent en partie grâce à un entraînement intense permis par une alimentation plus riche.

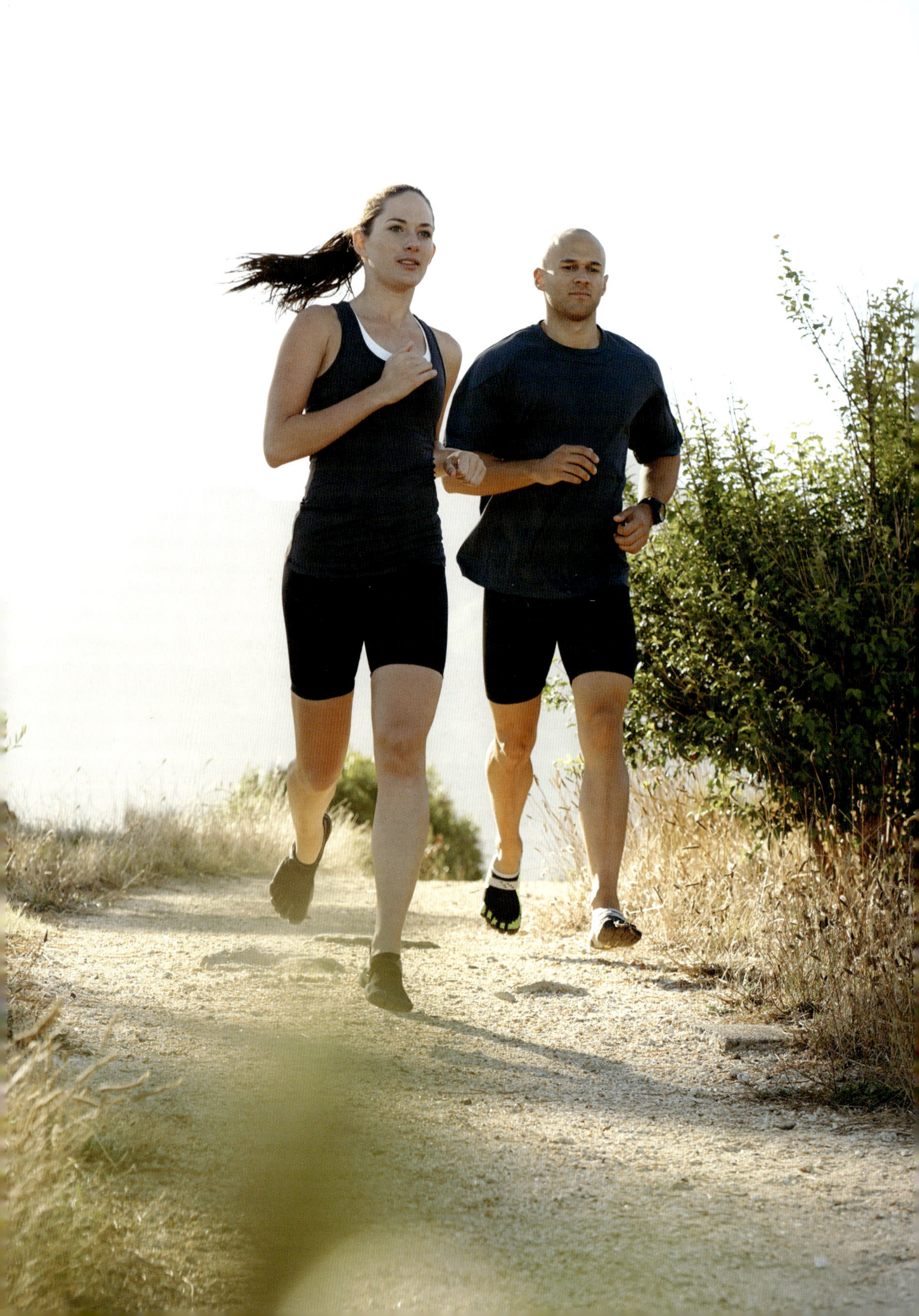

PARTIE 2

LE PALÉOFIT EN PRATIQUE

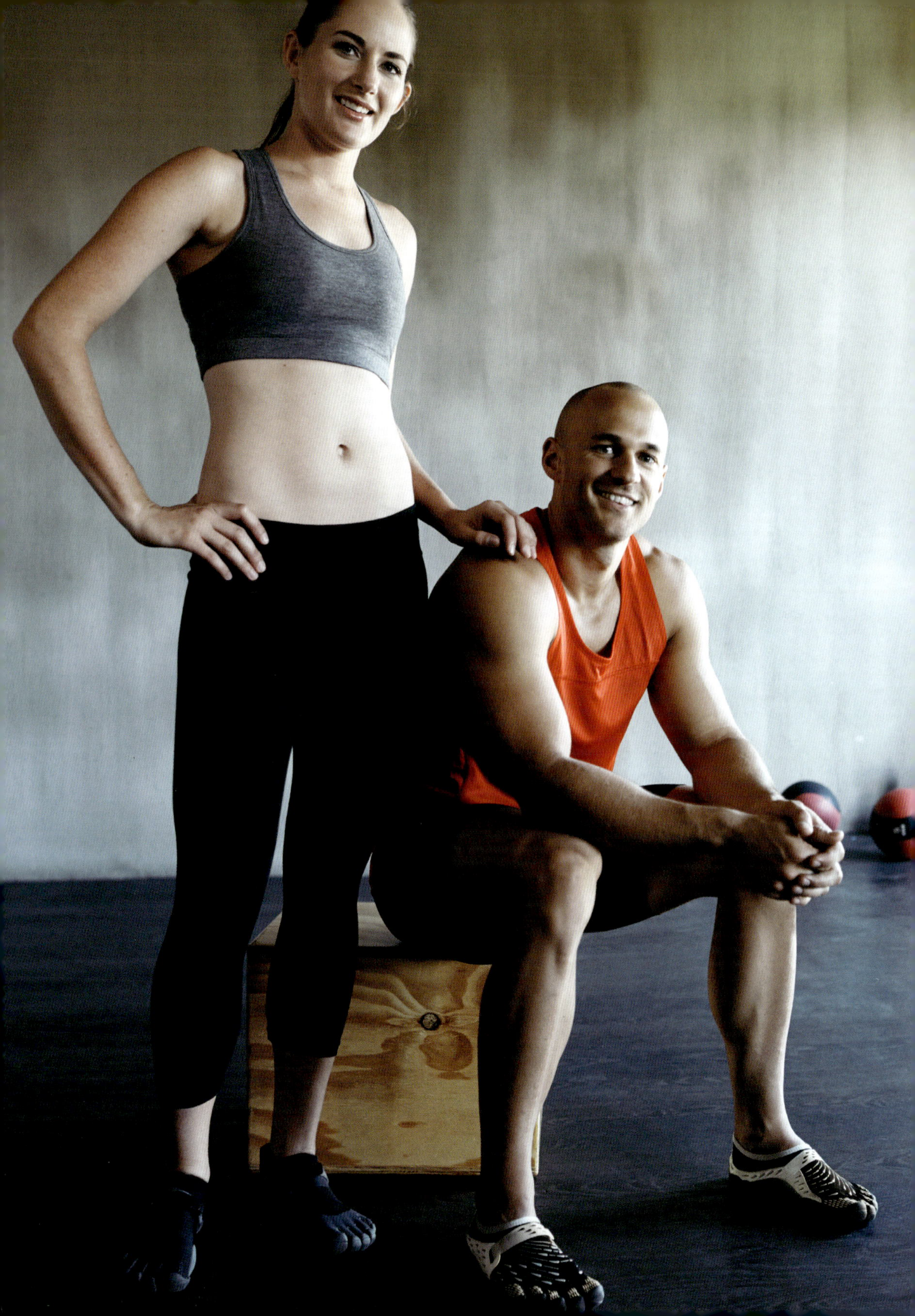

CHAPITRE 1

AVANT DE VOUS LANCER

Avant d'entamer votre programme paléofit, quelques recommandations. Rappelez-vous qu'il n'y a pas de programme universel.

L'objet de ce livre n'est pas de vous fournir un programme à appliquer à la lettre mais plutôt de vous guider dans la mise en place d'une activité durable. Pour cela, je vais essayer de vous rendre autonome en vous aidant à comprendre comment faire varier votre activité en fonction de vos envies, de votre environnement, de votre disponibilité et de vos progrès. Homme ou femme, vous trouverez dans ce livre de quoi progresser.

L'objet du paléofit n'est pas de renier les avancées de la science du sport, ni de renier les avancées technologiques. L'objet du paléofit est de renouer avec la diversité des activités physiques de nos ancêtres mais avec du matériel et des techniques modernes. C'est pourquoi je qualifie le paléofit de programme sportif d'inspiration paléo. Zorg et Iraz seraient probablement perplexes devant certaines activités que je vais vous proposer mais ils montreraient rapidement leurs capacités physiques. Certaines séances seront résolument modernes mais il n'en demeure pas moins qu'elles solliciteront votre organisme comme il a été sollicité durant des milliers d'années.

Je rappelle que les spécificités du paléofit sont l'association de l'endurance à la force (loi n° 2 du sportif paléo, p. 66), l'utilisation de séances en endurance douce et à haute intensité selon un modèle polarisé (loi n° 3 du sportif paléo,

p. 66) et la préférence donnée aux mouvements pluri-articulaires et fonctionnels pour le renforcement musculaire (loi n° 4 du sportif paléo, p. 66). Le tout dans un environnement « paléo » au sens large du terme (terrain, exposition solaire, en pleine nature...).

ADAPTEZ LE PALÉOFIT À VOTRE NIVEAU

Les programmes que je vais vous proposer s'adressent à tous ceux qui cherchent à pratiquer une activité sportive variée dans un objectif santé. Les sportifs d'un niveau avancé qui voudraient s'inspirer du modèle « paléo » dans un objectif de performance trouveront des conseils spécifiques dans la troisième partie de ce livre.

Le paléofit est accessible à tous et vous permettra de rester en bonne santé. Si vous êtes un sportif d'endurance en quête de performance, le paléofit vous aidera à progresser.

Dans les chapitres suivants, je vous guiderai au niveau de la difficulté. On parlera de niveau 1, 2 et 3 pour indiquer les séances faciles, moyennement difficiles et difficiles.

Si les niveaux 1 à 3 vous paraissent simples (avec l'expérience), il vous sera très facile d'imaginer des niveaux 4 et 5.

Lors des séances en endurance, vous devez vous sentir très à l'aise, être « facile ».

À la fin d'une séance HIT, vous devez sentir qu'il ne vous reste quasiment plus d'énergie pour continuer.

En musculation, si vous avez de fortes courbatures après une séance, c'est que le niveau de la séance était trop élevé. Vous pouvez rechercher une légère sensation de courbatures.

N'OUBLIEZ PAS L'ÉCHAUFFEMENT

L'échauffement permet, comme son nom l'indique, d'augmenter la température des muscles en leur permettant ainsi de mieux fonctionner et de limiter le risque de blessures.

Pour les activités d'endurance, vous débuterez votre activité doucement puis vous accélérerez progressivement et réaliserez éventuellement quelques étirements dynamiques (lire ci-dessous).

Pour les séances de musculation, il faudra vous échauffer en réalisant 10 à 15 mn d'une activité d'endurance ou bien à l'aide de mouvements simples (corde à sauter, sauts, jumping jacks...).

DOIT-ON S'ÉTIRER ET SI OUI, COMMENT ?

La question des étirements avant et après l'effort est débattue. Il existe plusieurs formes d'étirements : les étirements statiques et les étirements dynamiques.

Les étirements statiques sont les plus classiques, on allonge progressivement le muscle (par exemple, le mollet sur une marche) et on maintient la position (10 à 30 s).

Les étirements dynamiques sont moins connus du grand public. Il s'agit d'étirer le muscle de façon active à l'aide des muscles antagonistes sans maintenir la position extrême contrairement aux étirements statiques. Quelques exemples d'étirements dynamiques : la course talon-fesse, les fentes marchées, le balancement d'une jambe d'avant en arrière ou de côté...

Un point sur lequel s'accorde la plupart des études est l'absence de bénéfice sur la performance des étirements statiques réalisés juste avant une épreuve de force, de vitesse ou d'endurance. Ils auraient même un effet délétère à moins de reprendre l'échauffement ensuite[1].

Les étirements dynamiques effectués à la fin de l'échauffement, quant à eux, ne semblent pas altérer les performances en force, vitesse ou endurance. Ils pourraient même les améliorer en force et probablement en vitesse.

En ce qui concerne la récupération après un effort, les étirements n'ont pas fait la preuve de leur efficacité (notamment sur les courbatures et leur prévention)[2].

Enfin, les études ne montrent pas de réel bénéfice non plus sur la prévention des blessures (et ce, que les étirements aient été réalisés avant ou après l'effort) ; le renforcement musculaire serait nettement plus efficace[3].

Le seul intérêt des étirements statiques est d'améliorer la souplesse ce qui est utile pour certains sports (danse, gymnastique, arts martiaux...).

À RETENIR

Pratiquez des étirements si vous en avez envie mais si vous le faites, préférez les étirements dynamiques. Évitez les étirements statiques avant l'effort et au moment de l'échauffement. Et surtout, évitez de vous étirer après des efforts intenses ou sur des muscles douloureux (courbatures).

LE MATÉRIEL

Voici la liste du matériel dont vous pourriez avoir besoin pour le paléofit. Ne cherchez pas absolument du matériel haut de gamme. Il existe des articles de sport qui répondront à vos besoins sans vider votre porte-monnaie. Je ne parlerai pas dans ce chapitre du matériel spécifique sans lequel la pratique d'un sport serait impossible comme le vélo pour le cyclisme, les skis pour le ski de fond...

Un cardiofréquencemètre : indispensable !

Il permet de contrôler la fréquence cardiaque en temps réel et après l'effort et même pour certains modèles d'instaurer un suivi sur ordinateur afin de contrôler toutes les variables [fréquence cardiaque instantanée, fréquence cardiaque moyenne, temps passé à telle zone d'intensité, vitesse (si GPS)...] et juger des progrès.

Prix compris entre 20 € pour un modèle de base jusqu'à plus de 400 € pour un modèle avec GPS intégré.

Un GPS… éventuellement

Il permet de contrôler la vitesse en instantané et après la séance (grâce à la courbe de vitesse). En outre, il peut vous aider à retrouver votre chemin si vous êtes perdu !

Si vous ne disposez pas de repères de distance fixes et précis, le GPS est utile pour les séances de course à pied à haute intensité, durant lesquelles, rappelez-vous, je conseille de se référer à la vitesse plutôt qu'à la fréquence cardiaque. Certains modèles connectés offrent des analyses très poussées qui peuvent être utiles. Les cyclistes peuvent opter pour un compteur tout simple.

De l'ordre de 100 € pour les plus abordables.

Un swiss-ball : utile

Intéressant pour le gainage et pour certains exercices de musculation.

À partir de 10 €.

Des poids… éventuellement

Haltères ou kettlebells ou medecine-balls peuvent vous aider à augmenter la charge lors des exercices de force. Mais ce ne sont pas des objets indispensables. On peut utiliser des packs d'eau à la place par exemple.

À partir de 10 €.

Une barre de traction : utile

Une barre extensible à positionner dans le chambranle d'une porte pour réaliser les exercices de traction. Vous pouvez aussi vous servir des équipements d'aires de jeu pour les enfants.

À partir de 20 €.

Des vêtements adaptés au sport : indispensables !

Choisissez des vêtements confortables, adaptés aux sports que vous pratiquez. Mieux vaut choisir des vêtements techniques qui évacuent la transpiration pour donner à votre organisme la possibilité d'exploiter ses capacités sudoripares.

€ À tous les prix.

Des chaussures pour le sport : indispensables !

Choisissez des chaussures adaptées à votre activité sportive. Il n'est pas nécessaire de choisir les modèles les plus chers. Certains sportifs et auteurs, surtout ceux dans la mouvance « paléo », prônent un retour au « courir naturel » et ne jurent que par le « minimalisme » ou le « barefoot ». Le « barefoot », c'est la course pieds nus. Le « minimalisme » c'est la course avec des chaussures ayant un « drop zéro », c'est-à-dire sans surélévation du talon par rapport à l'avant-pied ou un drop inférieur à 6 mm. Il existe aussi des sandales de course très rudimentaires, les Huaraches® qui sont les chaussures des indiens Tarahumara (Mexique), de supers athlètes de l'endurance.

Pourquoi cette tendance au minimalisme ? Parce qu'en dépit de la mise au point de chaussures de plus en plus techniques (donc de plus en plus chères), des chaussures dont l'amorti est de plus en plus performant, la course à pied demeure un sport très traumatisant (tendinopathies, fractures de fatigue...). Les partisans du « courir naturel » expliquent cela par le fait que les chaussures très amortissantes feraient perdre au pied ses aptitudes naturelles (aptitudes dont nous avons parlé dans la première partie) et amèneraient à attaquer la foulée par le talon plutôt que par le médio-pied, qui est l'appui naturel du pied (sur ce point on ne peut qu'acquiescer ; Zorg et Iraz ne disposaient pas de Nike® et n'avaient d'autre choix que de courir sur le médio-pied).

Cette modification de l'appui au sol par le talon rend inefficace le système naturel de l'arche du pied. Cela majore l'impact subi par le talon (le calcanéum pour être plus précis) et augmente donc le risque de blessures, alors que l'on escomptait l'inverse. Autre inconvénient de la chaussure, de son amorti et de son épaisse semelle, le pied perdrait ses capacités proprioceptives (c'est-à-dire ses capacités à percevoir l'état du sol, le relief), limitant ainsi nos facultés neuromusculaires à s'adapter au sol (et entre autres à prévenir les blessures comme les entorses).

Si courir au naturel est agréable, il ne faut pas le faire n'importe comment. En effet, passer de chaussures « normales » à des chaussures minimalistes ou au barefoot sans une période d'acclimatation risquerait de provoquer des blessures sur des pieds affaiblis par des années de vie avec amorti. Plusieurs mois sont nécessaires pour réussir cette transition.

À l'heure actuelle, s'il est clair que courir barefoot ou minimaliste modifie la foulée et la biomécanique de la course, il n'est pas possible de dégager un bénéfice ou un risque consécutif à une telle pratique[4]. Courir barefoot ou minimaliste ne sera pas nocif mais, si vous faites ce choix, allez-y très progressivement afin de limiter le risque de blessures qui s'avère réel en cas de transition trop rapide des chaussures traditionnelles à des chaussures minimalistes.

N'oubliez pas que marcher et courir pieds nus permet de renforcer le pied et de lui redonner ses fonctions naturelles. Le paléofit n'incite pas à éliminer les chaussures à tout prix.

Courir barefoot, courir minimaliste, courir maximaliste, courir médio-pied ou pas, le plus important est de **courir**.

Si vous voulez vous orienter vers la course au naturel, je vous recommande la lecture de *Courir léger* de Solarberg Séhel aux éditions Thierry Souccar.

Quelques conseils pour choisir vos chaussures de course…

Les chaussures de course doivent protéger les pieds des agressions extérieures (cailloux, verre…) mais ne doivent pas empêcher le travail du pied en étant trop amortissantes et en supportant trop l'arche du pied. Elles viennent plutôt en complément d'un pied fort. Pour cela, on préférera des chaussures adaptées aux foulées neutres (en évitant le contrôle de la pronation qui est un phénomène normal permettant d'amortir la foulée). On évitera les soutiens de voûte plantaire trop marqués. Les orteils doivent être à l'aise dans des chaussures ayant une partie avant large. Idéalement, la semelle ne sera pas trop épaisse et le drop limité (pas plus de 6 mm, mais après avoir fait une transition progressive). Rappelons que le drop est la différence d'épaisseur entre le talon et l'avant-pied. Ne vous focalisez pas sur cette dernière recommandation car mieux vaut courir avec des chaussures maximalistes que de ne pas faire de sport. Des chaussures ayant un drop à 8 mm, voire 10 mm conviennent au paléofit. Si vous le souhaitez, vous pourrez faire la transition plus tard.

Les chaussures de course s'essaient en courant car votre foulée n'est pas la même en courant qu'en marchant et plutôt en fin de journée quand vos pieds ont gonflé.

À partir de quelques dizaines d'euros.

Un carnet d'entraînement : indispensable !

Bon, d'accord Zorg et Iraz ne gravaient pas dans la pierre ce qu'ils avaient fait dans la journée (tout au plus ils peignaient quelques fresques sur les murs des cavernes retraçant leurs exploits les plus brillants), mais tenir un carnet s'avère un bon moyen de contrôler votre entraînement et vos progrès. Pour ma part, j'utilise un tableur où j'inscris ce que je programme et ce que je fais réellement. Écrire à l'avance mon programme renforce ma motivation et mon assiduité. Vous pouvez aussi y inscrire vos performances, vos sensations, votre poids...

Gratuit !

Zorg et Iraz sont prêts et vous attendent !

Bon entraînement !

CHAPITRE 2

CHOISISSEZ VOTRE PROGRAMME PALÉOFIT

Nous y voilà ! Vous avez compris les bénéfices d'un entraînement typé « paléo » (j'espère), vous connaissez les lois du sportif paléo par cœur (je n'en doute pas), vous avez votre matériel (j'imagine), vous avez envie (évidemment) de rejoindre Zorg et Iraz sur leur terrain de sport... Mais comment démarrer ? Que faire ?

C'est ici que vous allez apprendre à construire votre programme d'entraînement paléo. J'ai bien dit « vous allez construire votre entraînement » car le but est de vous rendre autonome. Bien sûr, je vais vous fournir les éléments clés pour cela et je vais vous fournir des exemples précis.

Commençons par rappeler deux notions fondamentales : la progressivité et la régularité (loi n° 1 du sportif paléo, p. 66). Ces deux notions valent pour les sportifs de haut niveau, c'est bien connu, mais aussi pour les débutants. Or pour s'entraîner avec régularité et progressivité, il n'y a qu'un moyen, il faut planifier.

Planifier un entraînement, c'est programmer les types de séances dans la semaine, leur enchaînement, ainsi que celui des semaines à venir.

Comme nous sommes tous différents (nos besoins, nos envies, nos disponibilités ne sont pas les mêmes), vous trouverez dans ce livre trois propositions, trois modèles de paléofit : le « paléo-base », le « paléo-assidu » et le « paléo-express ». Ceux à privilégier sont les modèles « paléo-base » et « paléo-assidu ».

Le modèle « paléo-base » comptera **quatre séances d'entraînement par semaine** et une optionnelle. Le modèle « paléo-assidu » comptera **cinq séances hebdomadaires**. Toutefois, ne passez pas brutalement de zéro à quatre ou cinq séances hebdomadaires. Si vous n'êtes pas sportif, vous trouverez en annexe un modèle « paléo-débutant » (p. 270) à suivre avant d'augmenter progressivement le niveau avec le « paléo-base ». Zorg et Iraz ont commencé progressivement dans l'enfance, pas brutalement une fois à l'âge adulte !

Le modèle « paléo-express » conviendra à ceux dont le mode de vie et l'emploi du temps ne permettent pas de faire quatre séances hebdomadaires ou à ceux qui veulent se contenter de trois séances. Il correspond au minimum à effectuer chaque semaine.

Dans le « paléo-express », une quatrième séance optionnelle vous est systématiquement proposée pour les semaines où vous serez apte et motivé. Ensuite rien ne vous empêche de passer du modèle « paléo-express », au modèle « paléo-base », puis au modèle « paléo-assidu ».

Le programme « paléo-base »

SÉANCE 1	SÉANCE 2	SÉANCE 3	SÉANCE 4
Endurance	Force	HIT endurance	Mixte*

*Mixte : séance associant endurance et force

Le programme « paléo-express »

SÉANCE 1	SÉANCE 2	SÉANCE 3	SÉANCE OPTIONNELLE
Endurance	Force	HIT endurance	Mixte

Le programme « paléo-assidu »

SÉANCE 1	SÉANCE 2	SÉANCE 3	SÉANCE 4	SÉANCE 5
Endurance	Force	HIT endurance	Mixte	Force ou HIT endurance ou sortie longue ou récupération (selon les semaines)

PRÉPAREZ VOS SÉANCES À L'AVANCE

Même si vous suivez un programme, par exemple, HIT le mardi, force le jeudi, endurance le samedi..., réfléchissez à l'avance au contenu de chaque séance. Personnellement, je trouve plus profitable de fixer mon planning d'entraînement avant d'aborder la semaine. Cela me permet de mieux répartir les séances et c'est plus motivant.

Avant de débuter une séance, visualisez l'objectif fixé. Bien sûr, toute séance nécessite application, contrôle et abnégation mais certaines d'entre elles nécessiteront de renforcer l'une ou l'autre des qualités physiques (force, endurance ou vitesse) et il est important de s'y préparer mentalement. Si c'est une séance en endurance, vous devrez vous appliquer à contrôler l'intensité. Si c'est une séance HIT, vous devrez tenir tous les blocs à la bonne intensité (ni trop vite ni trop lentement). Si c'est une séance de force, vous devrez vous appliquer sur la technique.

Si vous décidez de faire une séance HIT et que vous la construisez durant l'entraînement, vous aurez plus facilement tendance à « lâcher » dans les moments difficiles. La séance sera moins efficace. Mieux vaut donc avoir construit la séance au préalable.

COMMENT PLANIFIER SES SÉANCES SUR PLUSIEURS SEMAINES

La planification ondulatoire est la méthode la plus classique de planification de l'entraînement. Il s'agit de développer conjointement toutes les qualités physiologiques (voir schéma ci-dessous). Ainsi, chaque semaine vous développerez l'endurance, la force et la VO_2max (séance HIT) en utilisant une séance pour chaque qualité. Chaque semaine se construit donc de façon similaire et les semaines s'enchaînent selon des cycles de trois à quatre semaines.

Les deux ou trois premières semaines sont des semaines de travail où la charge et l'intensité iront en progressant. La dernière semaine du cycle est généralement celle de la récupération où les types de séances sont de même facture mais où l'intensité et la charge sont inférieures, permettant une récupération. Le reproche que l'on peut faire à ce genre de planification vient du fait que le développement de qualités différentes comme l'endurance et la force peut créer des interférences et diminuer la progression (un entraînement en endurance trop intense ou trop prolongé pourrait, par exemple, limiter la construction musculaire). Afin d'éviter ces éventuelles interférences, certains sportifs de haut niveau utilisent la périodisation par blocs qui s'avère efficace. Nous en reparlerons dans la partie 3 consacrée à l'entraînement des athlètes d'endurance.

Exemple de planification ondulatoire (deux cycles de quatre semaines)

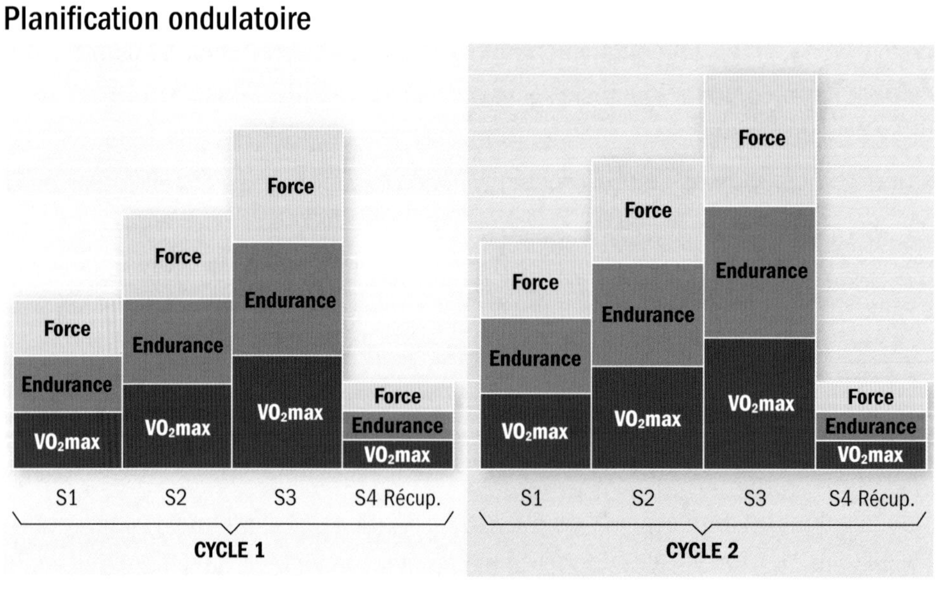

Les programmes proposés auront des bases similaires et seront construits sur des cycles de quatre semaines.

Le principe est d'enchaîner les cycles en augmentant légèrement l'intensité et/ou la charge d'entraînement d'un cycle à l'autre. La semaine de récupération en fin de cycle permet d'assimiler le cycle et de repartir sur de bonnes bases. Sur un cycle, chaque séance du même type verra sa charge de travail (soit le volume, soit l'intensité) légèrement augmentée d'une semaine sur l'autre jusqu'à la quatrième semaine qui sera plus calme.

Pour chaque type de séances, vous irez piocher dans notre « bibliothèque » de séances ou vous en construirez une vous-même.

- Bibliothèque de séances endurance et HIT endurance : p. 107
- Bibliothèque de séances force et HIT force : p. 138
- Bibliothèque de séances mixtes : p. 212

Comme vous le savez, après avoir lu assidument tout ce qui précède, le paléofit est un entraînement qui associe endurance et force à l'instar des activités de Zorg et Iraz. C'est d'ailleurs la loi n° 2 du sportif paléo (p. 66). Cependant, comme pour eux, l'activité prédominante reste l'endurance.

Vous pouvez réaliser les séances d'entraînement dans l'ordre que vous voulez. Veillez simplement à respecter un intervalle suffisant entre une séance de force et une séance d'endurance.

- Si vous voulez profiter pleinement des bénéfices physiologiques de chaque séance de force, il faudra laisser s'écouler au moins 3 heures après une séance en endurance intense.

- Inversement il faudra réaliser une séance d'endurance au moins 18 heures après une séance de force. En outre, il est préférable pour la qualité de la séance HIT de ne pas avoir accumulé trop de fatigue, faites donc attention à la séance qui précède l'entraînement HIT.

Le programme « paléo-base »

	SÉANCE 1	SÉANCE 2	SÉANCE 3	SÉANCE 4	SÉANCE OPTIONNELLE*
SEMAINE 1	Endurance	Force	HIT endurance	Mixte	Endurance ou sport jeux
SEMAINE 2	Endurance	Force	HIT endurance	Mixte	Endurance ou sport jeux
SEMAINE 3	Endurance	Force	HIT endurance	Mixte	Endurance ou sport jeux
SEMAINE 4	Endurance	Force	HIT endurance	Mixte	Endurance ou sport jeux

*Séance optionnelle : soit activité en endurance douce (course tranquille, sortie vélo tranquille, balade ou randonnée en famille (on peut porter un sac si c'est trop facile !), soit sports de balle, jeux... mais en douceur.

Le programme « paléo-express »

	SÉANCE 1	SÉANCE 2	SÉANCE 3	SÉANCE OPTIONNELLE*
SEMAINE 1	Endurance	Force	HIT endurance	Mixte
SEMAINE 2	Endurance	Force	HIT endurance	Mixte
SEMAINE 3	Endurance	Force	HIT endurance	Mixte
SEMAINE 4	Endurance	Force	HIT endurance	Mixte

Le programme « paléo-assidu »

	SÉANCE 1	SÉANCE 2	SÉANCE 3	SÉANCE 4	SÉANCE 5
SEMAINE 1	Endurance	Force	HIT endurance	Mixte	Force
SEMAINE 2	Endurance	Force	HIT force	Mixte	HIT endurance
SEMAINE 3	Endurance	Force	HIT endurance	Mixte	Sortie longue
SEMAINE 4	Endurance	Force	HIT endurance	Mixte	Récupération

En supplément, un test « maxi »

Quel que soit le programme choisi, vous pouvez ajouter, toutes les huit semaines un test dans un domaine. Par exemple, un test maxi-pompes, ou un test 5 km ou 10 km ou les trois... Gardez les résultats de ces tests pour évaluer vos progrès.

Vous pouvez aussi vous ajouter un « défi » à faire dans la semaine. Par exemple, « *tel jour de la semaine je fais 200 pompes dans la journée ou bien 100 burpees* »...

Vous trouverez en annexe à la p. 269 des exemples détaillés de programmes de paléofit.

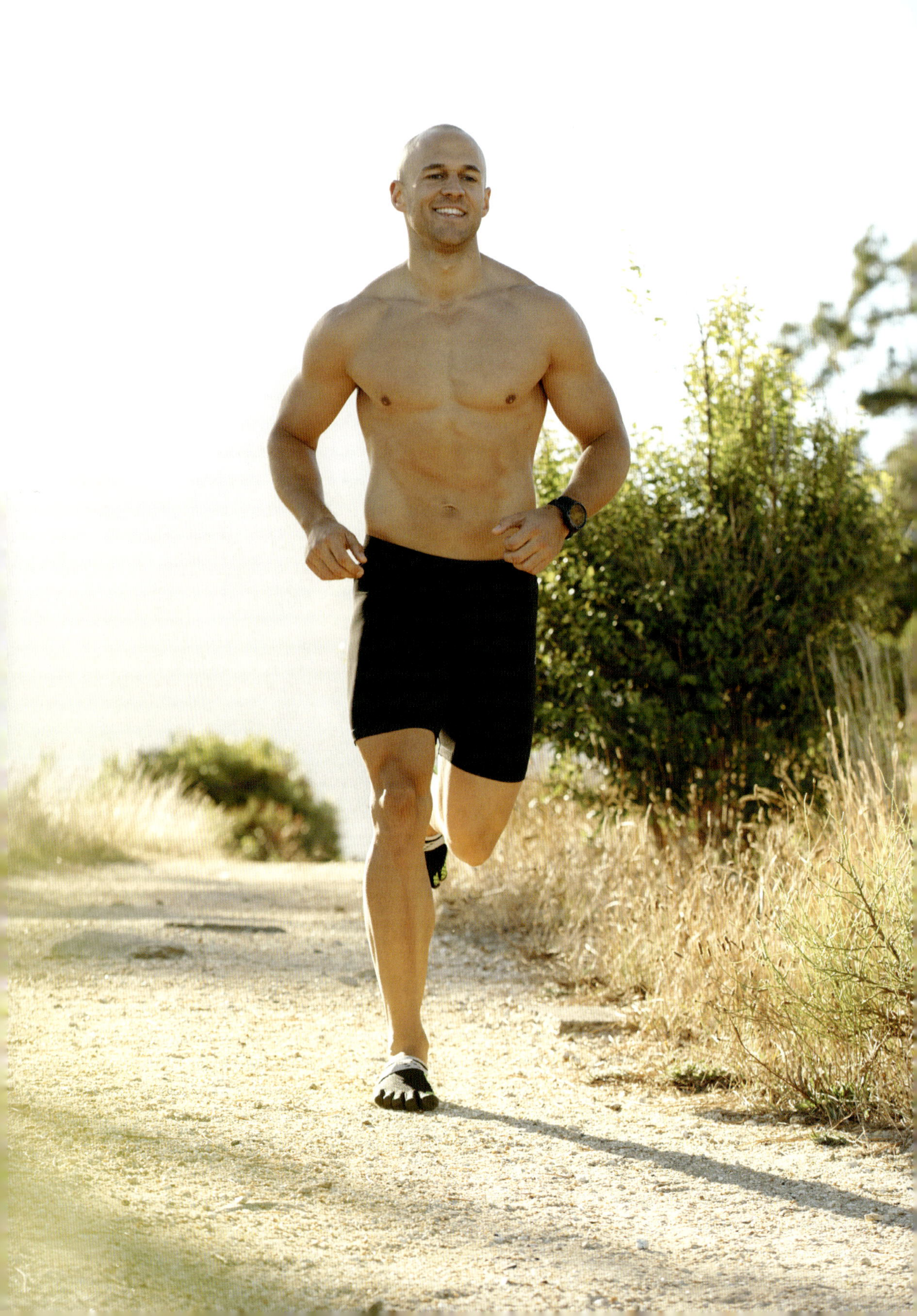

CHAPITRE 3

SÉANCES ENDURANCE ET HIT

Commençons par les séances en endurance. La consigne principale est de réaliser les séances en zone 1 (p. 48). Rappelons qu'un effort réalisé en zone 1 se fera en dessous de 80 % de la VO_2max, c'est-à-dire en dessous de 85 % de votre FCmax.

Rien ne sert de flirter avec les limites : vous ne serez pas plus performant. Rappelez-vous que la sécrétion d'endocannabinoïdes est majorée autour de 70 % de la FCmax. Visez donc une fréquence cardiaque comprise entre 60 et 80 % de votre FCmax. C'est pour cela que le cardiofréquencemètre est indispensable, tout au moins au début car, avec l'expérience, il vous sera plus facile de réguler votre effort. Si vous n'avez pas de cardiofréquencemètre, cherchez une intensité où l'effort musculaire est aisé, où il n'y a pas de gêne cardio-respiratoire. Vous devez pouvoir tenir une conversation. En natation, la respiration doit aussi être aisée (respiration tous les 3-4 temps en crawl).

COMMENT CONNAÎTRE SA FCMAX ?

Votre FCmax est la fréquence cardiaque que vous pouvez atteindre lors d'un effort à haute intensité prolongé. Le meilleur moyen de la connaître est de faire un test d'effort sous contrôle médical. Malheureusement, nous n'y avons pas tous accès facilement. Vous pouvez aussi vous tester lors d'une épreuve d'effort sur le terrain (on augmente l'intensité de l'effort par paliers menant ainsi à un effort maximal au cours duquel la FCmax pourra être mesurée). En outre, ce genre d'épreuves peut permettre d'estimer votre VMA si vous êtes à pied ou bien votre PMA, si vous êtes à vélo et que vous disposez d'un capteur de puissance. Ces données seront utiles à votre entraînement. Vous pouvez aussi profiter de vos séances de fractionné pour voir jusqu'où votre fréquence cardiaque monte. Soyez sûr avant de faire un test maximal que votre santé le permet **en consultant votre médecin au préalable et en restant attentif au moindre signe d'alarme**.

Une autre solution pour approcher votre FCmax est d'utiliser des formules de calcul. La plus simple (FCmax = 220 - âge) est malheureusement entachée d'une marge d'erreur. Pour tenter de gommer ces approximations, plusieurs formules ont été envisagées. L'une d'elles déduite de l'observation de nombreux sportifs est :

FCmax = 207 - (0,7 x âge)

Cette formule n'est pas parfaite, elle permet seulement d'approcher la fréquence cardiaque maximale réelle mais elle est l'une des plus fiables[5]. Malgré tout, ces estimations de la FCmax sont suffisantes pour pratiquer le paléofit et vont permettre de réguler l'intensité lors des séances en endurance et de surveiller le déroulement des séances HIT.

Rappel :

- Zone 1 : 55-85 % de FCmax, 45 - 80 % de VO_2max.
- Zone 2 : 85-90 % de FCmax, 81-87 % de VO_2max.
- Zone 3 : 90-100 % de FCmax, 88-100 % de VO_2max.

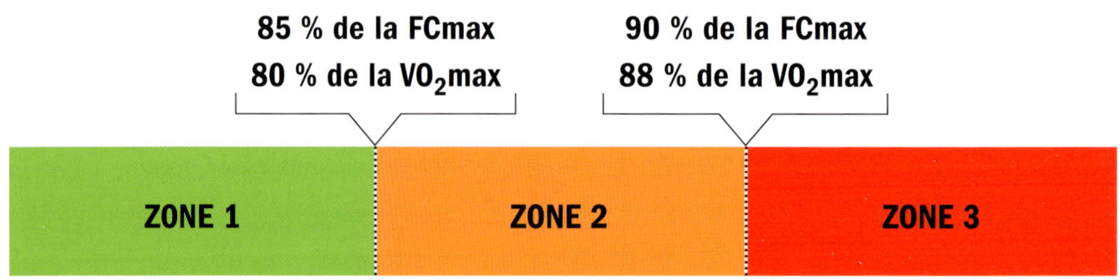

Le plus « paléo » serait d'effectuer ces séances en endurance à pied (course, marche, randonnée), se rapprochant ainsi des efforts de Zorg et d'Iraz. Mais reconnaissons que ces activités ne sont pas adaptées à tous. Certains n'aiment tout simplement pas courir, d'autres souffrent de pathologies qui rendent la course ou la marche difficile... Cependant, d'autres activités physiques peuvent être intéressantes. C'est le cas du cyclisme, du ski de fond ou de randonnée, du roller, de l'elliptique, du stepper ou du rameur en salle.

Dans le paléofit, les efforts d'endurance en zone 1 peuvent être réalisés en groupe car le niveau d'intensité permet de parler. Toutefois restez concentré et ne vous laissez pas entraîner, contrôlez toujours l'intensité de votre effort.

LES SÉANCES D'ENDURANCE

La course à pied

C'est l'activité paléo par excellence. L'idéal serait de réaliser les séances en extérieur et si possible en pleine nature (loi n° 6 du sportif paléo, p. 67). Privilégiez les terrains non goudronnés (loi n° 5 du sportif paléo, p. 67), afin de limiter l'impact au sol, de laisser vos pieds s'adapter et d'exploiter leurs qualités proprioceptives. Profitez des terrains vallonnés proches (s'il y en a) afin de changer les appuis, la foulée et afin de renforcer vos muscles (membres inférieurs et tronc). Profitez de votre environnement pour agrémenter votre séance : tournez, contournez, sautez, slalomez entre les arbres... (loi n° 7, p. 67). Essayez d'avoir une foulée fluide, des appuis médio-pied pour limiter les chocs. Évitez les chaussures trop amortissantes et trop élaborées.

Les débutants pourront alterner marche et course durant 20 mn avant d'augmenter progressivement la durée. Avec l'expérience, vous parviendrez à courir sans marcher et de plus en plus longtemps.

L'avantage de la course par rapport à la marche est sa rentabilité. Trois quarts d'heure à 1 heure peuvent être suffisants alors qu'il faut plusieurs heures de marche soutenue pour obtenir les mêmes effets.

Veillez toujours à rester en zone 1 et si la côte est trop raide, marchez. Les plus aguerris pourront intégrer quelques sprints (4 à 8) de 10-15 s avec plusieurs minutes de course tranquille entre chaque sprint. Cela améliorera les qualités cardio-respiratoires et musculaires.

45 mn à 1 heure

La randonnée et marche

Ce sont les activités les plus pratiquées par Zorg et Iraz.

Privilégiez les escapades en nature (loi n° 6, p. 67). On veillera à marcher à une bonne cadence pour bénéficier d'une stimulation suffisante. Pour cela, privilégiez les parcours vallonnés et les chemins plutôt que la route (loi n° 5 du sportif paléo, p. 67). Vous pouvez ajouter de la difficulté en portant un sac chargé ou en portant les enfants comme le faisaient Zorg et Iraz.

1 à 2 heures, voire plus, sera nécessaire. Plus l'effort sera intense, moins vous aurez besoin de prolonger l'effort.

La marche nordique

Activité en vogue, la marche nordique (marche à l'aide de bâtons) est intéressante. En effet, l'effort est global car il sollicite à la fois les muscles des membres inférieurs, supérieurs et du tronc. En outre, l'utilisation des bâtons peut limiter l'impact articulaire dans certaines situations (descentes par exemple). Tout comme la course à pied, allez vous promener en nature, variez les terrains, cherchez les obstacles et les terrains vallonnés… (lois n° 5, 6 et 7, p. 67).

1 à 2 heures représentent une durée d'effort intéressante.

Le vélo

Comme pour la course à pied, privilégiez les ballades en pleine nature plutôt qu'en ville ou en salle (loi n° 6, p. 67). Les parcours vallonnés sont intéressants car moins monotones que le plat. VTT ou vélo de route, faites votre choix, cependant le VTT a l'avantage d'offrir une plus grande variété de terrains mais aussi d'efforts. Sport porté, le cyclisme est moins profitable pour la densité osseuse que la course mais il limite les chocs articulaires ce qui est appréciable lorsque l'on souffre d'arthrose. Une sortie à vélo sera toujours plus longue qu'une séance de course à pied.

1 à 2 heures d'effort sont nécessaires au minimum.

Endurance en salle

Si les conditions météorologiques rendent la pratique extérieure difficile, notamment en hiver ou si vous résidez en ville sans pouvoir facilement accéder à la campagne, une forêt ou un parc, l'endurance en salle est une bonne alternative. Certes, vous ne serez pas exposé au soleil, vous serez déconnecté du milieu naturel mais c'est largement préférable à la sédentarité. Parmi ces activités physiques d'intérieur figurent une bonne partie des cours collectifs (step, zumba...), les machines de type rameur, elliptique, stepper...

45 mn à 1 heure sont des durées suffisantes dans la plupart des cas.

Le ski

Bien sûr, privilégiez le ski de fond ou le ski de randonnée plutôt que le ski de descente dont l'effort est proche de celui d'une activité mixte. Il n'est pas nécessaire d'inciter le skieur de fond ou de randonnée à aller dans la nature ou à varier les terrains, il le fait naturellement ! Certes, les contraintes exercées sur les os et les articulations sont moindres qu'en courant (diminuant ainsi le bénéfice sur la densité osseuse), mais ce sont des activités tout à fait adaptées au paléofit.

En fonction de votre niveau, vous pourrez vous exercer durant au moins 1 heure.

La natation

Sport totalement porté, la natation est accessible à beaucoup d'entre nous. On pourrait lui reprocher le peu de contraintes osseuses et d'exposition solaire qu'elle engendre mais ce serait la dénigrer un peu vite car la natation mobilise énormément de muscles permettant ainsi un travail musculaire global et provoque quand même des contraintes articulaires (au niveau du genou lors de la brasse ou de l'épaule lors du crawl). En outre, le contact avec l'eau est agréable, une sorte de massage naturel. Nager en eau vive (mer, lac...) est une bonne alternative à la piscine, surtout si la visibilité sous l'eau est bonne (loi n° 6, p. 67).

Impossible d'utiliser un cardiofréquencemètre en nageant, c'est le rythme de la respiration qui permet de réguler l'intensité d'effort (respiration tous les 3-4 temps en crawl pour rester en endurance).

Veillez donc à optimiser votre technique. Si vous nagez la brasse, évitez l'hyper-extension du rachis cervical.

⏱ **45 mn à 1 heure de nage sont suffisantes.**

Mon conseil

Je trouve assez judicieux d'alterner les sports (vélo, course, natation, ski...) afin de limiter les contraintes articulaires et de rendre plus agréable et moins monotone la pratique. Ce n'est pas sans raison si je suis triathlète ! D'ailleurs, depuis que j'ai réduit mon entraînement en course à pied au profit du triathlon, j'ai grandement réduit le nombre de blessures. Souvenez-vous que Zorg et Iraz étaient polyvalents !

ORGANISATION DES SÉANCES

Pensez à vous échauffer. La méthode d'échauffement variera en fonction du sport. Si vous allez courir, marcher, nager ou faire du vélo, commencez simplement votre activité lentement et accélérez progressivement durant au moins 10-15 mn.

Ayez en tête le but de votre séance avant de commencer : vous êtes en zone 1, restez-y ! (Attention toutefois à ne pas garder les yeux rivés sur le cardiofréquencemètre ou le GPS.)

La durée d'effort sera variable en fonction de vos capacités, de votre niveau, du sport pratiqué, de l'intensité de la séance. Si vous êtes débutant, ne commencez pas directement par 1 heure d'effort. Augmentez progressivement. Une fois que vous avez assimilé une durée, vous pouvez augmenter, par exemple, de 5 mn toutes les semaines si vous courez (un peu plus si vous faites du vélo).

N'hésitez pas (et je vous conseille même de le faire) à intégrer de temps en temps plusieurs sprints d'une dizaine de secondes dans votre séance quel que soit le sport pratiqué. Cela n'impactera pas réellement l'intensité de la séance et cela pourrait vous permettre des progrès musculaires.

DOIS-JE BOIRE DURANT LES SÉANCES ?

Voilà une bonne question ! Nous avons vu que les humains ont la faculté de s'exercer sans boire et qu'ils sont capables de retarder l'apport hydrique (dans une certaine limite). En conséquence, il n'est pas indispensable de s'hydrater abondamment lors de chaque effort. Toutefois, à l'entraînement, comme en compétition, il peut être utile de boire.

Boire durant l'effort peut être contraignant. Il faut transporter sa boisson (ce qui est facile à vélo mais moins facile à pied), et cela peut provoquer des troubles digestifs (surtout en course à pied). À l'eau mieux vaut donc préférer une boisson de l'effort (à ne pas confondre avec une boisson énergisante). L'apport conjoint d'eau, de glucides et de minéraux fait mieux que l'eau seule.

- **Cette combinaison permet une meilleure absorption intestinale ; en atténuant la baisse du débit sanguin viscéral (comparativement à l'eau), elle limite les troubles digestifs (microhémorragies digestives, syndrome de l'intestin poreux...).**
- **En outre, c'est un bon moyen d'ingérer des glucides durant l'exercice, plus aisé que sous forme d'aliments solides ou de gels et cela peut avoir un effet sur la performance, qui sera d'autant plus marqué que l'effort sera de longue durée.**

L'apport de glucides durant un effort peut améliorer la qualité d'un entraînement fractionné[6]. D'autres études suggèrent même que le seul fait de se rincer la bouche avec une boisson glucidique pourrait apporter un bénéfice en termes de performance probablement *via* le système nerveux central (serait-ce une tromperie du gouverneur central ?).

• Enfin, boire une boisson de l'effort durant l'entraînement permet d'habituer le système digestif à absorber des glucides durant l'effort. Cela le prépare ainsi à la compétition. Et cela améliore sa capacité à utiliser les glucides exogènes, préservant ainsi les stocks de glycogène. Bien que la recherche à ce sujet soit encore balbutiante, certaines études suggèrent que les intestins seraient « entraînables » ![7]

En conclusion, lors de la plupart des séances, boire une boisson glucidique est bénéfique. Si vous avez des troubles digestifs avec ces boissons, modifiez en la composition (en vous aidant de mon livre *Nutrition de l'endurance*). Cela fait partie de l'entraînement (vous entraînez votre système digestif). Ne pas le faire lors de certaines séances pourrait aussi être bénéfique mais plus risqué (notamment, en fragilisant la barrière intestinale). En compétition, la question ne se pose pas : il faut boire à sa soif et ingérer des glucides.

LES SÉANCES HIT

L'acronyme « HIT » désigne les **séances à haute intensité**, celles réalisées en fractionné (*interval-training* en anglais). L'entraînement HIT est un entraînement discontinu, intégrant des efforts à haute intensité relativement courts, entrecoupés de récupération passive ou active. La séquence HIT va se composer d'une ou plusieurs séries contenant chacune plusieurs répétitions.

Prenons en exemple les classiques « 30-30 » que connaissent de nombreux coureurs. Pour les non-initiés, « 30-30 » signifie que l'on répétera la séquence « 30 s à haute intensité et 30 s de récupération ». Ainsi, on peut faire une série de 10 répétitions (on enchaînera donc 10 fois la séquence [30 s à haute intensité + 30 s de récupération]).

30-30	**30-30**	**30-30**	**30-30**
1	**2**	**(...)**	**10 séquences**

On peut aussi faire 2 séries (ou blocs) de 9 (30-30). C'est-à-dire, répéter 18 fois la séquence « 30-30 » répartie pour l'occasion en 2 séries de 9 répétitions. On intercalera quelques minutes de récupération entre les séries.

30-30	**30-30**	**30-30**	**30-30**	**3 mn de récup.**	**30-30**	**30-30**	**30-30**	**30-30**
1	**2**	**(...)**	**9 séquen-ces**		**1**	**2**	**(...)**	**9 séquen-ces**

Il existe une multitude de séances HIT. On peut faire varier la durée de l'effort à haute intensité ou son intensité. On peut modifier la durée de récupération ou son intensité (active ou passive). On peut modifier le nombre total de répétitions, le nombre de séries, le nombre de répétitions par série...

Le but de ces efforts est d'approcher l'intensité maximale. L'effort doit se situer à plus de 90 % de la VO_2max (en zone 3). Cependant, sachez que votre fréquence cardiaque évolue avec un délai de latence. Ainsi, même si vous passez en quelques secondes de 8 km/h à 17 km/h, votre fréquence cardiaque, elle, montera progressivement avant d'atteindre son maximum. Si votre effort est bref, bien qu'intense, vous n'atteindrez probablement pas la fréquence cardiaque désirée. C'est l'enchaînement des répétitions et l'absence de récupération complète qui vont amener progressivement votre fréquence cardiaque dans la zone désirée (en zone 3), et la maintenir. C'est pourquoi pour les séances HIT (surtout si les répétitions sont courtes et inférieures à 2 mn), mieux vaut surveiller l'intensité de l'effort (la vitesse ou la puissance), plutôt que la fréquence cardiaque. C'est facile à faire pour la course à pied sur le plat où la vitesse témoigne clairement de l'intensité.

Pour s'assurer d'être en zone 3, on se basera donc sur la VMA en l'ayant calculée auparavant (voir encadré ci-contre). Cela sera plus compliqué pour les autres sports. À vélo, cela dépendra grandement du relief, du vent, du revêtement du sol. En natation, il vous sera difficile d'évaluer votre vitesse, sauf si vous surveillez le chronomètre. Dans ces cas-là, vous pouvez vous aider d'**échelles de cotation** comme celle de Borg qui permettent d'approcher de façon assez fiable l'intensité d'effort (voir encadré ci-dessous). L'expérience et la surveillance du cardiofréquencemètre vous serviront de compléments.

Le but s'une séance HIT est de passer le plus de temps possible en zone 3 (à plus de 90 % de votre FCmax) en faisant attention de ne pas s'emballer au début, au risque de ne pas finir la séance ! L'idéal serait de passer 5 à 10 mn proches de sa VO_2max[8]. En marchant, il est difficile d'atteindre une telle intensité d'effort, à moins de grimper une forte pente.

L'ÉCHELLE DE BORG ET L'INDICE RPE

Elle mesure l'intensité d'effort grâce à l'indice RPE (*Rating of Perceived Exertion*). Cette échelle de 6 à 20 permet de coter de façon assez fiable l'intensité d'effort. Pour faire simple retenez :

- **Zone 1 – Effort ni léger ni dur. Allure aisée. Conversation facile. Aucune douleur musculaire. En crawl, respiration tous les trois ou quatre temps. RPE 12-13.**
- **Zone 2 – Effort dur. Allure rapide. Conversation possible mais limitée (quelques mots). La ventilation s'accélère sérieusement. La fatigue vient vite mais on peut tenir plusieurs dizaines de minutes (jusqu'à 1 heure). Quelques douleurs musculaires. En crawl, respiration tous les deux ou trois temps. RPE 14-16.**
- **Zone 3 – Effort très dur à très, très dur. Allure très rapide. Conversation difficile voire impossible. Respiration très rapide. Douleurs musculaires importantes. En crawl, respiration tous les deux temps. RPE > 16[9].**

CORRESPONDANCE ENTRE L'INDICE RPE ET LA FCMAX

INTENSITÉ	RPE	FCMAX
Très léger	< 9	< 35 % FCmax
Léger	10-11	35-69 % FCmax
Ni léger ni dur	12-13	60-79 % FCmax
dur	14-16	80-89 % FCmax
Très dur à très, très dur	17-20	> 90 % FCmax

COMMENT CALCULER SA VMA EN COURSE À PIED ?

Il existe des protocoles clairs, bien précis et efficaces pour calculer sa VMA sur le terrain.

- **Le test continu sur 6 mn. Six minutes étant la moyenne de temps maximal de soutien de la VMA, on demande au sportif de courir la distance maximale en 6 mn. La vitesse moyenne tenue sera la VMA.**
- **Le test progressif de Léger-Boucher : sur une piste de 400 m, balisée tous les 50 m, on réalise une course progressive en suivant une allure réglée par un bip. En fonction du palier atteint, on déduit la VMA.**
- **Pour ma part, il m'arrive d'utiliser un test simplifié que j'ai mis au point personnellement. Il s'agit de courir sur une piste de 400 m en accélérant de 1 km/h tous les 400 m et en débutant à 8 km/h. Pour cela, soit on s'équipe d'un GPS, soit on apprend soit on marque sur son bras les temps de passage au 400 m. La vitesse maximale atteinte approchera la VMA. Ce test simplifié a l'avantage de ne pas nécessiter de matériel ni l'assistance d'une personne. En effet, le test sur 6 mn requiert un peu d'expérience pour bien réguler l'allure et une grande motivation, alors que le test de Léger-Boucher nécessite du matériel et un intervenant. Mon approche simplifiée de la VMA est suffisante pour le paléofit.**

Rappelez-vous que la VMA ne correspond pas à la vitesse maximale ; vous êtes capable de courir (brièvement) à une vitesse plus élevée que votre VMA.

Il en est de même pour votre PMA à vélo, vous êtes capable de pédaler brièvement à une intensité plus élevée que votre PMA. Mais dans ces deux cas, vous franchissez vos capacités aérobies et dépendez grandement de vos capacités anaérobies.

Vous avez compris qu'il est possible de varier à l'infini les séances HIT. Mais voici quelques exemples dont vous pourrez vous servir lors de votre entraînement. Vous pourrez aussi construire vos propres séances ou bien en piocher d'autres sur internet ou dans d'autres ouvrages.

NOMENCLATURE

Accordons-nous sur la nomenclature.

Les séries

- 6 x (30 s-30 s) = 6 fois la séquence (30 s à haute intensité-30 s de récupération).

- 2 x 6 x (30 s-30 s) = 2 séries de 6 fois la séquence (30 s à haute intensité-30 s de récupération).

- 2 x 3 x (2 mn-1 mn) = 2 séries de 3 fois la séquence (2 mn à haute intensité-1 mn de récupération).

Toutes les séances sont données en temps d'effort afin que chacun puisse s'adapter. Lorsque j'effectue ce genre de séances, j'aime bien connaître la distance à parcourir et cela me permet de maintenir mon objectif sur toute la séance. Vous pouvez donc, comme je le fais moi-même, transformer le temps en distance. Par exemple, si votre VMA est de 18 km/h, vous ferez des 1 mn-1mn à 18 km/h, c'est-à-dire 300 m en 1 mn. Donc vous ferez 300 m à VMA-1 mn de récupération.

La récupération entre les répétions et les séries

Entre deux répétitions, vous pouvez récupérer en trottinant (récupération active c'est-à-dire le plus souvent à 50 % de l'intensité maximale aérobie [VMA ou PMA]), ou en vous arrêtant (récupération passive). La récupération active permet de densifier l'effort en limitant la récupération alors que la récupération passive peut permettre d'augmenter le nombre de répétitions. Mais attention à ne récupérer trop car cela limiterait l'efficacité de la séance.

Le temps de récupération entre deux séries sera précisé. Pour les efforts courts, le temps de récupération sera souvent proche du temps d'effort. Pour les efforts plus longs, le temps de récupération sera plus court afin d'éviter de trop récupérer et de voir la fréquence trop diminuer, ce qui limiterait l'efficacité de la séance. Les sportifs peu familiers avec ce genre d'efforts choisiront des récupérations passives surtout si les efforts sont brefs.

Les niveaux

Nous utiliserons, bien entendu, les niveaux 1, 2 et 3 déjà décrits précédemment (p. 80). Pour les débutants, il existera parfois un niveau 0 dédié à l'apprentissage. Quand vous vous sentirez prêt, passez au niveau 1. Ne cherchez pas à brûler les étapes.

Toutes les séances proposées ont été testées. Certaines sont issues de la recherche en sciences du sport[10]. Bien sûr, chacun répondra différemment aux séances (notamment en raison de son patrimoine génétique). N'hésitez pas à tester, encore et encore, et à choisir celles qui vous conviendront le mieux. Sachez encore que toutes les séances proposées vous seront utiles. Au début, privilégiez les intervalles courts, plus faciles à tenir. Avec l'expérience, vous pourrez allonger la durée de vos intervalles. Ensuite vous pourrez diminuer le temps de récupération. Ainsi, 1 mn-1 mn pourra être transformé en 1mn-45 sec.

Toutes les séances que je vous propose sont adaptables à tous les sports. Toutefois, en natation, vous effectuerez des séances axées sur la distance plutôt que sur le temps. Par exemple, 10 x 50 m avec 10 s de récupération entre chaque 50 m.

Les séances classiques

30-30

C'est une séquence classique, accessible et scientifiquement validée pour améliorer la VO_2max.

NIVEAU 0	4 à 6 x (30 s-30 s)
NIVEAU 1	6 à 8 x (30 s-30 s) ou bien 2 x 6 x (30 s-30 s)
NIVEAU 2	2 x 8 x (30 s-30 s) ou bien 12 x (30 s-30 s)
NIVEAU 3	3 x 9 x (30 s-30 s) ou bien 2 x 12 x (30 s-30 s)
INTENSITÉ D'EFFORT	100-105 % de la VMA. Une allure très rapide mais qui reste en deçà du sprint.
INTENSITÉ DE RÉCUP. DURANT SÉRIE	50 % (voire récup. passive pour les débutants)
TEMPS DE RÉCUP. INTER-SÉRIE	3 mn

15-15

NIVEAU 0	6 à 8 x (15 s-15 s)
NIVEAU 1	8 à 10 x (15 s-15 s) ou bien 2 x 8 x (15 s-15 s)
NIVEAU 2	2 x 10 x (15 s-15 s) ou bien 20 x (15 s-15 s)
NIVEAU 3	30 x (15 s-15 s) ou bien 2 x 18 x (15 s-15 s)
INTENSITÉ D'EFFORT	100-110 %
INTENSITÉ DE RÉCUP. DURANT SÉRIE	70 %
TEMPS DE RÉCUP. INTER-SÉRIE	3 mn

30-15

NIVEAU 0	5 x (30 s-15 s)
NIVEAU 1	8 x (30 s-15 s)
NIVEAU 2	12 x (30 s-15 s)
NIVEAU 3	18 x (30 s-15 s)
INTENSITÉ D'EFFORT	100-105 %
INTENSITÉ DE RÉCUP. DURANT SÉRIE	50 %
TEMPS DE RÉCUP. INTER-SÉRIE	3 mn

45-45

NIVEAU 0	4 x (45 s-45 s)
NIVEAU 1	2 x 4 x (45 s-45 s) ou bien 8 x (45 s-45 s)
NIVEAU 2	2 x 6 x (45 s-45 s) ou bien 3 x 5 x (45 s-45 s)
NIVEAU 3	3 à 4 x 6 x (45 s-45 s) ou bien 3 x 7 x (45 s-45 s)
INTENSITÉ D'EFFORT	100-105 %
INTENSITÉ DE RÉCUP. DURANT SÉRIE	50 % (voire récup. passive)
TEMPS DE RÉCUP. INTER-SÉRIE	3 mn

1 mn -1mn

Pas de niveau 0 car avant d'attaquer ces séances, vous serez déjà passé par les 30 s-30 s et vous ne serez donc plus un débutant !

NIVEAU 1	2 x 3 x (1 mn-1 mn) ou bien 4 x (1 mn-1 mn)
NIVEAU 2	2 x 4 x (1mn-1mn) ou bien 6 à 7 x (1 mn-1 mn)
NIVEAU 3	3 x 5 x (1 mn-1 mn) ou bien 2 x 7 x (1 mn-1 mn)
INTENSITÉ D'EFFORT	100 %
INTENSITÉ DE RÉCUP. DURANT SÉRIE	50 % (voire récup. passive)
TEMPS DE RÉCUP. INTER-SÉRIE	3 mn

2 mn-1 mn 30 sec

NIVEAU 1	3 x (2 mn-1 mn 30)
NIVEAU 2	2 x 2 x (2 mn-1 mn 30)
NIVEAU 3	2 x 3 x (2 mn-1 mn 30) ou bien 2 x 4 x (2 mn-1 mn 30)/6 x (2 mn-1 mn 30)
INTENSITÉ D'EFFORT	95 - 100 %
INTENSITÉ DE RÉCUP. DURANT SÉRIE	50 % (voire récup. passive)
TEMPS DE RÉCUP. INTER-SÉRIE	3 mn

4 mn-2 mn

NIVEAU 1	2 x (4 mn-2 mn)
NIVEAU 2	4 x (4 mn-2 mn)
NIVEAU 3	5 x (4 mn-2 mn)
INTENSITÉ D'EFFORT	90 %
INTENSITÉ DE RÉCUP. DURANT SÉRIE	50 % (voire récup. passive)
TEMPS DE RÉCUP. INTER-SÉRIE	3 mn

5 mn-2 mn

De nombreuses études utilisent une alternance de 6 x (5 mn-2 mn) et de 5 x (6 mn-2 mn) pour améliorer la VO_2max.

NIVEAU 1	2 x (5 mn-2 mn)
NIVEAU 2	3 x (5 mn-2 mn)
NIVEAU 3	6 x (5 mn-2 mn) ou bien 2 x 3 x (5 mn-2 mn)
INTENSITÉ D'EFFORT	90 %
INTENSITÉ DE RÉCUP. DURANT SÉRIE	50 % (voire récup. passive)
TEMPS DE RÉCUP. INTER-SÉRIE	3 mn

8 mn-2 mn

Une séquence dont l'efficacité pour améliorer la VO_2max et le seuil de lactates a été scientifiquement prouvée.

NIVEAU 1	2 x (8 mn-2 mn)
NIVEAU 2	3 x (8 mn-2 mn)
NIVEAU 3	4 x (8 mn-2 mn)
INTENSITÉ D'EFFORT	90 %
INTENSITÉ DE RÉCUP. DURANT SÉRIE	50 % (voire passive)
TEMPS DE RÉCUP. INTER-SÉRIE	3 mn

Les autres séances

Tabata

Le protocole Tabata a été mis au point en 1996 par Izumi Tabata professeur à l'université Ritsumeikan (faculté du sport et de la santé) au Japon. Il a été testé chez des sportifs entraînés et s'est déroulé à vélo. Le Tabata c'est 20 secondes d'exercice intensif suivies de 10 secondes de récupération, à répéter 8 fois pour un entraînement total de 4 minutes : 4 mn exténuantes mais utiles !

Le Tabata peut s'appliquer à de nombreux efforts (vélo, course à pied mais aussi exercices de musculation). L'intensité d'effort testée était de 170 % de VO_2max, ce qui est difficilement reproductible à pied. En courant, vous pouvez vous approcher d'une intensité de 110-120 % de votre VMA.

	COURSE À PIED	VÉLO
PROTOCOLE TABATA	8 x (20 s-10 s)	8 x (20 s-10 s)
INTENSITÉ D'EFFORT	110-120 % de VMA	130 à 170 % de PMA
RÉCUPÉRATION	Passive	Passive

30-20-10

Encore une série dont l'efficacité a été prouvée lors d'études scientifiques. Elle consiste en plusieurs blocs de 5 mn constitués de 30 s à 30 % de VMA (ou PMA), 20 s à 60 % de VMA (ou PMA) et 10 s entre 90 et 100 % de VMA (ou PMA) enchaînés dans cet ordre.

NIVEAU 1	1 ou 2 x 5 x (30 s-20 s-10 s)
NIVEAU 2	3 x 5 x (30 s-20 s-10 s)
NIVEAU 3	4 x 5 x (30 s-20 s-10 s)
INTENSITÉ D'EFFORT	30 s à 30 % puis 20 s à 60 % puis 10 s à 90-100 % de VMA
TEMPS DE RÉCUP. INTER-SÉRIE	2 mn

Pyramides

L'intérêt de ces séances est d'apporter un peu de variété. Il s'agit de « monter » la pyramide et de la descendre, en clair on augmente les durées d'effort puis on les diminue. Par exemple, la séance de niveau 1 se déroule ainsi : 30 s d'effort-30 s de récupération-45 s d'effort-45 s de récupération-1 mn d'effort-1 mn de récupération-45 s d'effort-45 s de récupération-30 s d'effort-30 s de récupération.

NIVEAU 1	30 s-30 s/45 s-45 s/1 mn-1 mn/45 s-45 s/30 s-30 s
NIVEAU 2	30 s-30 s/30 s-30 s/45 s-45 s/45 s-45 s/1 mn-1 mn 1 mn-1mn/45 s-45 s/45 s-45 s/30 s-30 s/30 s-30 s
NIVEAU 3	30 s-30 s/30 s-30 s/1 mn-1 mn/1 mn-1 mn/2 mn-2 mn 2 mn-2 mn/1 mn-1 mn/1 mn-1 mn/30 s-30 s/30 s-30 s
INTENSITÉ D'EFFORT	100 %

Triangles

Les séances « triangles » reprennent le modèle précédent en pyramide mais se limitent à « monter » ou « descendre ». La nomenclature reste la même que pour les pyramides.

	TRIANGLE « EN MONTÉE »	TRIANGLE « EN DESCENTE »
NIVEAU 1	30 s-30 s/45 s-45 s/ 1 mn-1 mn/ 1 mn 15-1 mn 15/1 mn 30-1 mn 30	1 mn 30-1 mn 30 1 mn 15-1 mn 15/1 mn-1 mn 45 s-45 s/30 s-30 s
NIVEAU 2	30 s-30 s/45 s-45 s/ 1mn-1mn/ 1 mn 15-1 mn 15/ 1 mn 30-1 mn 30/ 1 mn 45-1 mn 45/2 mn-2 mn	2 mn-2 mn/1 mn 45-1 mn 45 1 mn 30-1 mn 30 1 mn 15-1 mn 15 1 mn-1 mn 45 s-45 s/30 s-30 s
NIVEAU 3	1 mn-1 mn/1 mn-1 mn 2 mn-2 mn/2 mn-2 mn 3 mn-3 mn/3 mn-3 mn	3 mn-3 mn 3 mn-3 mn 2 mn-2 mn 2 mn-2 mn 1 mn-1 mn 1 mn-1 mn
INTENSITÉ D'EFFORT	100 % jusqu'à 1,45 mn 95 % à partir de 2 mn	100 % jusqu'à 1 mn 45 95 % à partir de 2 mn

Séance en côte [à pied]

Lorsque l'on court en côte, il est impossible de se repérer à la VMA. Il faudra donc réaliser ces séances en se fiant à ses sensations, l'indice RPE (voir p. 104) et au cardiofréquencemètre (en sachant que la marge d'erreur sur les efforts brefs est importante). Pour choisir le parcours, deux possibilités : soit vous ne disposez pas de côte suffisamment longue et il est impossible de faire toutes les répétitions sans redescendre totalement la côte (le temps de récupération sera celui de la descente et sera donc plus long que le temps d'effort), soit vous disposez d'une côte suffisamment longue pour faire des récupérations courtes et la séance se rapproche ainsi d'une séance classique sur le plat (séances décrites précédemment). Les séances en côte sont particulièrement intéressantes physiologiquement mais exigeantes musculairement (y compris en descente). À vélo, il faudrait s'équiper d'un capteur de puissance mais cela coûte cher.

NIVEAU 1	4 x (1 mn-temps de redescente) 2 x 3 x (45 s temps de redescente)
NIVEAU 2	2 x 4 x (1 mn-temps de redescente)
NIVEAU 3	3 x 5 x (1 mn-temps de redescente)
INTENSITÉ D'EFFORT	100 % de VO_2max
INTENSITÉ DE RÉCUP. DURANT SÉRIE	Redescente facile
TEMPS DE RÉCUP. INTER-SÉRIE	3 mn

Séance vallonnée

Vous pouvez utiliser les séances HIT aux intervalles relativement longs (au-delà de 2 mn) et les réaliser sur un terrain vallonné. Vous augmenterez ainsi la variété du travail d'appui et du travail musculaire, puisqu'une partie de chaque intervalle sera effectuée en montant et l'autre partie en descendant (en maintenant l'intensité).

Il faudra s'inspirer de séances réalisées sur le plat (par exemple : 5 mn-2 mn ou 8 mn-2 mn) et contrôler la fréquence cardiaque car la vitesse sera peu informative, sauf si vous répétez les mêmes parcours lors desquels vous établirez des références. Il faudra aussi veillez à ne pas trop augmenter l'intensité sur les côtes (ralentir un peu) et ne pas trop diminuer l'intensité durant les descentes (accélérer un peu).

Ces séances sont particulièrement exigeantes au niveau musculaire (y compris et surtout en descente).

Fartlek

Le fartlek est une façon particulière de faire du HIT. L'intensité et la durée de l'effort ou de la récupération sont fixées par l'environnement et l'humeur. Traditionnellement réalisé en milieu naturel, le fartlek consiste en une alternance de phases rapides et de phases lentes non-codifiées, plus libres. Il s'agira, par exemple, de lancer une accélération jusqu'à tel endroit avant de récupérer puis de lancer une autre accélération plus longue mais moins rapide jusqu'à un autre repère et ainsi de suite.

Pour les seniors et les malades

La pratique du fractionné est tout à fait possible et bénéfique. D'ailleurs, c'est utilisé lors de la rééducation de certaines maladies chroniques (maladies cardiovasculaires, pulmonaires...). Il est recommandé de débuter par des fractions à 60 % de VO_2max puis, si cela est bien toléré, de passer à 80 %, voire 100 %.

Chez ces personnes, on se basera avant tout sur les sensations perçues lors de la séance et on prendra, **avant toute pratique**, un **avis médical**.

Natation

Comme nous l'avons déjà évoqué, il n'est pas évident en natation de surveiller le cardiofréquencemètre. En piscine, il est plus judicieux de régler les efforts sur une distance (25 m, 50 m, 100 m...) que sur une durée. Sans oublier que le facteur respiration entre davantage en ligne de compte que pour d'autres sports. C'est pourquoi, on peut se donner des repères comme 100 m-10 s de récupération à effectuer un certain nombre de fois ou bien 100 m départ toutes les 2 mn ou encore 50 m-10 s de récupération...

Exemples de progression

Voici quelques exemples de progression pour vous donner une idée.

La progression dépendra de chacun. Si une séance a été très difficile, inutile de passer au niveau supérieur ; contentez-vous de l'assimiler et de faire une séance de même niveau jusqu'à ce que vous soyez capable de passer à un niveau légèrement supérieur sans contrainte déraisonnable. Si vous êtes débutant dans ce genre d'effort, il est probable que vous ayez du mal à trouver la vitesse à adopter mais avec l'expérience cela viendra !

	DÉBUTANT	SPORTIF PEU EXPÉRIMENTÉ	SPORTIF RÉGULIER
SEMAINE 1	4 x (30 s-30 s)	6 x (30 s-30 s)	10 x (30 s-30 s)
SEMAINE 2	6 x (30 s-30 s)	8 x (30 s-30 s)	12 x (30 s-30 s)
SEMAINE 3	8 x (30 s-30 s)	10 x (30 s-30 s)	2 x3 x (1 m-1 mn)
SEMAINE 4	6 x (30 s-30 s)	8 x (30 s-30 s)	8 x (45 s-45 s)
SEMAINE 5	8 x (30 s-30 s)	2 x 4 x (45 s-45 s)	2 x 4 x (1 mn-1 mn)
SEMAINE 6	10 x (30 s-30 s)	2 x 5 x (45 s-45 s)	3 x 3 x (1 mn-1 mn)
SEMAINE 7	2 x 4 x (45 s-45 s)	2 x 3 x (1 mn-1 mn)	5 x (2 mn-1 mn 30)
SEMAINE 8	8 x (30 s-30 s)	6 x (45 s-45 s)	10 x (45 s-45 s)

ORGANISATION DES SÉANCES

Échauffement

L'échauffement avant une séance HIT est fondamental afin de limiter le risque de blessures. Il doit être progressif de façon à amener la fréquence cardiaque assez haut, à amener les muscles à bonne température et à préparer les articulations à l'effort. Ainsi, vous pouvez faire un échauffement standard progressif d'au moins 15-20 mn avant de faire quelques accélérations. Vous pouvez aussi faire quelques étirements dynamiques (p. 81).

Terrain

Les coureurs pourront profiter d'une piste ou d'un terrain balisé ou d'une côte. Mieux vaut éviter les terrains trop instables (pierriers...) afin de limiter le risque de blessures et de bien se concentrer sur l'aspect intensité sans avoir à se préoccuper des pièges du terrain. Les cyclistes chercheront un environnement sécurisé en évitant la circulation. Les marcheurs et randonneurs privilégieront les parcours vallonnés ou les côtes.

LE TRUC EN PLUS : S'ENTRAÎNER AVEC DE FAIBLES STOCKS DE GLYCOGÈNE

L'activité physique réalisée avec des réserves glucidiques faibles, comme devaient la pratiquer parfois Zorg et Iraz, pourrait avoir des bénéfices santé. En effet, quelques études suggèrent que s'entraîner dans des conditions de déplétion en glycogène pourrait multiplier le nombre de mitochondries, les centrales énergétiques de nos cellules[11]. Dans ces études, les sportifs suivaient un entraînement biquotidien. La première séance permettait de vider les stocks de glycogène. Après un temps de repos, une seconde séance était effectuée sans qu'il y ait eu entre temps un apport de glucides. Les réserves de glycogène demeurent ainsi basses (« *low glycogen* »). On parle de « *train low, compete high* » : s'entraîner avec de faibles réserves de glycogène, concourir avec « le plein ». Les premières études menées sur le sujet montrent des bénéfices physiologiques clairs (la production cellulaire d'énergie est stimulée grâce à la multiplication des mitochondries et à l'accroissement de leur activité)[12]. En outre, cette manipulation nutritionnelle et sportive favorise l'utilisation des lipides et accroît les capacités musculaires de stockage du glycogène. Elle permettrait aussi d'accroître les taux de p53, une protéine aux propriétés anti-tumorales[13].

En pratique, effectuez une première séance matinale en endurance (par exemple 60 mn de course à pied à 70 % de VO_2max ou 100 mn de vélo à 70 % de VO_2max), ou bien une séance de HIT (comme celles que nous vous recommandons dans ce livre, p. 107). Si vous avez fait un effort en zone 1, le matin faites du fractionné l'après-midi (attention cette séance de fractionné sera plus courte que si vous la réalisiez dans les conditions habituelles !). A l'inverse, si vous avez fait du fractionné le matin, passez en zone 1 l'après-midi. N'oubliez pas de ne manger que des protéines (et éventuellement des lipides) à midi. L'apport de protéines entre les deux séances devrait permettre de limiter les dégâts sur les fibres musculaires. Attention, toutefois, à ne pas effectuer toutes vos séances ainsi car vous pourriez augmenter le risque d'infection et favoriser la fonte musculaire.

Retour au calme

Il vous faudra quelques minutes de retour au calme après un tel effort. Vous pouvez poursuivre votre activité (course, vélo, natation) une dizaine de minutes mais à allure douce avant de terminer votre séance.

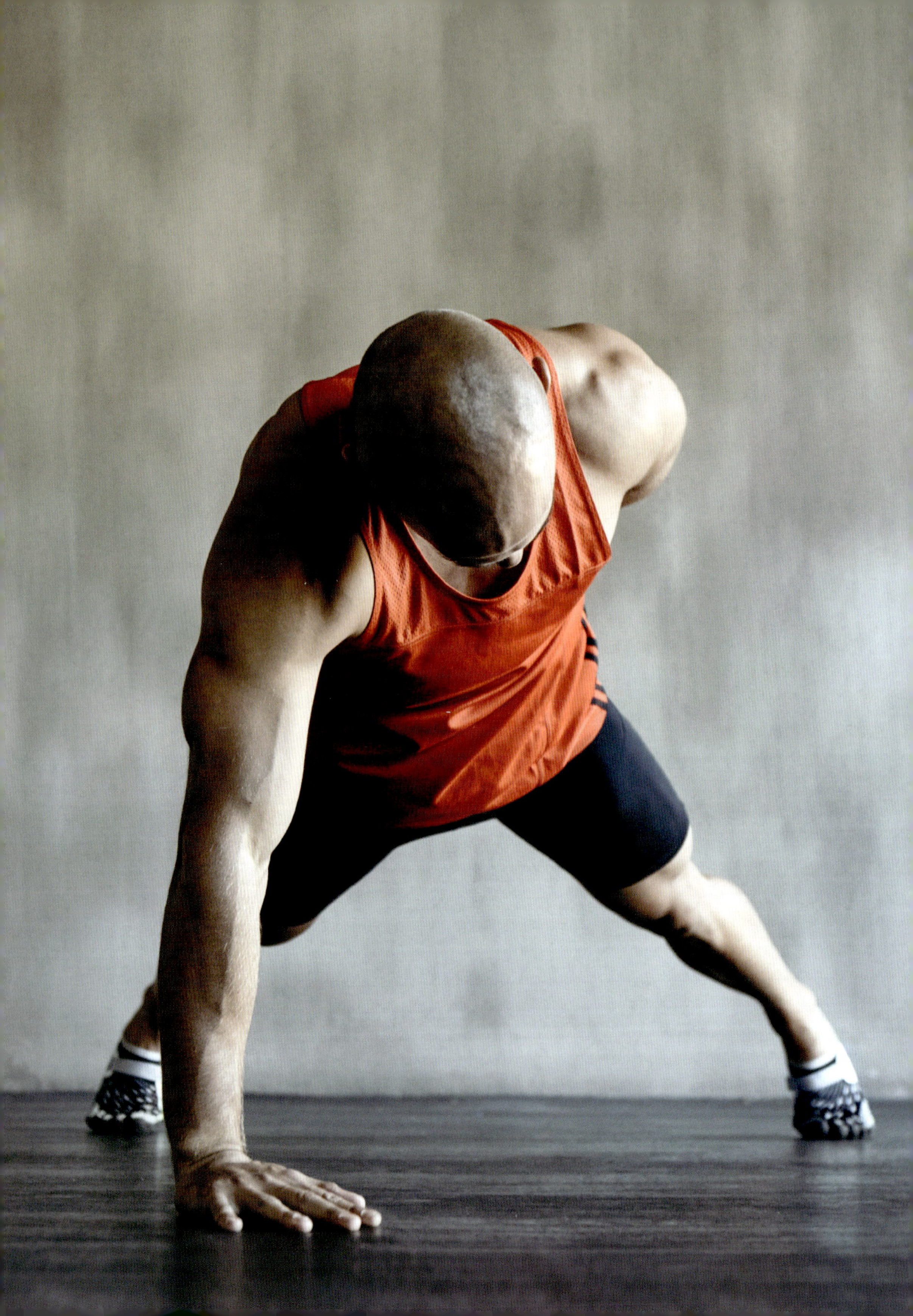

CHAPITRE 4

SÉANCES FORCE

En force comme en endurance, il convient de respecter le principe de progressivité. D'ailleurs, votre organisme vous rappellera à l'ordre si vous y déroger. Un effort trop intense et/ou prolongé fera apparaître des courbatures qui vous empêcheront de vous entraîner correctement durant plusieurs jours (voire de réaliser vos activités quotidiennes normalement).

Si vous débutez, commencez par réaliser quelques exercices de musculation afin de vous familiariser avec la technique (mieux vaut éviter de débuter par la plyométrie) : par exemple quelques séries de pompes (séries de 5), puis quelques flexions. Le plus important consiste à réaliser des gestes techniques propres afin d'éviter les blessures (j'ai volontairement sélectionné des exercices qui ne demandent pas de grandes connaissances techniques). Une fois les gestes maîtrisés, vous pourrez passer à des séries plus longues, en commençant par celles de niveau 0 ou de niveau 1.

Mieux vaut faire des exercices de musculation un peu plus lentement, en récupérant bien, que de les faire n'importe comment.

Au niveau 1, les séances sont relativement faciles mais nécessitent tout de même un investissement physique. Ce n'est pas un concours de vitesse, alors appliquez-vous. On voit trop de sportifs qui, voulant aller trop vite, dégradent leurs gestes, les rendant soit dangereux, soit inefficaces.

Si vous avez besoin de récupérer entre deux gestes ou au milieu d'une série : faites-le. Avec l'entraînement et la progression normale, vous éprouverez moins le besoin de faire de pause.

Allez piocher dans la bibliothèque de séances proposées dans ce livre, le choix est vaste. Vous pouvez utiliser une séance complète et faire travailler l'ensemble du corps ou bien utiliser une séance pour le haut de corps et une autre pour le bas. N'hésitez pas à modifier les séances ou à inventer les vôtres. Laissez parfois libre cours à votre imagination et vos envies. Le plus important étant la régularité (loi n° 1 du sportif paléo, p. 66).

Une fois le niveau 1 acquis, passez au niveau 2. Une fois le niveau 2 acquis, passez au niveau 3. Vous pouvez imaginer ensuite des niveaux 4 et 5.

ORGANISATION D'UNE SÉANCE DE FORCE PALÉO

L'échauffement

Pour vous échauffer, plusieurs solutions s'offrent à vous. Faites votre choix en fonction de l'endroit où vous vous trouvez, en fonction du matériel dont vous disposez et de vos envies. Le principe premier est d'amener les muscles à bonne température.

Rappelez-vous que 75 % des calories produites lors d'un effort musculaire sont dispersées en chaleur. Cette mise en température permettra un fonctionnement optimal des muscles et limitera le risque de blessures. Vous pouvez commencer par un effort en endurance douce, en privilégiant les muscles qui vont être mis en jeu lors de la séance de force. Vous pouvez courir, faire du vélo, du rameur, de l'elliptique, sauter à la corde ou même utiliser des gestes de musculation en choisissant les moins exigeants musculairement, les plus complets et ceux qui feront monter la fréquence cardiaque aisément (jumping jacks, mountain climbers, montées de genoux...). Dans la plupart des cas, 15 à 20 mn suffisent pour s'échauffer. Pour les séances exigeantes, n'hésitez pas à augmenter la durée. En fin d'échauffement, vous pouvez effectuer quelques étirements dynamiques (talon-fesse, montées de genoux, balancement d'une jambe d'avant en arrière ou d'un côté à l'autre, pas chassés, fentes marchées, fentes de côté...).

La séance

Concentrez-vous tout d'abord sur ce que vous faites, ne vous blessez pas inutilement ! Lors de la réalisation des gestes, contrôlez les mouvements excentriques et soyez tonique sur la phase concentrique. Par exemple, au cours d'une flexion, contrôlez la descente et soyez dynamique sur la remontée. La contraction excentrique est un effort exigeant qu'il convient de contrôler. La contraction concentrique est moins traumatisante musculairement mais doit être dynamique ; effectuer le geste avec une bonne vitesse permet de multiplier le recrutement des fibres musculaires.

N'oubliez pas que la puissance, c'est la multiplication de la force par la vitesse. Plus que la force, ce qui est utile, c'est la puissance.

Sauf exception, ces séances ne sont pas un concours de vitesse et la fréquence cardiaque doit rester modérée. Effectuez-les donc à votre rythme, privilégiez la qualité technique à la rapidité d'exécution. N'hésitez pas à récupérer entre deux séries, le travail cardio-respiratoire se fera durant d'autres séances.

Lorsqu'il y a des séries chronométrées (comme la série 30-20-10 ou les « Tabata »), vous pouvez vous servir d'un chronomètre, d'une application smartphone ou même de sites web adaptés (chercher sur internet «tabata + clock»).

Si vous choisissez de faire un protocole Tabata avec un exercice de musculation (pompes par exemple), tentez de faire un maximum de répétitions durant 20 s et de reproduire le même nombre de répétitions à chaque bloc de 20 s (en les comptant !). Si vous éprouvez des difficultés au début, n'allez pas trop vite. Vous pouvez aussi mixer plusieurs types d'efforts, par exemple pompes et flexions. Bien que les études aient montré qu'un seul protocole de 4 mn suffise à des gains de performance, vous pouvez enchaîner plusieurs protocoles Tabata avec 3 mn de récupération entre chaque.

Tabata pompes

- 8 blocs de (20 s-10 s) soit 4 mn en tout
- Nombre de pompes : le maximum
- Récupération passive

En fin de séance, n'oubliez pas le retour au calme avec une activité d'endurance douce (vélo, course, marche, natation, rameur, elliptique...).

Les maxi

De temps en temps, vous pouvez réaliser des séances-test comme les maxi :

- Maximum de pompes sans s'arrêter.
- Maximum de pompes en 2 mn.
- Maximum de flexions (p. 123) en 2 mn.
- Maximum de burpees (p. 131) en 2 mn.
- Maximum de tractions (p. 130) en 2 mn.

Les « maxi » sont un moyen de se motiver mais aussi de s'évaluer et de suivre sa progression. C'est aussi un moyen de faire une séance rapide et intense.

Vous pouvez également vous évaluer en réalisant une série le plus vite possible, en notant votre temps pour pouvoir comparer la fois suivante (la rapidité ne doit pas altérer la technique).

Des séances paléo en famille

S'entraîner demande du temps et nous n'en disposons pas toujours assez. Le temps destiné à la famille est important mais vous pouvez le mettre à profit pour réaliser quelques exercices paléo.

Comme Zorg et Iraz, portez une charge lors d'une balade en famille. Un enfant sur les épaules, un sac sur le dos et la balade devient immédiatement plus sportive, surtout si le dénivelé ajoute à la difficulté. Une fois « chargé », rien ne vous empêche de réaliser des flexions.

En pleine nature, pensez à escalader les rochers, grimper des monticules, sauter d'un muret...

LES MOUVEMENTS DE BASE

FLEXIONS

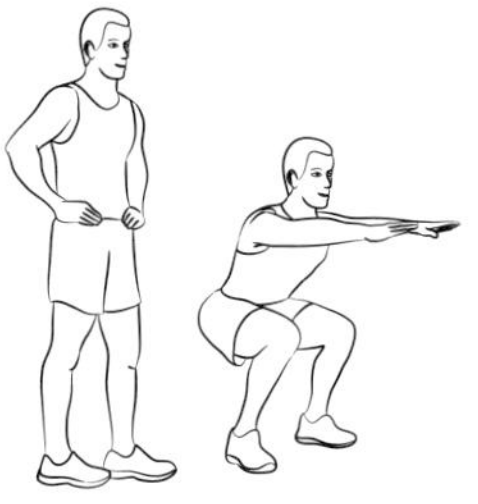

Exercice parmi les plus simples et pourtant parmi les plus importants. Il renforce l'ensemble des muscles des membres inférieurs (fesses, cuisses et mollets) et les muscles lombaires.

• Consignes

Pieds écartés de la largeur des épaules. Regarder devant soi et respecter les courbures naturelles du rachis (éviter d'arrondir le bas du dos). Abaisser les fesses jusqu'à ce que les cuisses soient horizontales puis remonter. Garder les pieds bien à plat tout au long de l'exercice.

• Variantes

- **Flexions complètes.** Les fesses descendent le plus bas possible.

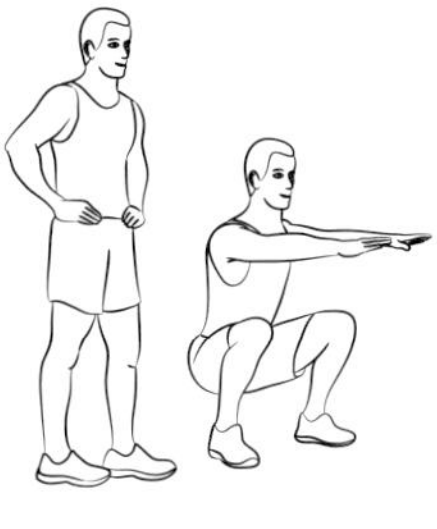

- **La chaise.** Le dos contre un mur, les cuisses parallèles au sol et les tibias à la verticale, tenir la position quelques secondes à plus de 1 mn.

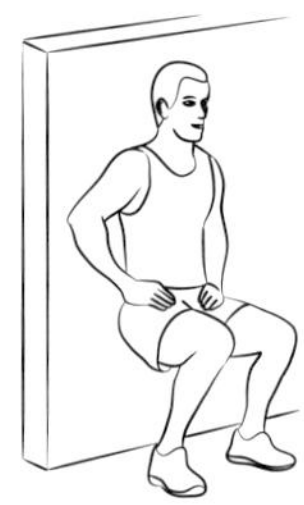

- **Flexions sur une jambe.** La jambe ne travaillant pas est tendue vers l'avant. Pour garder l'équilibre, on peut s'aider d'une chaise. On peut aussi faire cet exercice debout sur un tabouret en laissant la jambe libre pendre. La difficulté varie en fonction de la profondeur de la flexion.

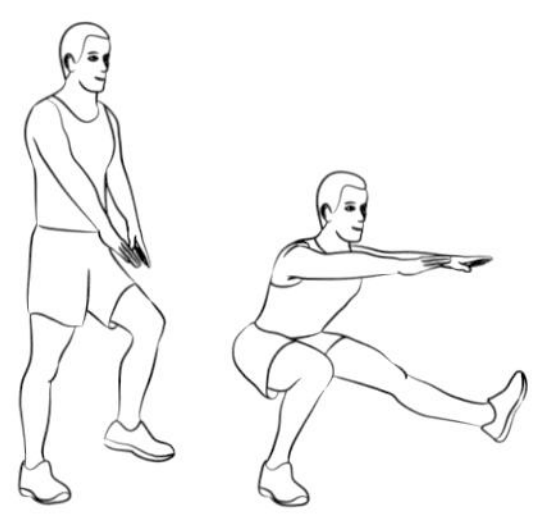

- **Avec des poids.** Soit barre, soit haltères, soit packs d'eau.
- **Flexions Lucy.** Flexions les bras tendus en l'air (éventuellement avec un poids), comme si vous souleviez le monde à bout de bras. En référence à Lucy la « mère de l'humanité ».

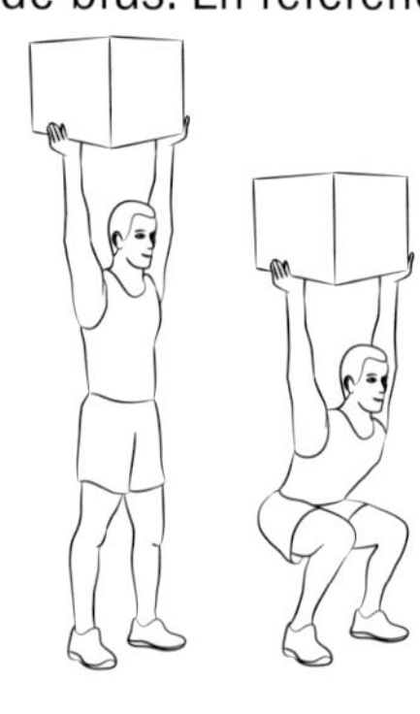

FENTES

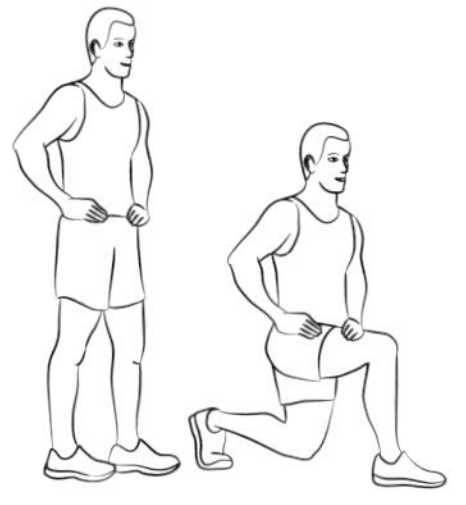

Cet exercice renforce l'ensemble des muscles des membres inférieurs (fesses, cuisses et mollets), fait travailler les muscles lombaires. Mouvements proches des mouvements spécifiques du coureur et du marcheur.

• **Consignes**

Regarder devant soi et respecter les courbures naturelles du rachis (éviter d'arrondir le bas du dos). Avancer un pied, descendre sur les appuis. Le genou de la jambe arrière vient presque toucher le sol. Puis remonter et recommencer avec l'autre jambe.

• **Variantes**

- **Fentes marchées.** Avancer en faisant une fente à chaque pas.

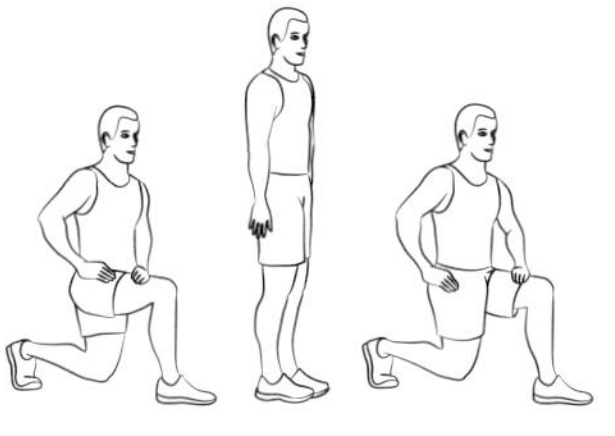

- **Fente pied sur box.** La jambe qui ne travaille pas est posée sur un support.

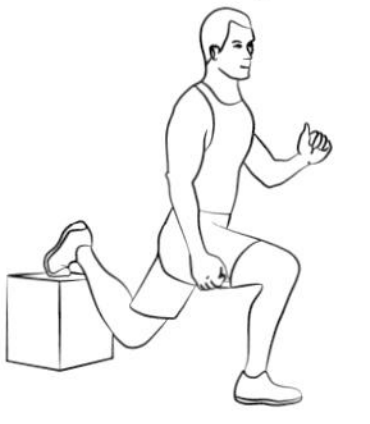

- **Fentes sautées.** Alterner des sauts en atterrissant en fente d'un côté puis de l'autre.

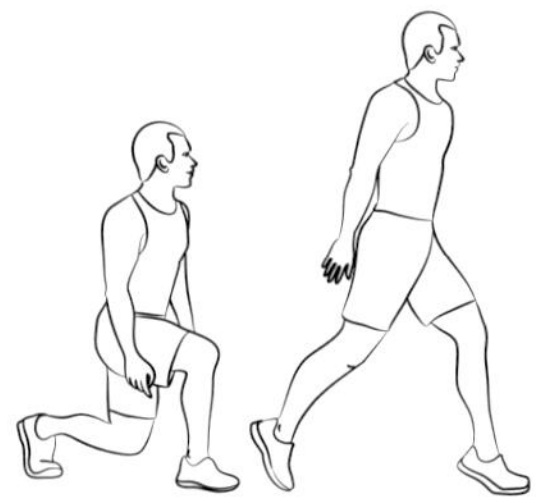

- **Avec des poids.** Soit barre, soit haltères, soit packs d'eau.

SAUTS

Les sauts sont les exercices de base de la plyométrie. Ils renforcent les muscles des membres inférieurs (fesses, cuisses, mollets), et les muscles du tronc (abdominaux et muscles lombaires).

• Consignes

Effectuer une flexion avant le saut. Rester bien gainé en regardant devant soi et en respectant les courbures naturelles du rachis (éviter d'arrondir le bas du dos). Atterrir de façon douce en anticipant grâce à une légère flexion des membres inférieurs juste avant le contact au sol.

• Variantes

- **Sauts groupés.** Sauter le plus haut possible en groupant les jambes.

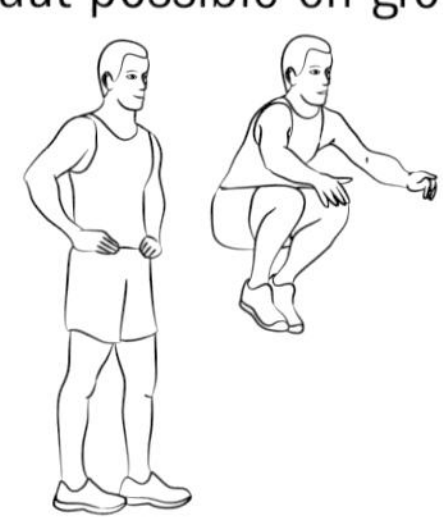

- **Sauts de grenouille.** Sauter en avançant et enchaîner les sauts.

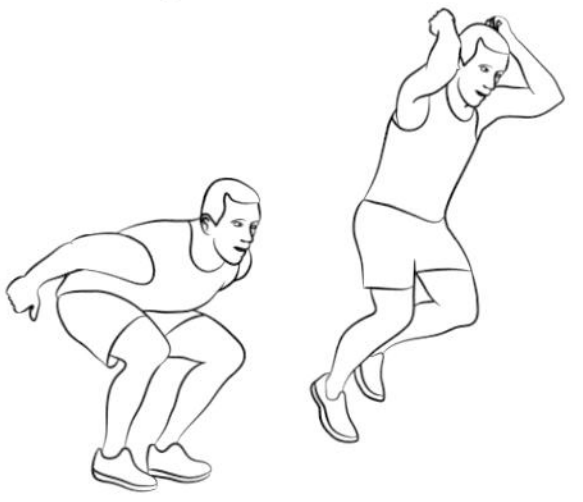

Avantage, ces sauts se rapprochent un peu plus des mouvements des coureurs et des marcheurs grâce à l'ajout d'horizontalité.

- **Sauts en étoile.** Ces sauts font davantage travailler les mollets si on ne pose pas le talon. Sauter en étoile (en alternant avant, arrière, côté gauche et droit) permet de renforcer les muscles latéraux de la jambe et de renforcer les qualités proprioceptives de la cheville (limite le risque d'entorses). Sur une ou deux jambes.

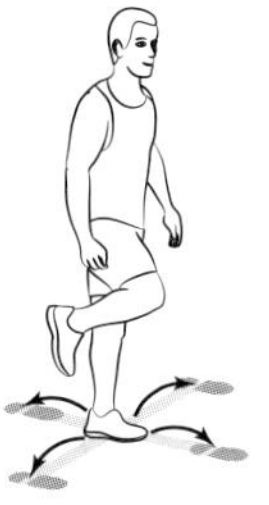

- **Drop jumps.** Départ sur un tabouret ou une box, atterrissage contrôlé, temps de contact au sol le plus bref possible et contre-saut le plus haut possible. Cet exercice augmente la composante excentrique pour renforcer le travail musculaire.

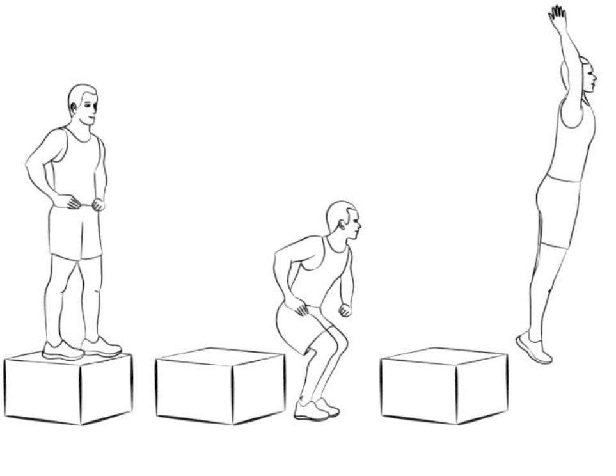

- **Box jumps.** Départ au sol pour arriver sur une box. Penser à finir l'extension une fois sur la box.

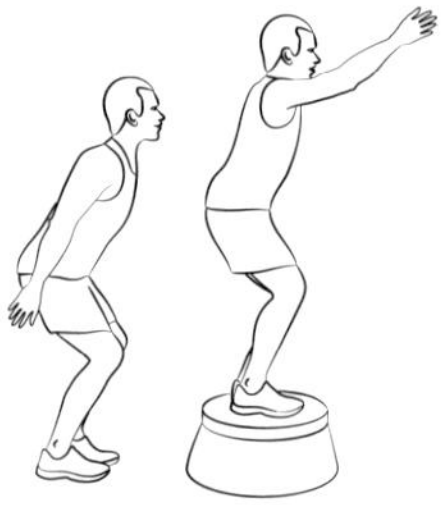

POMPES

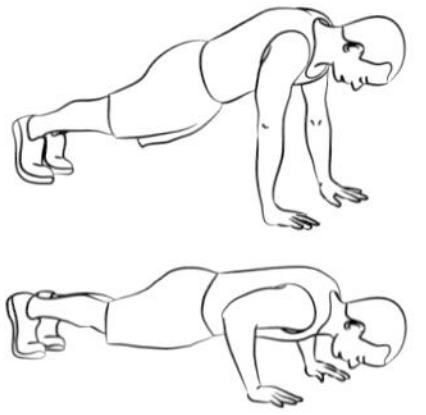

Le classique des classiques ! Les pompes renforcent les membres supérieurs (triceps, épaules) et les muscles du tronc (dorsaux et abdominaux).

- **Consignes**

Mains écartées d'une largeur d'épaule, positionnées à l'aplomb des pectoraux. Rester bien gainé. Le dos doit rester bien droit. Descendre en contrôlant, remonter avec dynamisme.

- **Variantes**

- **Pompes sur les genoux (pour les débutants).** Même mouvement que les pompes classiques mais avec appui sur les genoux.

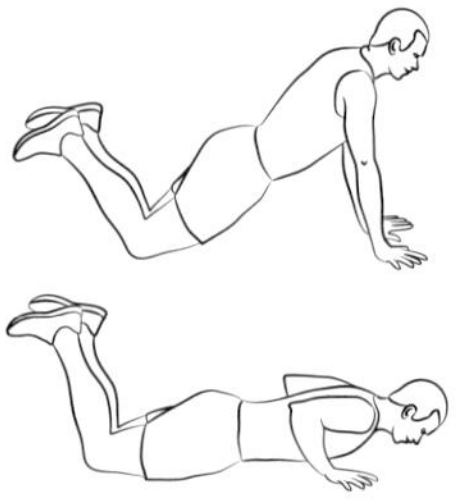

- **Pompes mains écartées,** pompes mains jointes, pompes mains devant, pompes mains derrière. En faisant varier les positions de mains, on modifie la topographie des fibres musculaires stimulées.

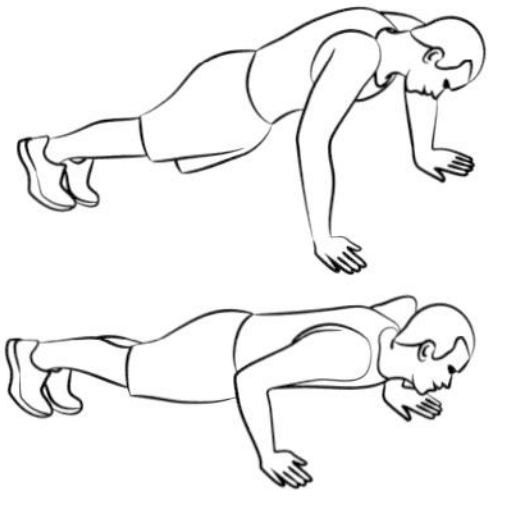

- **Pompes complètes.** La poitrine vient toucher le sol et les mains se décollent du sol avant de remonter.

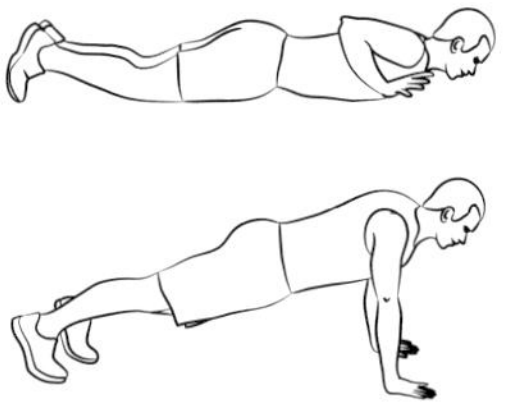

- **Pompes hindoues**

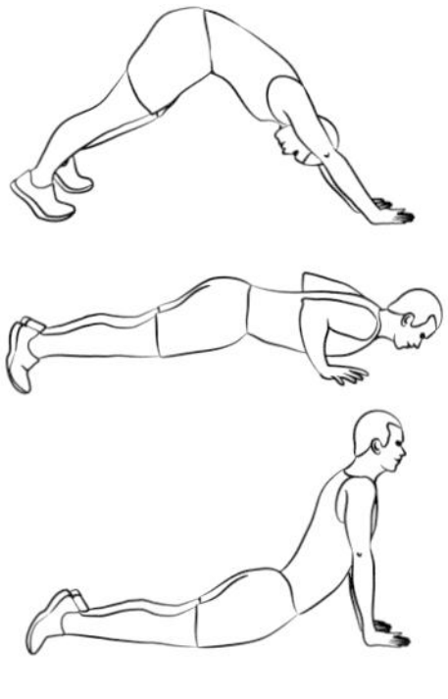

- **Pompes Spiderman**

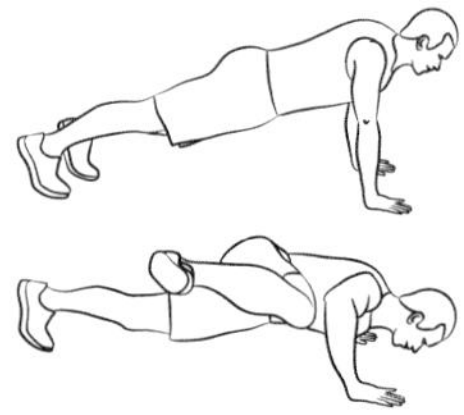

- **Pompes claquées.** Pour introduire un peu de plyométrie.

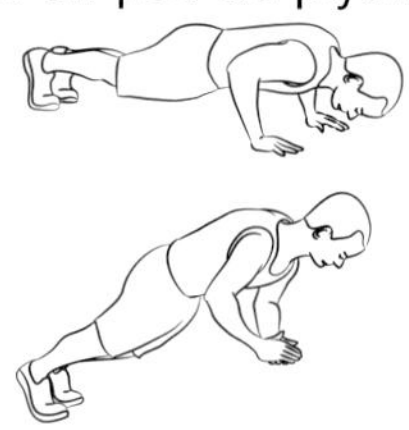

TRACTIONS

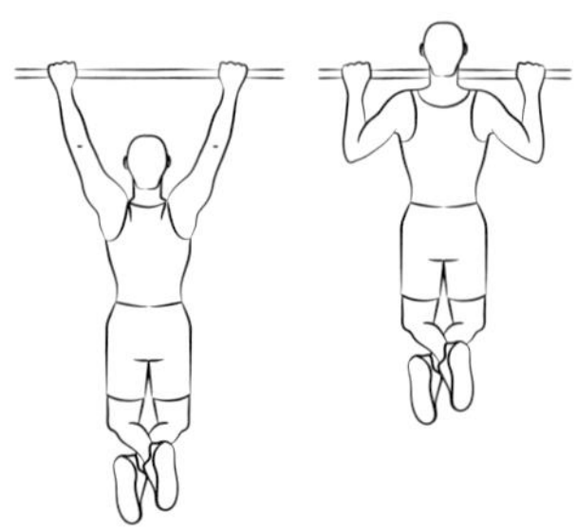

Les tractions renforcent les membres supérieurs (biceps et épaules) et les muscles du tronc (dorsaux, abdominaux).

• **Consignes**

Contrôler la descente. Dynamique sur la remontée. Descendre jusqu'à avoir les bras tendus.

• **Variantes**

- **Tractions inclinées.** Ces tractions sont plus faciles que les tractions classiques. C'est aussi une alternative pour ceux qui n'ont pas de barre de traction à fixer à une porte. Mettre une barre sur deux chaises ou bien en extérieur, s'aider d'une barrière à mi-hauteur..

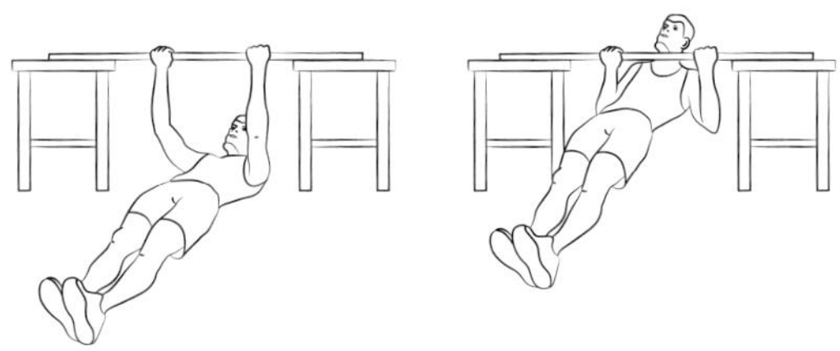

- **Tractions avec changements de position de mains.** Tractions en pronation, en supination, mains écartées, mains serrées… Cela permet de solliciter différents muscles.

BURPEES

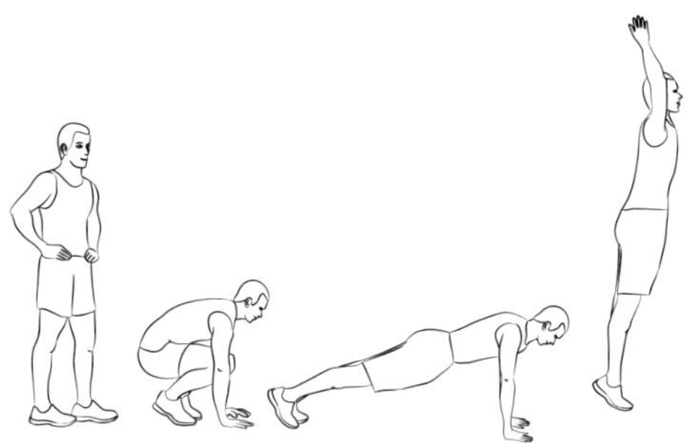

Un classique. Un exercice de renforcement musculaire complet avec une bonne composante aérobie.

• **Consignes**

Effectuer une pompe et enchaîner avec un saut. Apprendre à bien les exécuter avant de les enchaîner. Bien contrôler l'atterrissage en fléchissant légèrement les genoux avant l'impact. Contrôler la descente. Tonique sur le saut en extension et la pompe. Lors du saut, bien regarder devant soi pour rester gainé.

• **Variantes**

- Burpees avec sauts en avant. Remplacer le saut en extension par un saut de grenouille.

- Burpees-traction. Un burpee encore plus complet. Le saut en extension est fait de façon à attraper une barre sur laquelle on effectue une traction.
- Burpees sans saut. Une variante plus facile des burpees. Plutôt que de faire un saut en extension, on se contente de se redresser avec les bras en l'air.
- Burpees poitrine au sol. Lors de la pompe, la poitrine vient toucher le sol pendant que les mains quittent le sol.
- Autres burpees : varier les pompes ou les sauts.

DIPS

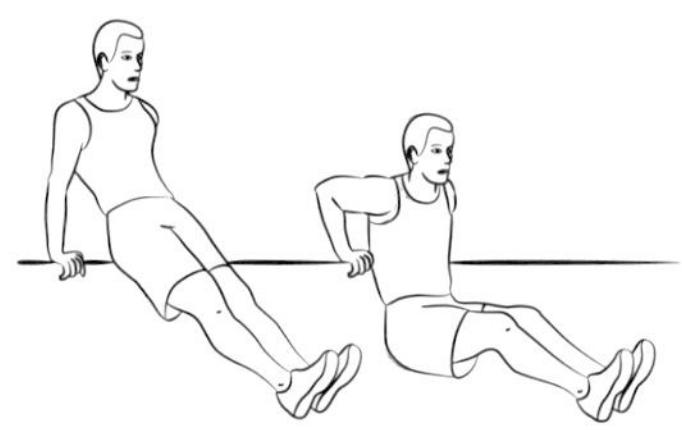

Cet exercice renforce le tronc et les membres supérieurs.

• Consignes

Les mains posées en arrière sur un support (tabouret, chaise, box....). Descendre en contrôlant, remonter avec dynamisme tout en restant bien gainé.

• Variantes

- **Dips sur une jambe**

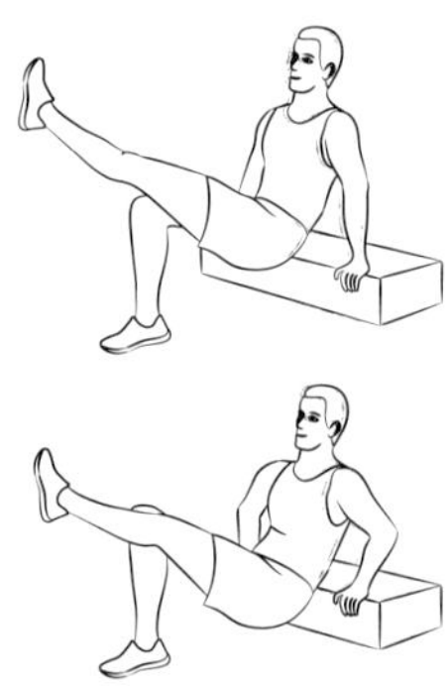

- Pieds rapprochés du support : pour réduire la difficulté.
- Pieds sur un support : pour augmenter la difficulté.

GAINAGE STATIQUE

Planche ventrale

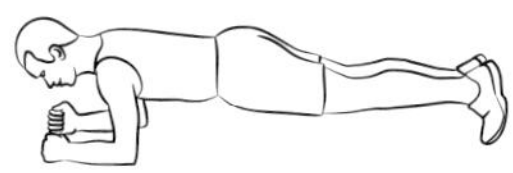

Planche latérale

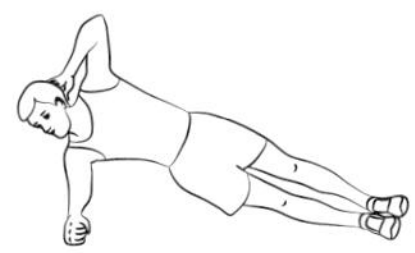

Pont

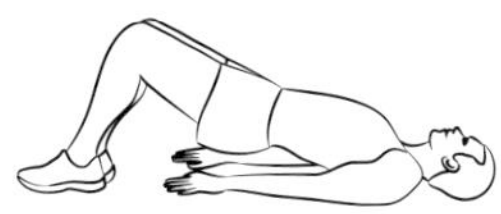

Planche dorsale

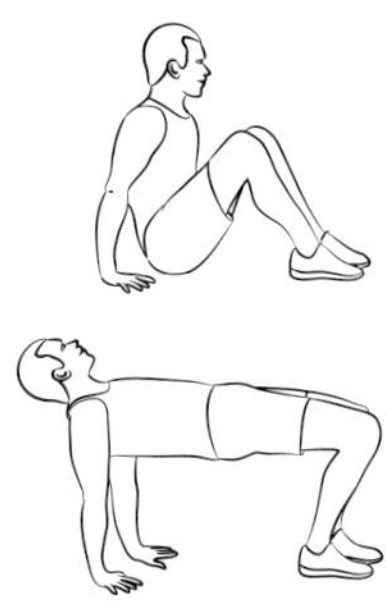

Les exercices de gainage consistent à renforcer les muscles du tronc, surtout les muscles abdominaux pour les planches ventrales et latérales, les muscles lombaires, dorsaux et ischio-jambiers pour les planches dorsales, ponts et les planches latérales.

• **Consignes**

Le tronc doit rester bien droit, bien gainé. Tenir la position 30 à 60 s en fonction du niveau.

• **Variantes**

- **Un appui ou deux levé(s).** Cela renforce le travail musculaire et le travail proprioceptif.

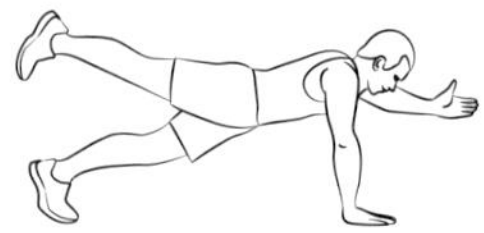

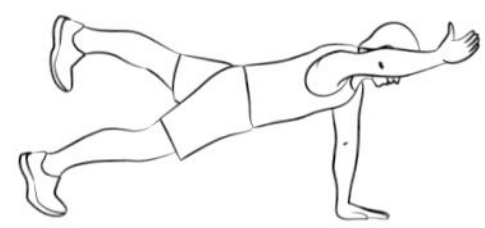

- **Membres supérieurs ou membres inférieurs en appui sur un swiss-ball.** Cela renforce le travail musculaire et le travail proprioceptif.

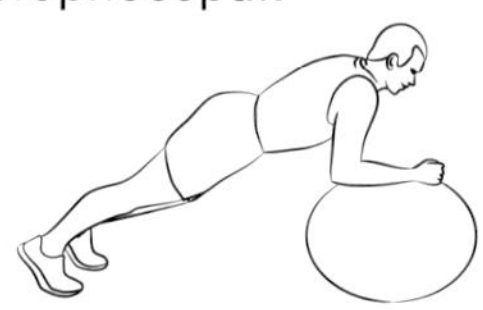

GAINAGE DYNAMIQUE

Le gainage dynamique accroît le travail musculaire par rapport au gainage statique. Il est plus complet et majore le travail proprioceptif. Les mouvements se rapprochent davantage des mouvements de la vie réelle.

• **Consignes**

Le tronc doit rester bien droit, bien gainé durant tout l'enchaînement de 30 à 60 s en fonction du niveau.

• **Variantes**

- **Planche ventrale dynamique :** on alterne appui sur les coudes et appuis sur les mains, bras tendus.

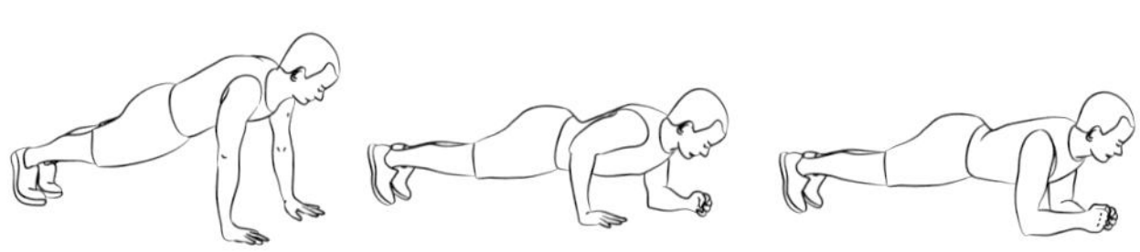

- **Shoulder taps :** en position planche ventrale, appuis sur les mains bras tendus, les mains viennent alternativement toucher l'épaule opposée durant 1 s.

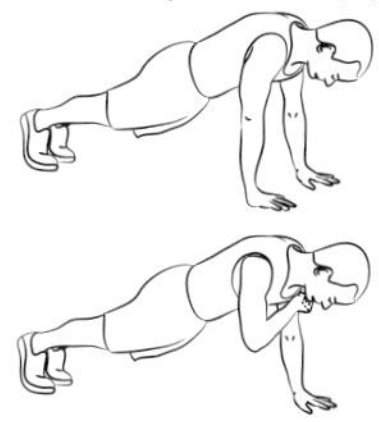

- **Levés de bassin :** allongé au sol sur le dos, les jambes fléchies on lève le bassin pour atteindre la position « pont ».

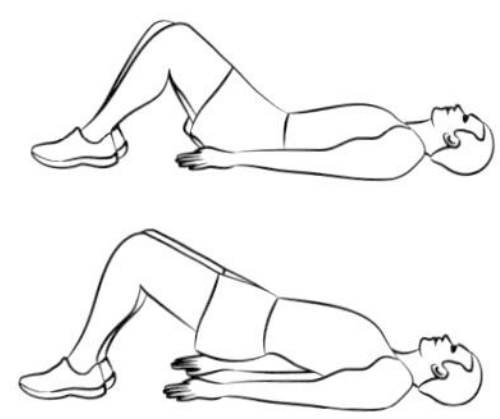

- **Gainage avec rotation.** En planche latérale avec rotation des épaules.

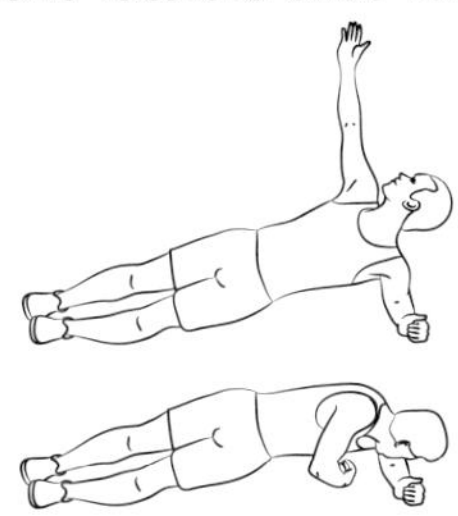

MOUNTAIN CLIMBERS

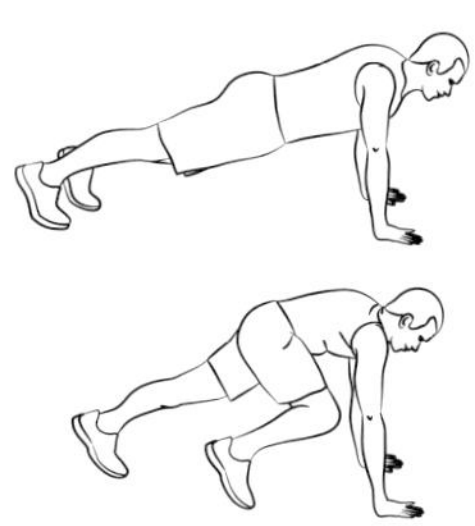

Cet exercice permet un renforcement musculaire complet ciblant en particulier les abdominaux, les épaules et les muscles fléchisseurs des hanches.

• Consignes

En position pompes, les genoux viennent alternativement se fléchir sous le torse (on ramène le genou vers la poitrine). Rester bien gainé (ne pas arrondir le dos). Le regard est fixé sur le sol légèrement en avant.

• Variantes

- **Mountain climbers taps.** Lorsqu'un pied est avancé, la main opposée vient le toucher. Cet exercice renforce le travail musculaire et proprioceptif tout en intégrant une composante dynamique dans le travail de gainage.

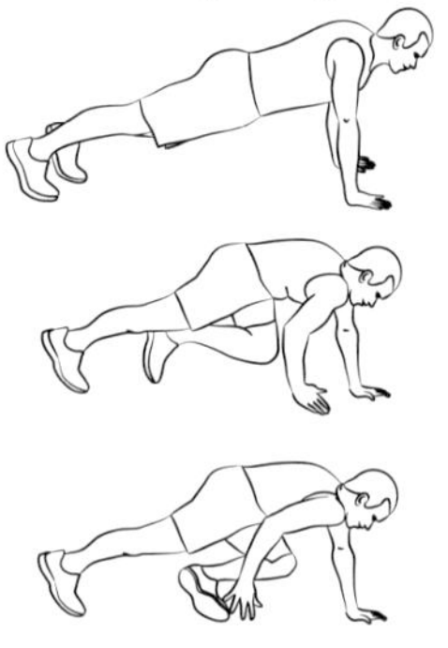

JUMPING JACKS

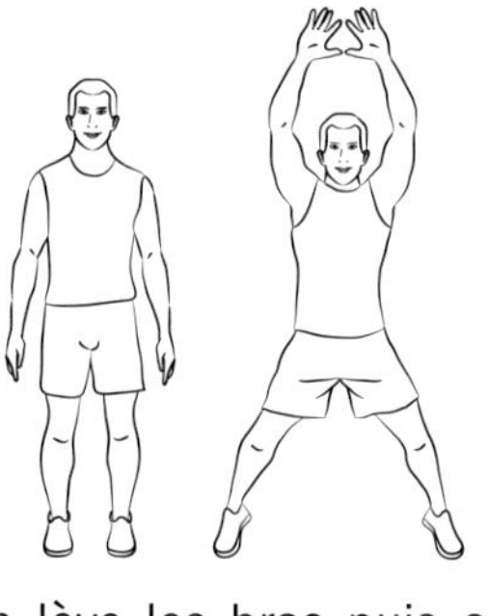

On écarte les pieds tandis qu'on lève les bras puis on resserre les pieds et les bras redescendent, en sautant entre chaque position. Il s'agit d'un exercice essentiellement cardiovasculaire. Intéressant à l'échauffement. Il permet un renforcement musculaire complet du corps.

• **Consignes**
Rester tonique. Les appuis doivent être contrôlés. Le tronc doit rester gainé et le regard dirigé devant soi.

• **Variantes**
- **Half jumping jacks.** Les bras ne se lèvent pas autant et restent au-dessous du niveau des épaules.

Voici à présent 42 séances de force paléo. Je rappelle que ces séances ont été testées et sélectionnées pour leur rentabilité mais aussi leur côté ludique. Toutes sont adaptables selon votre niveau.

Les séances 37 à 42 sont des séances mixtes. Calquées sur le mode de vie Zorg et Iraz et de leurs ascendants, elles associent endurance et force.

1 TABATA POMPES

TYPE DE SÉANCE

HIT Force

PARTIE TRAVAILLÉE

Haut du corps et tronc

CONSIGNES

Alterner pompes et récupération durant 4 mn.
Ne pas se précipiter au début, s'appliquer à conserver le même nombre de pompes sur chaque série.
Rester bien gainé.

POUR RÉDUIRE LA DIFFICULTÉ

Faire les pompes en appui sur les genoux plutôt que sur les pieds.

POUR AUGMENTER LA DIFFICULTÉ

Varier les positions de main.

NIVEAU 1 8 blocs de [15 s pompes/ 15 s de récup.]

NIVEAU 2 8 blocs de [20 s de pompes/ 10 s de récup.] soit 4 mn (le vrai Tabata)

NIVEAU 3 2 séries de 8 blocs [20 s de pompes/ 10 s de récup.]/ 2 mn de récup. entre les séries
Ou bien 12 blocs d'affilée soit 6 mn

TABATA POMPES

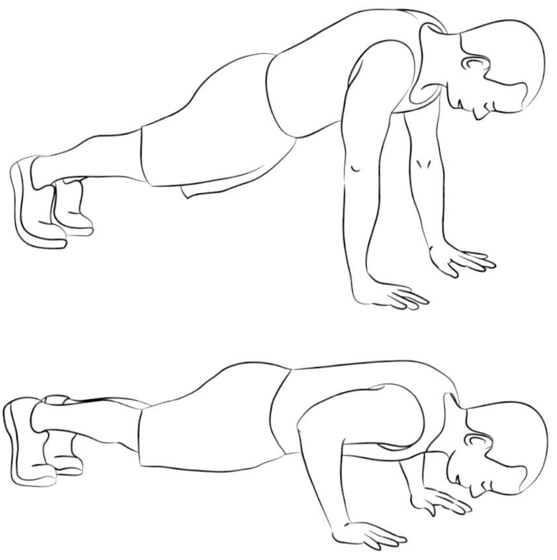

NIVEAU 1

15 S pompes classiques	**15** S récup	**8** blocs	**1** série

NIVEAU 2 Le vrai Tabata

20 S pompes classiques	**10** S récup	**8** blocs	**1** série

NIVEAU 3

20 S pompes classiques	**10** S récup	**8** blocs	**2** séries avec **5** MN de récup entre

2 TABATA SAUT DE GRENOUILLE

TYPE DE SÉANCE
HIT Force

PARTIE TRAVAILLÉE
Bas du corps et tronc

CONSIGNES
Alterner saut de grenouille et récupération durant 4 mn.
Ne pas se précipiter au début et s'appliquer à conserver un nombre proche de sauts sur chaque bloc.
Rester bien gainé et ne pas s'avachir.
Chercher à aller loin à chaque saut.
Contrôler le contact au sol et la flexion.

NIVEAU 1 8 blocs [15 s sauts/ 15 s de récup]

NIVEAU 2 8 blocs [20 s de sauts/ 10 s de récup.] soit 4 mn (le vrai Tabata)

NIVEAU 3 2 séries de 8 blocs [20 s de sauts/ 10 s de récup.]/
5 mn de récup. entre les séries
Ou bien 12 blocs d'affilée soit 6 mn

TABATA SAUT DE GRENOUILLE

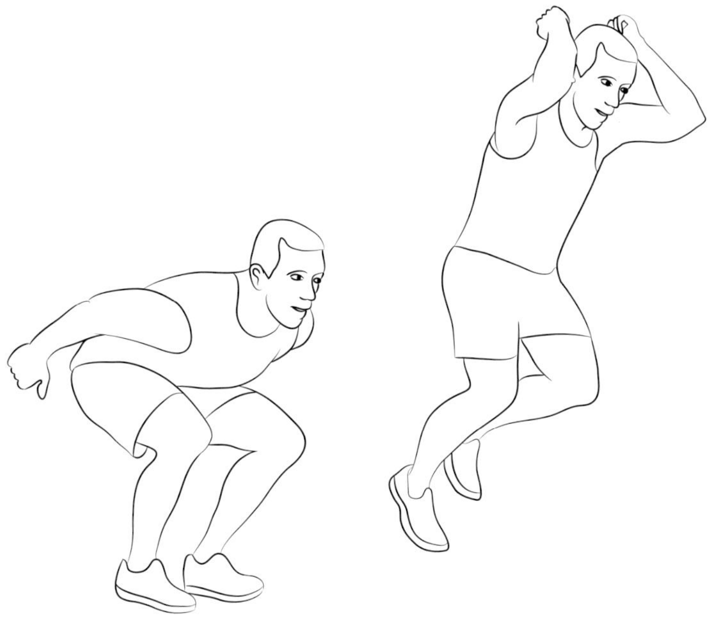

NIVEAU 1

15 S sauts de grenouille	**15 S** récup	**8** blocs	**1** série

NIVEAU 2 Le vrai Tabata

20 S sauts de grenouille	**10 S** récup	**8** blocs	**1** série

NIVEAU 3

20 S sauts de grenouille	**10 S** récup	**8** blocs	**2** séries avec **5 MN** de récup entre

3 TABATA FENTES SAUTÉES

TYPE DE SÉANCE
Hit force

PARTIE TRAVAILLÉE
Bas du corps et tronc

CONSIGNES
Alterner fentes et récupération durant 4 mn.
Ne pas se précipiter au début. S'appliquer à conserver un nombre proche de fentes sur chaque fraction.
Rester bien gainé et ne pas s'avachir.
Chercher à aller loin à chaque saut.
Contrôler le contact au sol et la flexion.

NIVEAU 1 8 blocs [15 s fentes/ 15 s de récup]

NIVEAU 2 8 blocs [20 s de fentes/ 10 s de récup.] soit 4 mn (le vrai Tabata)

NIVEAU 3 2 séries de 8 répétitions [20 s de fentes/ 10 s de récup.]/
5 mn de récup. entre les séries
Ou bien 12 répétitions d'affilée soit 6 mn

TABATA FENTES SAUTÉES

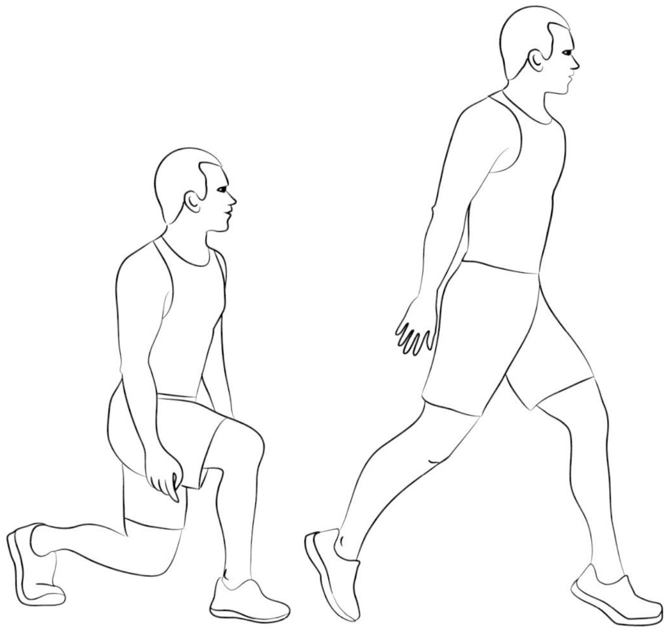

NIVEAU 1

15 S fentes sautées	15 S récup	8 blocs	1 série

NIVEAU 2 Le vrai Tabata

20 S fentes sautées	10 S récup	8 blocs	1 série

NIVEAU 3

20 S fentes sautées	10 S récup	8 blocs	2 séries avec 5 MN de récup entre

4 TABATA BURPEES

TYPE DE SÉANCE

Hit force

PARTIE TRAVAILLÉE

Corps complet

CONSIGNES

Ne pas se précipiter au début, s'appliquer à conserver le même nombre de burpees sur chaque Tabata.

Rester bien gainé et ne pas s'avachir en regardant devant soi.

Contrôler le contact au sol et la descente.

POUR AUGMENTER LA DIFFICULTÉ

Varier les types de burpees.

NIVEAU 1 8 blocs [15 s burpees/ 15 s de récup.]

NIVEAU 2 8 blocs [20 s de burpees/ 10 s de récup.] soit 4 mn (le vrai Tabata)

NIVEAU 3 2 séries de 8 blocs [20 s de burpees/ 10 s de récup.]/
5 mn de récup. entre les séries
Ou bien 12 blocs d'affilée soit 6 mn

TABATA BURPEES

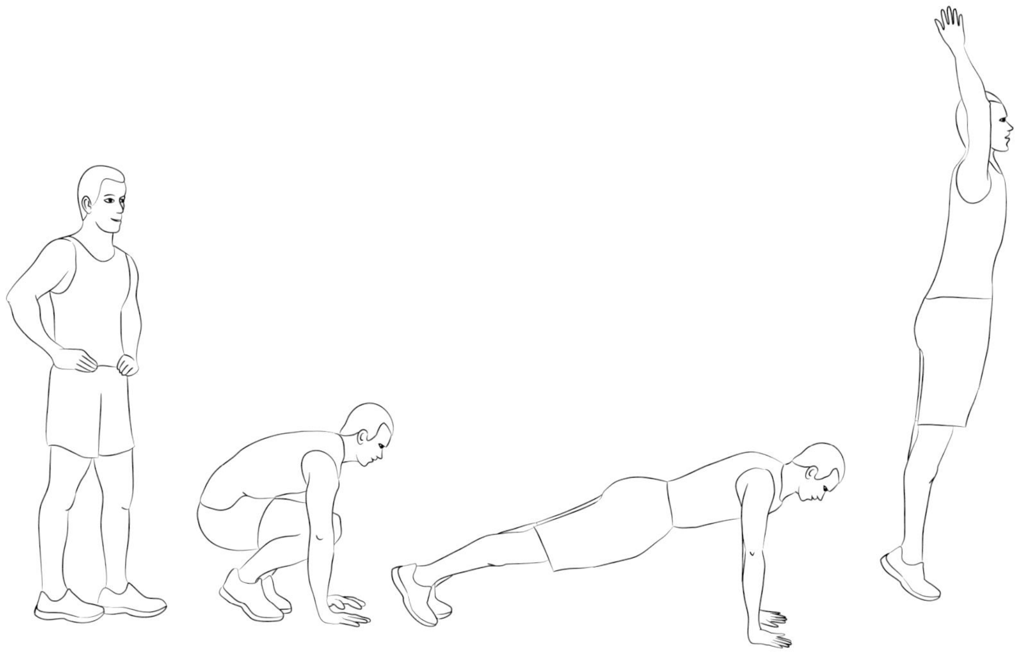

NIVEAU 1

15 s burpees **15** s récup **8** blocs **1** série

NIVEAU 2 Le vrai Tabata

20 s burpees **10** s récup **8** blocs **1** série

NIVEAU 3

20 s burpees **10** s récup **8** blocs **2** séries avec **5** MN de récup entre

5 TABATASSS

TYPE DE SÉANCE

Hit force

PARTIE TRAVAILLÉE

Corps complet

CONSIGNES

L'avantage de ce « Tabata » est la variété des efforts. Cela permet de prolonger le plaisir.
Faire le maximum de tractions. Si vous ne pouvez pas tenir 20 s, ce n'est pas grave.
S'appliquer sur la technique.
Rester bien gainé durant tous les gestes en regardant devant soi pour bien respecter les courbures naturelles du rachis.
S'appliquer lors de la réception des sauts en amortissant bien et en évitant de s'avachir.

NIVEAU 1 1 circuit mais avec 10 s d'effort/ 20 s de récup.

NIVEAU 2 2 circuits/ 2mn de récup. entre les circuits

NIVEAU 3 3 circuits/ 2 mn de récup. entre les circuits
Ou bien 12 blocs d'affilée (6 mn),
ou bien 16 blocs d'affilée (8 mn)

TABATASSS

1

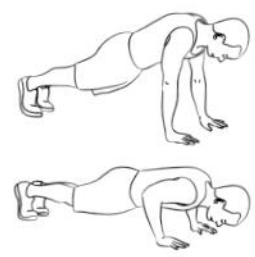

20 s pompes
10 s récupération

2

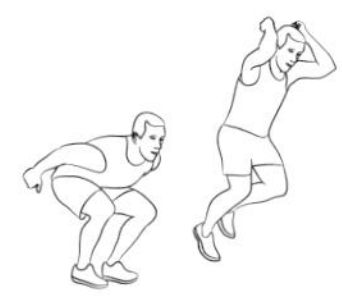

20 s sauts de grenouille
10 s récupération

3

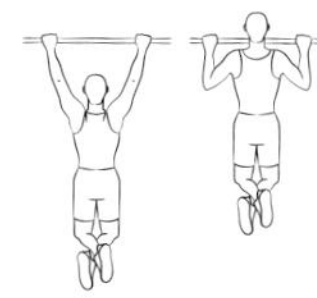

20 s tractions
10 s récupération

4

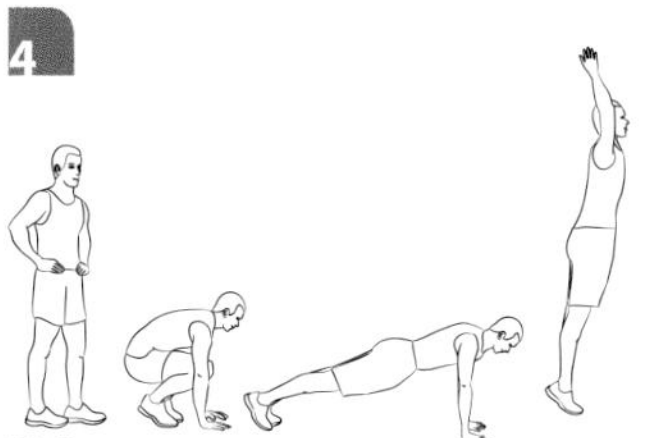

20 s burpees
10 s récupération

5

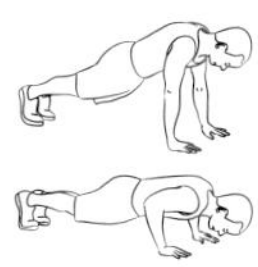

20 s pompes
10 s récupération

6

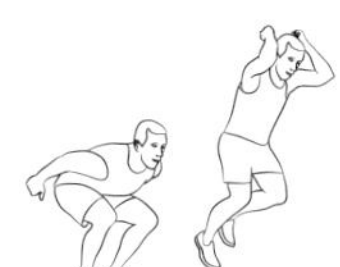

20 s sauts de grenouille
10 s récupération

7

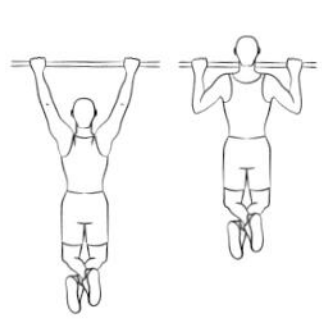

20 s tractions
10 s récupération

8

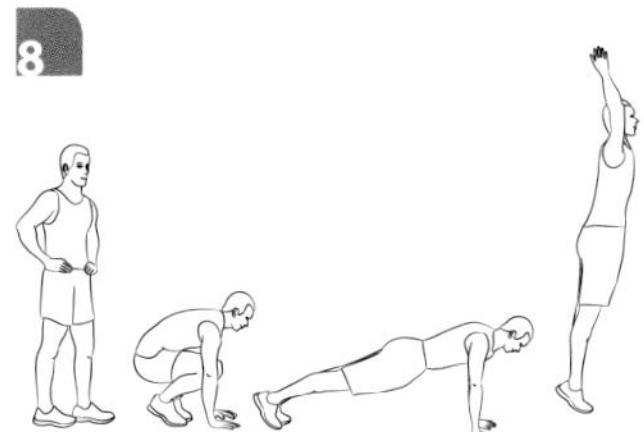

20 s burpees
10 s récupération

6 BOX

TYPE DE SÉANCE

Force

PARTIE TRAVAILLÉE

Corps complet

CONSIGNES

Pour pouvoir réaliser cette séance qui inclut de la plyométrie avec box, mieux vaut maîtriser au préalable la plyométrie au sol.

Prendre le temps de bien réaliser les mouvements et récupérer si nécessaire.

Les exercices de plyométrie doivent être toniques et le contact au sol bref.

Rester bien gainé durant tous les exercices en regardant devant soi pour bien respecter les courbures naturelles du rachis.

S'appliquer lors de la réception des sauts en amortissant bien, en évitant de s'avachir et en terminant bien l'extension.

NIVEAU 1 Bloc 1 + bloc 2 + bloc 3

NIVEAU 2 2 fois (bloc 1 + bloc 2 + bloc 3)

NIVEAU 3 3 fois (bloc 1 + bloc 2 + bloc 3)

BOX

BLOC 1

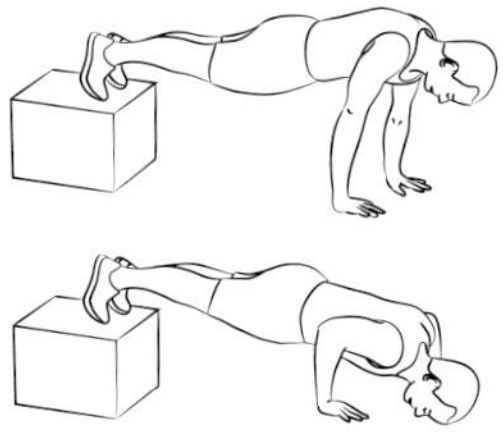

20 pompes pieds sur la box

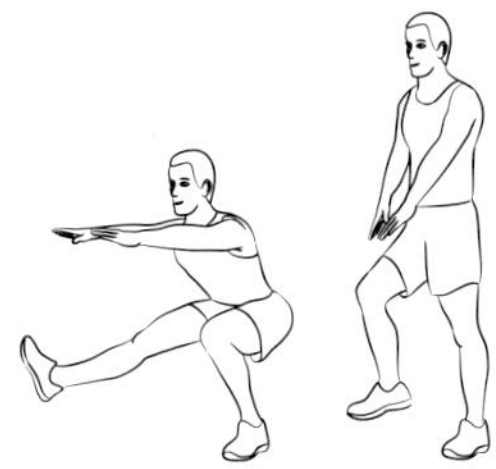

10 flexions jambe gauche

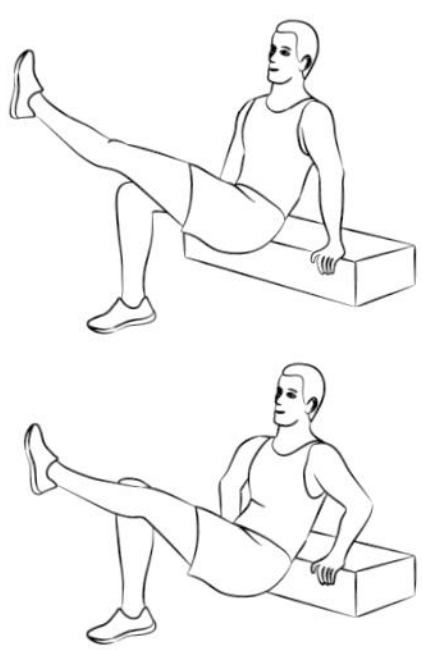

10 dips pied gauche en l'air

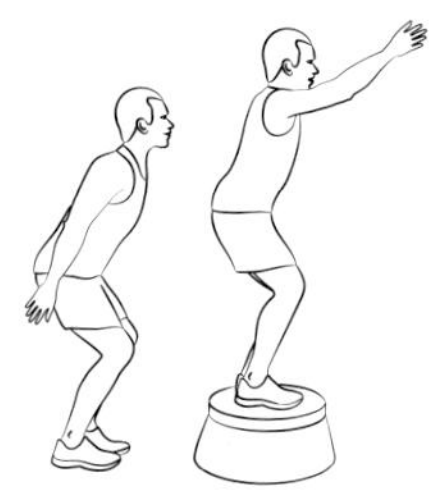

10 box jumps

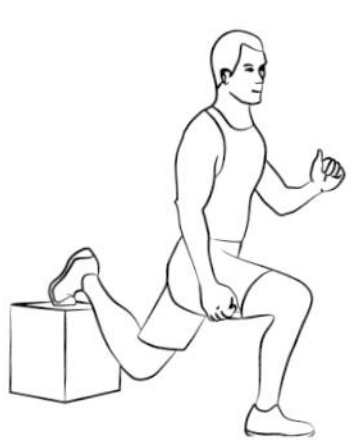

20 fentes pied gauche posé sur la box

BOX (suite)

BLOC 2

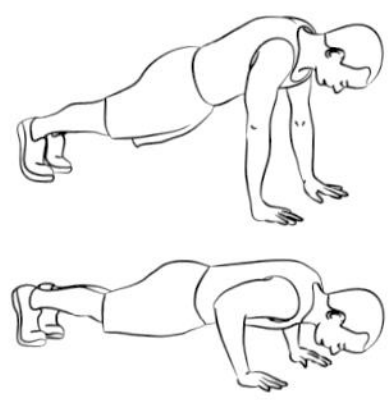

20 pompes classiques

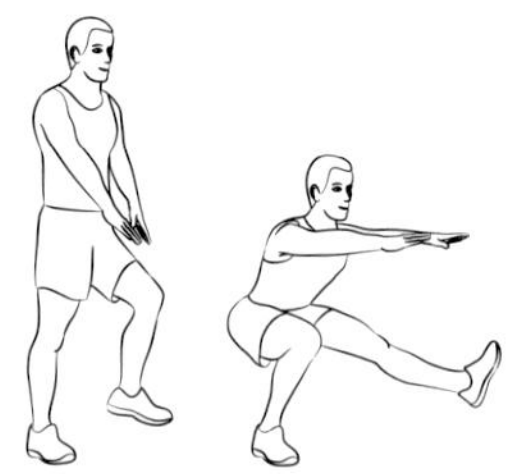

10 flexions jambe droite

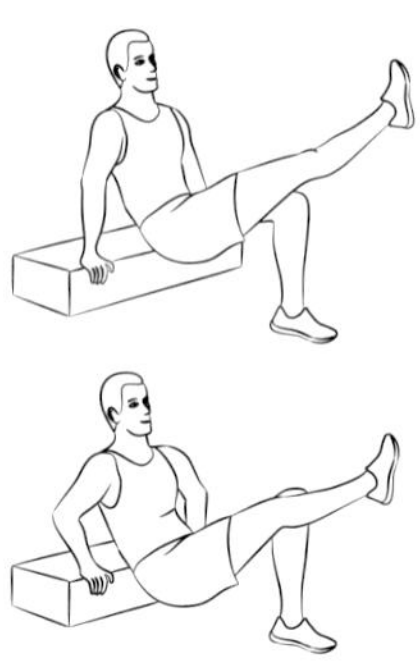

10 dips pied droit en l'air

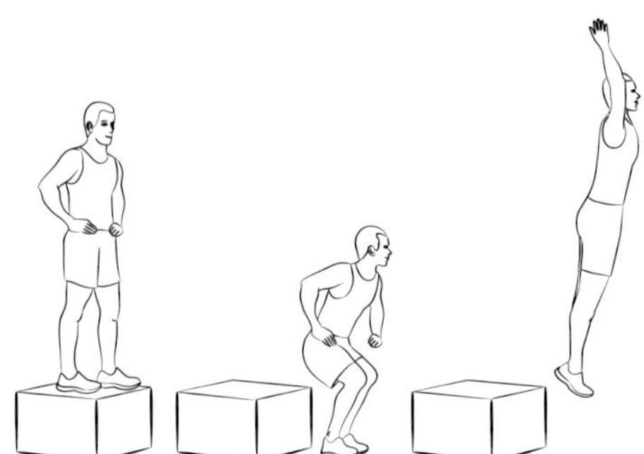

10 drop jumps

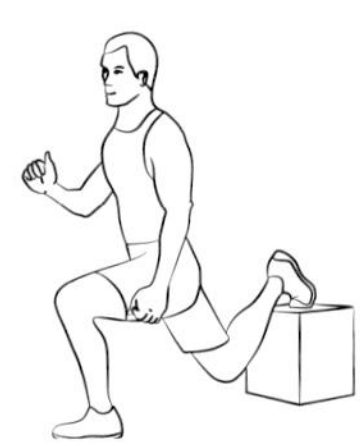

20 fentes pied droit posé sur la box

BLOC 3

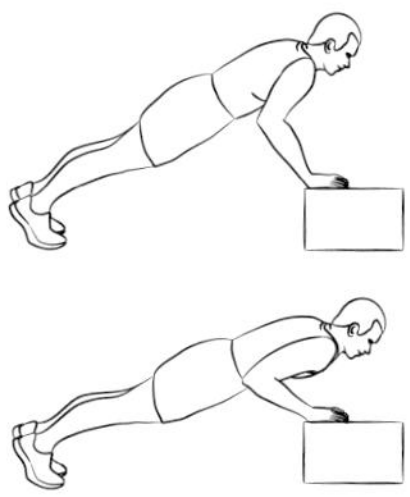

20 pompes mains sur la box

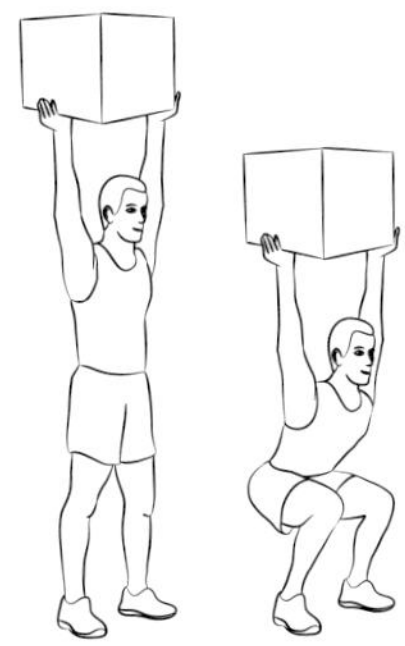

10 flexions Lucy

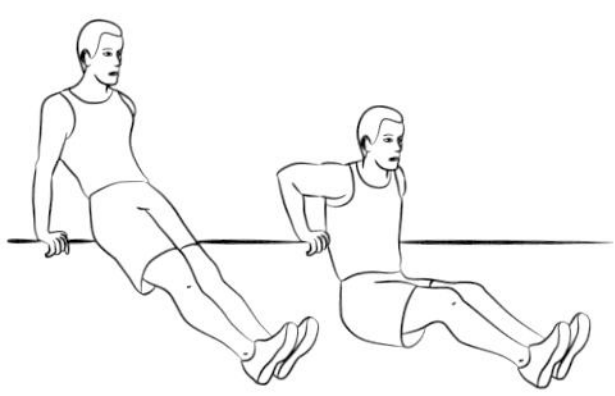

10 dips classiques

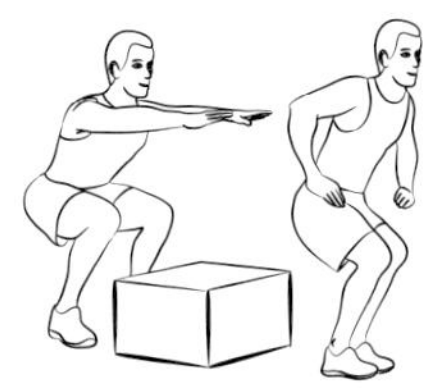

10 sauts au-dessus de la box

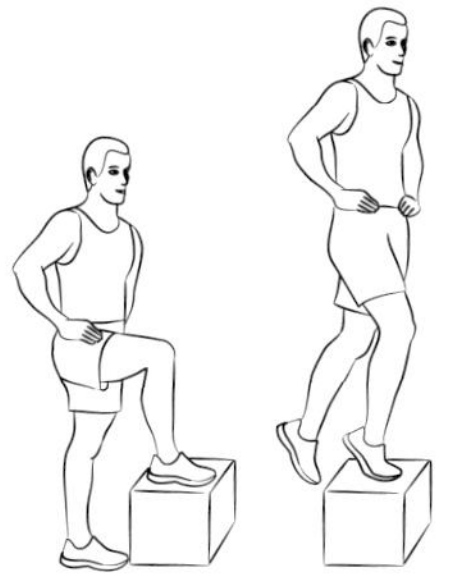

20 montées de box sur une jambe (en finissant en extension en pointe de pied le plus faut possible) (changer de jambe à chaque répétition)

7 BURPEES

TYPE DE SÉANCE
Force

PARTIE TRAVAILLÉE
Corps complet

CONSIGNES
Le gainage permet de récupérer entre les burpees.
Rester bien gainé et regarder devant soi lors des burpees en évitant de s'avachir.

NIVEAU 1 2 à 3 circuits mais avec 5 burpees

NIVEAU 2 2 à 3 circuits

NIVEAU 3 2 à 3 circuits mais avec 20 burpees

BURPEES

NIVEAU 2

1

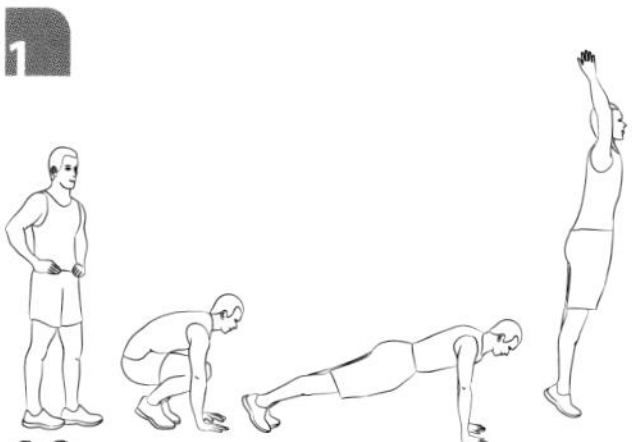

10 burpees

2

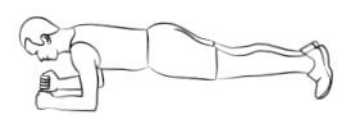

1 MN planche ventrale

3

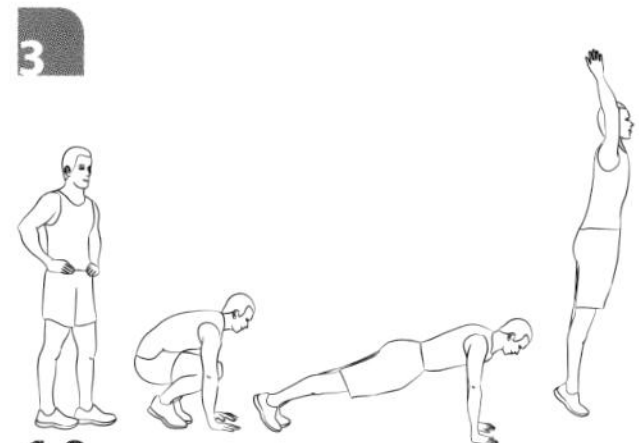

10 burpees

4

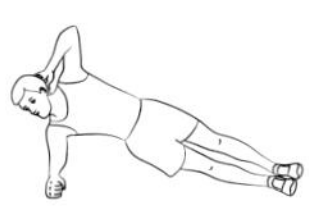

1 MN planche latérale droite

5

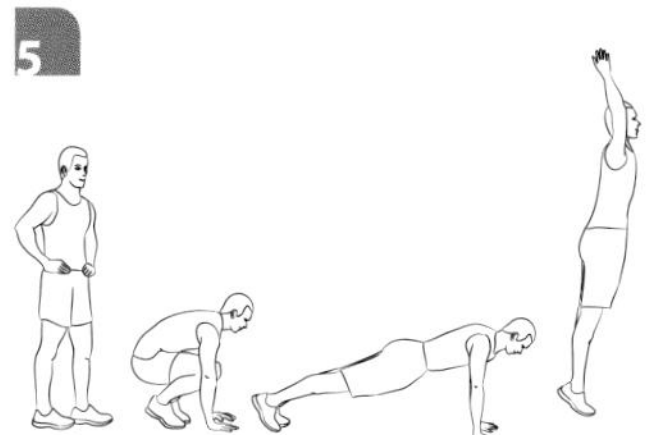

10 burpees

6

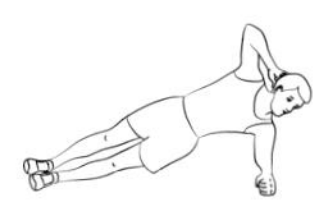

1 MN planche latérale gauche

7

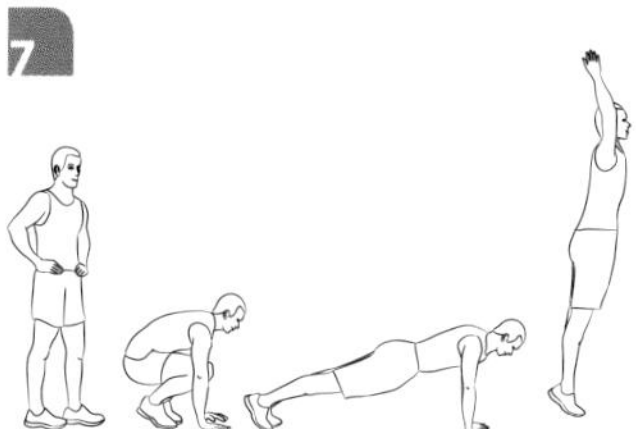

10 burpees

8

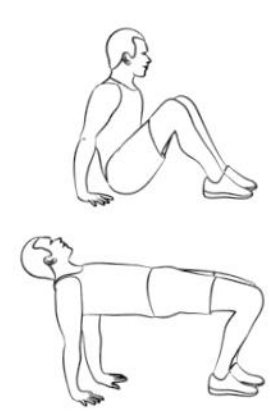

1 MN planche dorsale

NIVEAU 1 Idem mais avec 5 burpees

NIVEAU 3 Idem mais avec 20 burpees

8 SÉANCE 30-20-10

TYPE DE SÉANCE

Force et cardio

PARTIE TRAVAILLÉE

Corps complet

CONSIGNES

Rester toujours bien gainé durant tous les mouvements.
Être dynamique sur les sauts.
Atterrir en souplesse lors des sauts.

POUR RÉDUIRE LA DIFFICULTÉ

Effectuer des flexions plutôt que des fentes sautées.
Effectuer 5 répétitions au lieu de 10.

NIVEAU 1 2 à 3 circuits/ 2 mn de récup. entre les circuits

NIVEAU 2 4 à 6 circuits/ 2 mn de récup. entre les circuits

NIVEAU 3 8 à 10 circuits/ 2 mn de récup. entre les circuits

SÉANCE 30-20-10

1

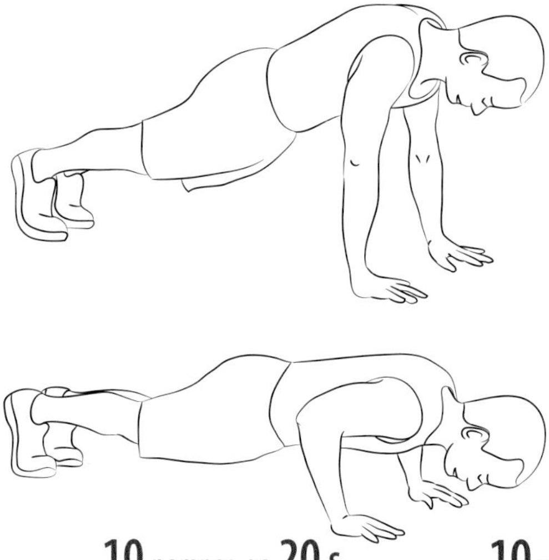

10 pompes en **30 s** **10** pompes en **20 s** **10** pompes en **10 s**

2

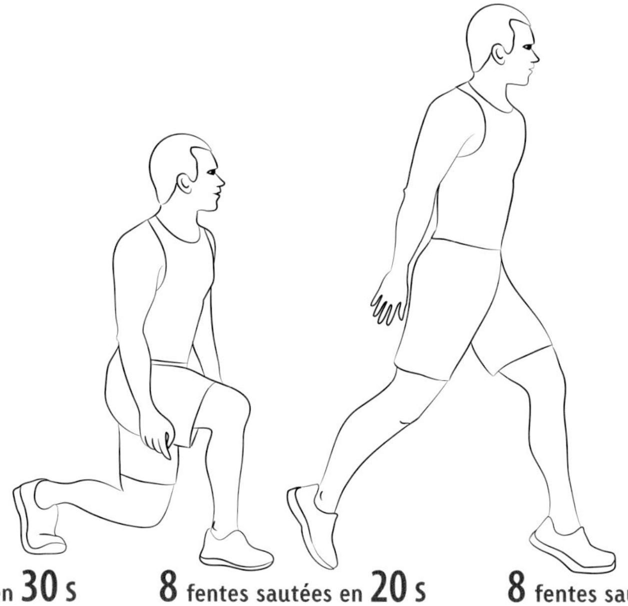

8 fentes sautées en **30 s** **8** fentes sautées en **20 s** **8** fentes sautées en **10 s**

9 10 MN SPÉCIAL POMPES

TYPE DE SÉANCE

HIT Force

PARTIE TRAVAILLÉE

Haut du corps et tronc

CONSIGNES

Une longue série de pompes mais qui n'a rien de monotone.

Pour chaque exercice, effectuer le maximum de pompes dans le temps imparti puis récupérer.

S'appliquer sur la technique.

Garder le corps bien rectiligne en contractant les abdominaux et les muscles dorsaux-lombaires (gainage).

POUR RÉDUIRE LA DIFFICULTÉ

Faire les pompes en appui sur les genoux plutôt que sur les pieds.

POUR AUGMENTER LA DIFFICULTÉ

Augmenter la vitesse d'exécution ou mettre les pieds sur une box.

NIVEAU 1 Exercices 1 à 5/ 15 s de pompes, 45 s de récup.

NIVEAU 2 Exercices 1 à 5/ 30 s de pompes, 30 s de récup./ 2 circuits/ 2 mn de récup. entre les circuits.

NIVEAU 3 Exercices 1 à 10/ 30 s de pompes, 30 s de récup.

10 MN SPÉCIAL POMPES

NIVEAU 3 30 s de pompes, 30 s de récup.

1

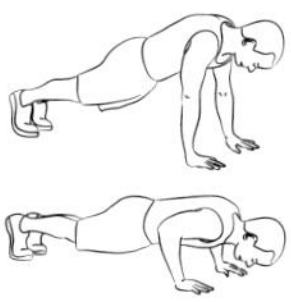

30 s pompes classiques

2

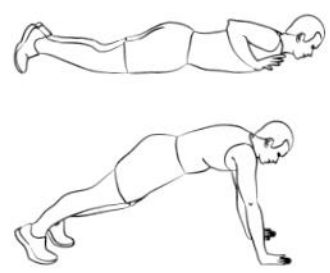

30 s pompes complètes

3

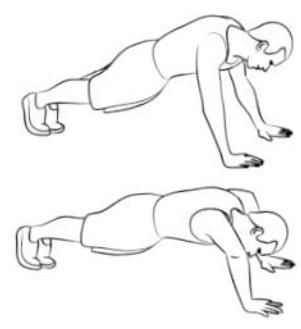

30 s pompes mains devant

4

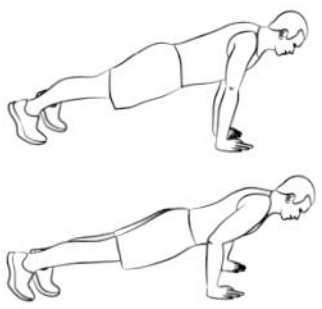

30 s pompes mains en arrière

5

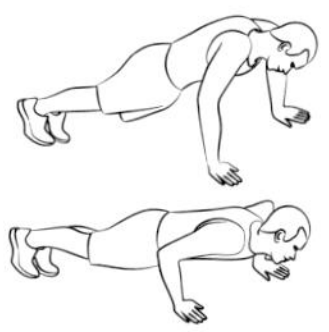

30 s pompes mains écartées

6

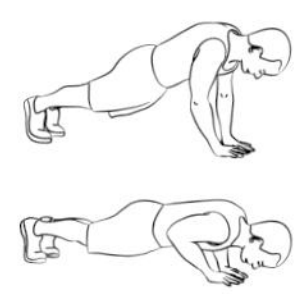

30 s pompes mains jointes

7

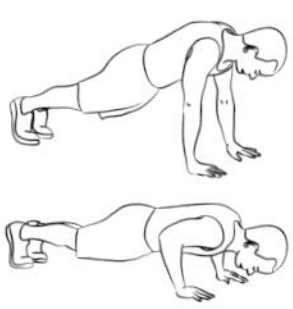

30 s pompes classiques

8

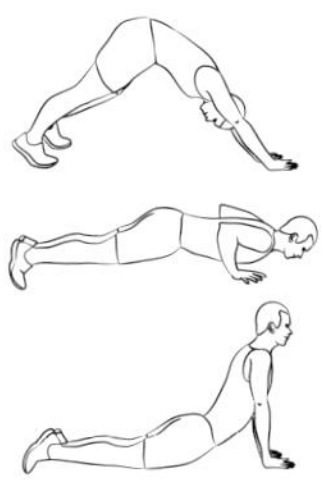

30 s pompes hindoues

9

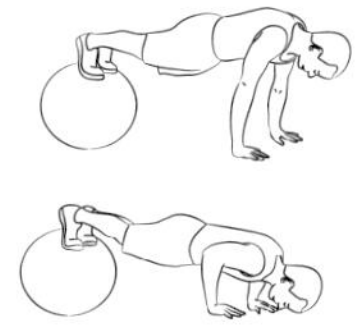

30 s pompes pied sur swiss-ball

10

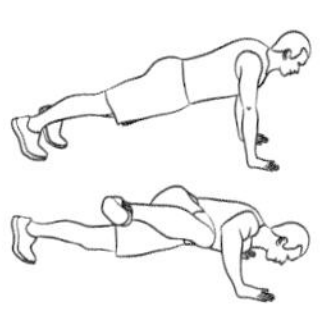

30 s pompes Spiderman

10 PYRAMIDE DE POMPES

TYPE DE SÉANCE
Force

PARTIE TRAVAILLÉE
Haut du corps et tronc

CONSIGNES
Départ toutes les 10 s. Monter la pyramide puis la redescendre.
L'effort semble facile au début mais l'intensité monte vite, ne pas se laisser surprendre, il faut bien gérer l'effort.
Rester bien gainé tout au long de la série.
S'appliquer à bien descendre même quand le temps devient court.

POUR RÉDUIRE LA DIFFICULTÉ
Faire les pompes en appui sur les genoux plutôt que sur les pieds.

POUR AUGMENTER LA DIFFICULTÉ
Choisir des pompes plus difficiles (les pieds surélevés sur une box par exemple).

NIVEAU 1 S'arrêter à l'étage 5 de la pyramide puis redescendre/ 2 à 3 pyramides/ 2 mn de récup. entre les pyramides

NIVEAU 2 1 à 2 pyramides/ 2 mn de récup. entre les pyramides

NIVEAU 3 3 à 4 pyramides/ 2 mn de récup. entre les pyramides

PYRAMIDE DE POMPES

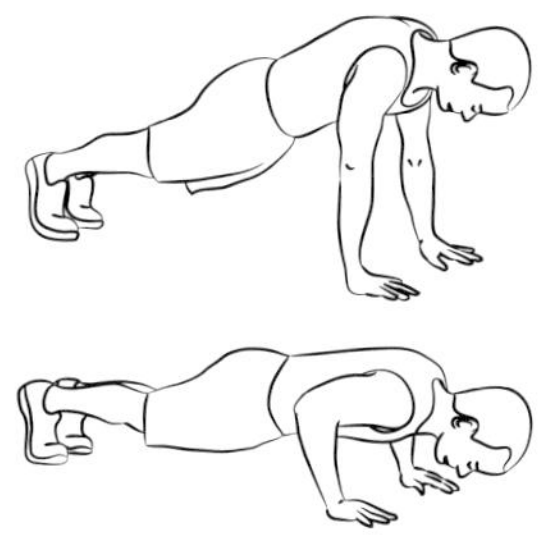

... ET REDESCENDRE LA PYRAMIDE

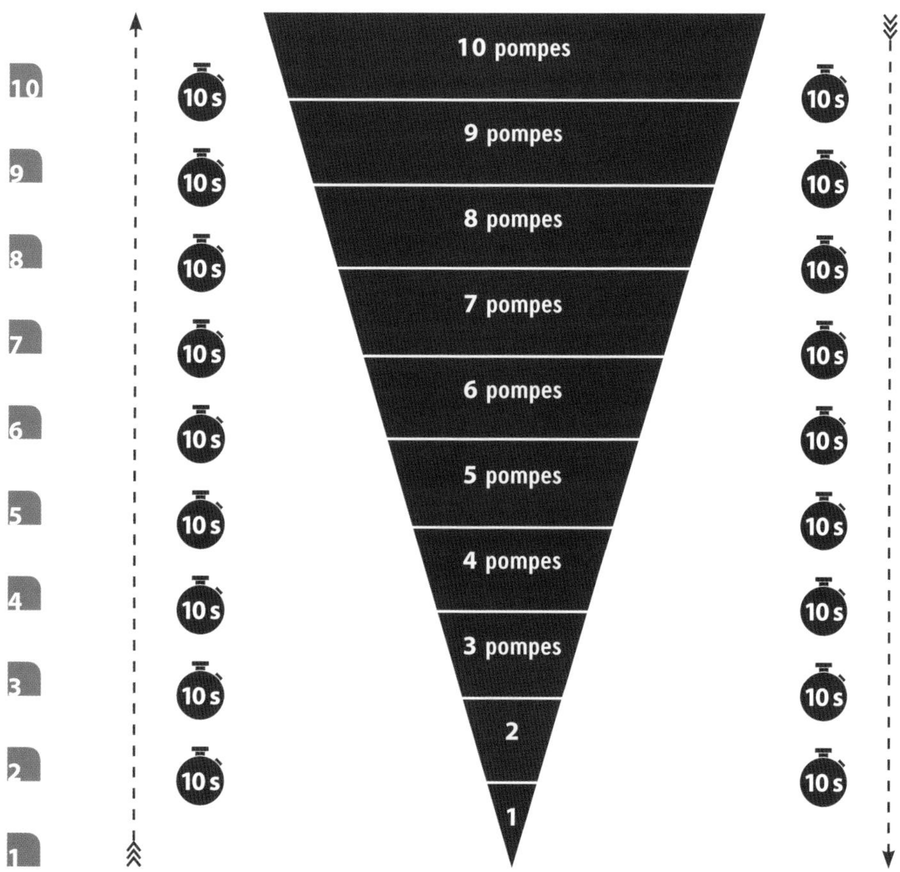

MONTER LA PYRAMIDE

11 PYRAMIDE DE FLEXIONS

TYPE DE SÉANCE
Force

PARTIE TRAVAILLÉE
Bas du corps

CONSIGNES
Départ toutes les 10 s. Monter la pyramide puis la redescendre.
L'effort semble facile au début mais l'intensité monte vite. Ne pas se laisser surprendre, il faut bien gérer l'effort.
Rester bien gainé tout au long de la série et regarder devant soi afin de respecter les courbures naturelles du rachis.

POUR RÉDUIRE LA DIFFICULTÉ
Faire des ½ de flexions (descendre jusqu'à avoir les cuisses à l'horizontale) ou des ⅓ de flexions.

NIVEAU 1 S'arrêter à l'étage 5 de la pyramide puis redescendre/ 2 à 3 pyramides/ 2 mn de récup. entre les pyramides

NIVEAU 2 1 à 2 pyramides/ 2 mn de récup. entre les pyramides

NIVEAU 3 3 à 4 pyramides/ 2 mn de récup. entre les pyramides

PYRAMIDE DE FLEXIONS

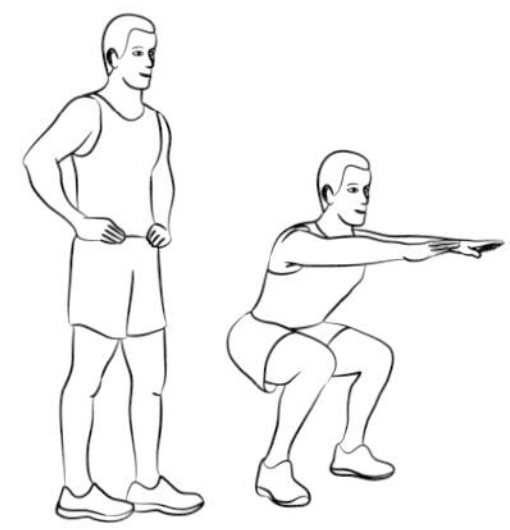

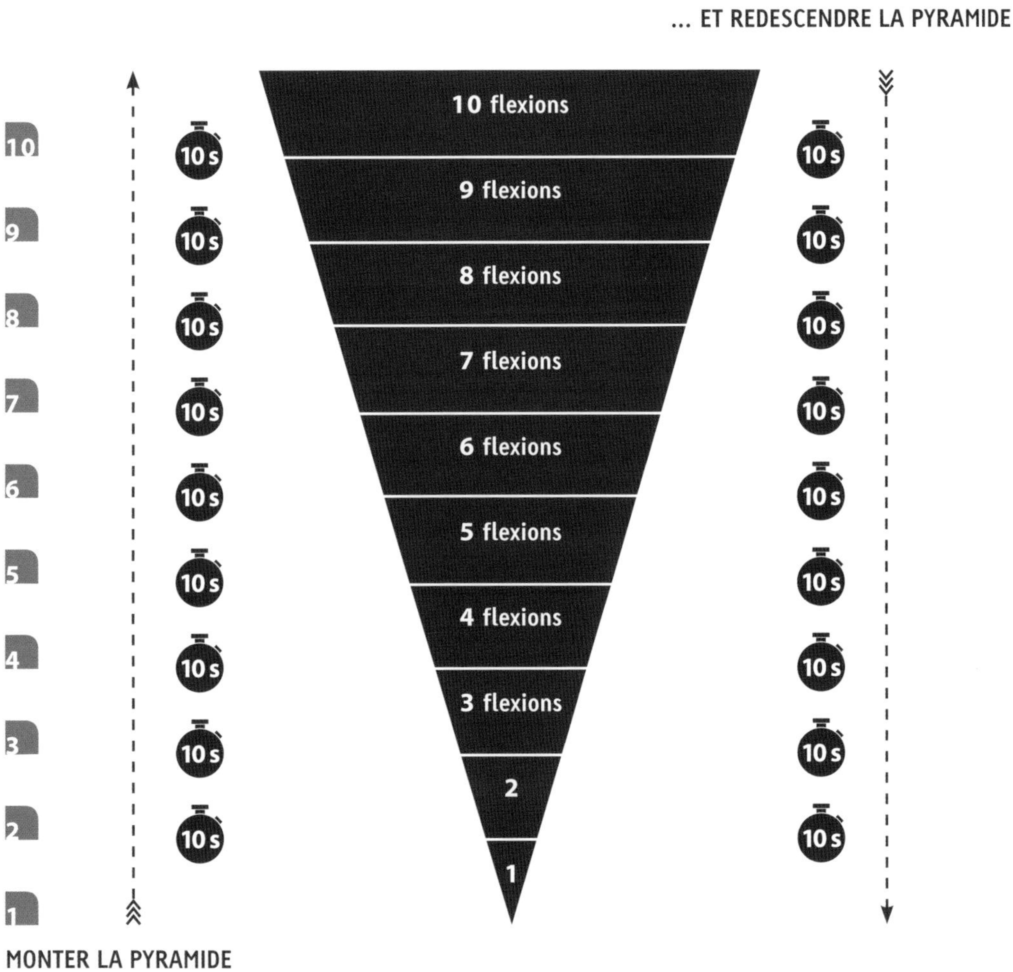

12 GAINAGE SIMPLE

TYPE DE SÉANCE

Force

PARTIE TRAVAILLÉE

Gainage

CONSIGNES

Enchaîner les 4 positions.
Garder le corps bien aligné en regardant droit devant soi.
Bien respirer.

NIVEAU 1 Tenir les positions 15 à 30 s/ 2 à 3 circuits

NIVEAU 2 Tenir les positions 30 à 45 s/ 2 à 3 circuits

NIVEAU 3 Tenir les positions 1 mn/ 2 à 3 circuits

GAINAGE SIMPLE

1

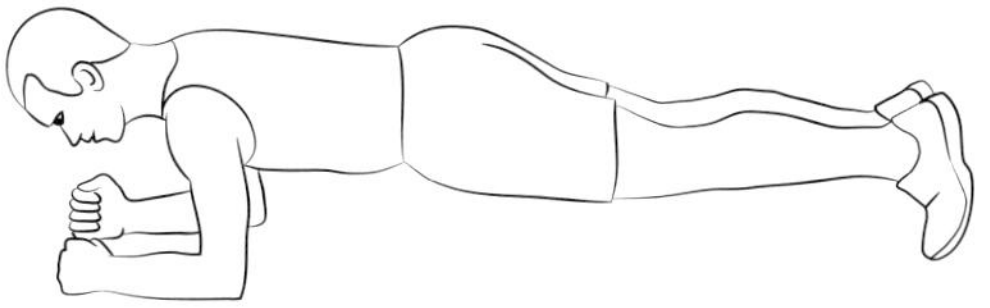

Planche ventrale

2

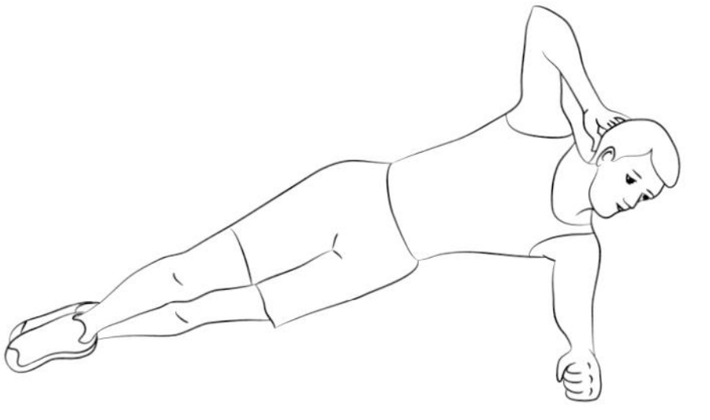

Planche latérale gauche

3

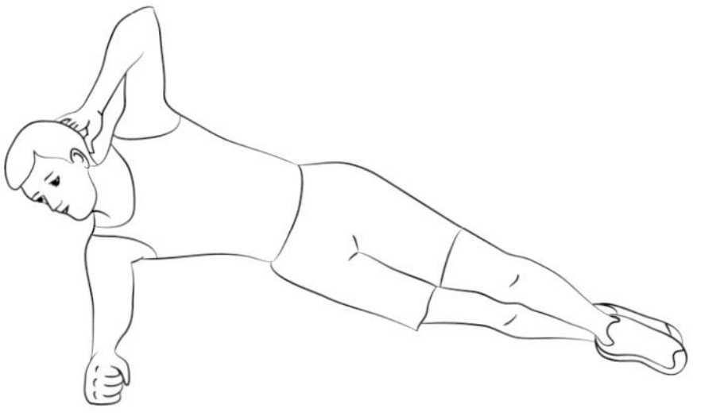

Planche latérale droite

4

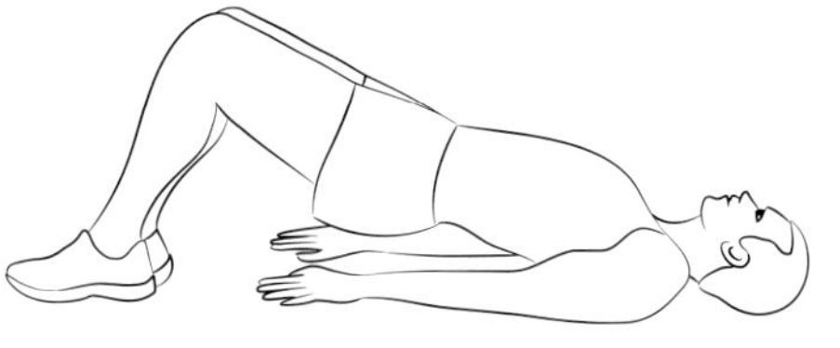

Pont

NIVEAU 1 15 à 30 s/ 2 à 3 circuits

NIVEAU 2 30 à 45 s/ 2 à 3 circuits

NIVEAU 3 1 mn/ 2 à 3 circuits

13 GAINAGE SWISS BALL

TYPE DE SÉANCE

Force

PARTIE TRAVAILLÉE

Gainage

CONSIGNES

Enchaîner les 4 positions.
Garder le corps bien aligné en regardant droit devant soi.
Bien respirer.

NIVEAU 1 Tenir les positions 15 à 30 s/ 2 à 3 circuits

NIVEAU 2 Tenir les positions 30 à 45 s/ 2 à 3 circuits

NIVEAU 3 Tenir les positions 1 mn/ 2 à 3 circuits

GAINAGE SWISS BALL

1

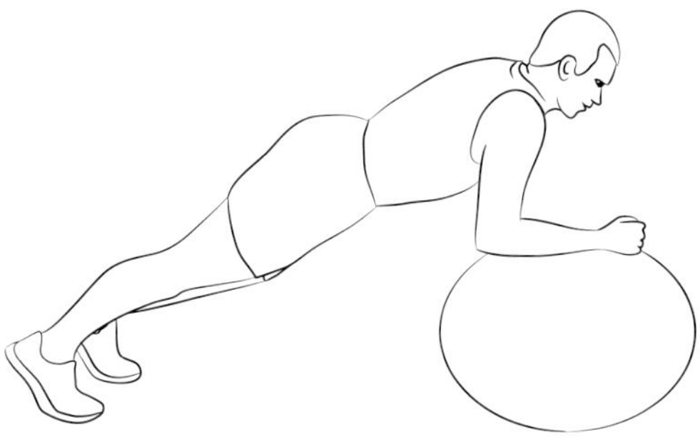

Planche ventrale sur swiss ball

2

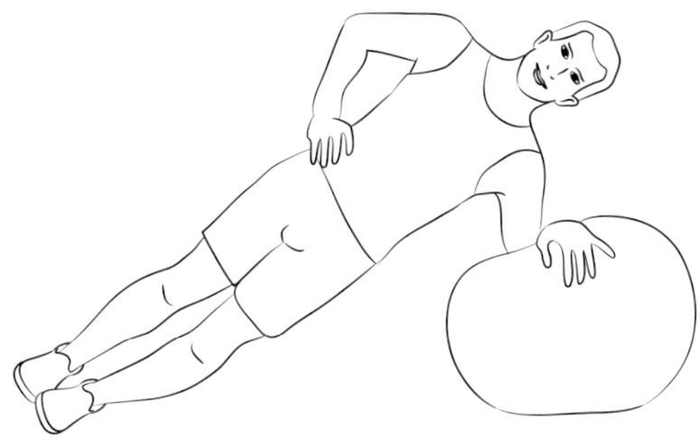

Planche latérale gauche sur swiss ball

3

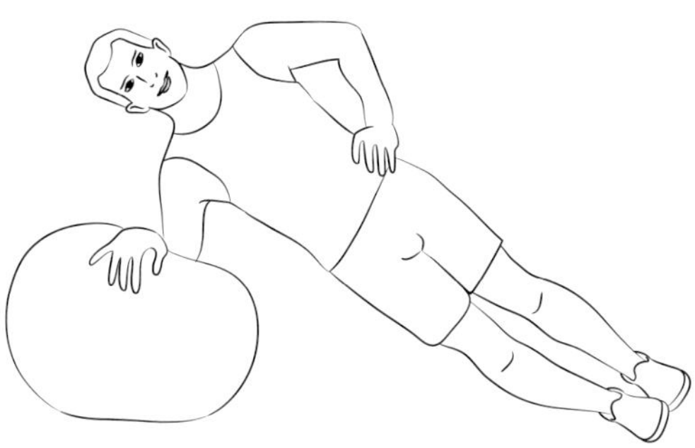

Planche latérale droite sur swiss ball

4

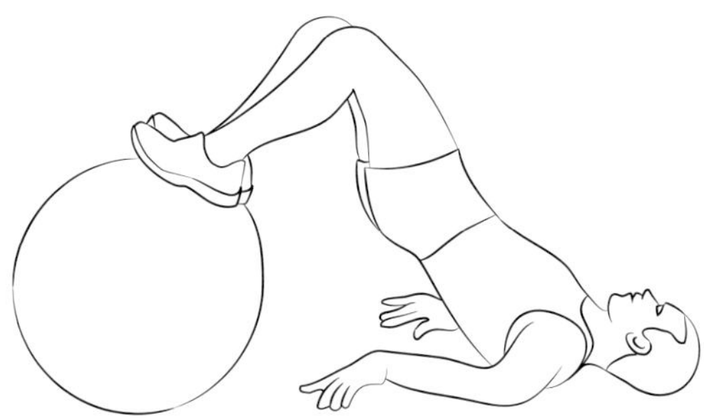

Pont pieds sur le swiss-ball

NIVEAU 1 15 à 30 s/ 2 à 3 circuits

NIVEAU 2 30 à 45 s/ 2 à 3 circuits

NIVEAU 3 1 mn/ 2 à 3 circuits

14 GAINAGE AVANCÉ

TYPE DE SÉANCE

Force

PARTIE TRAVAILLÉE

Gainage

CONSIGNES

Enchaîner les 4 positions.
Garder le corps bien aligné en regardant droit devant soi.
Bien respirer.

NIVEAU 1 Tenir les positions 15 à 30 s/ 2 à 3 circuits

NIVEAU 2 Tenir les positions 30 à 45 s/ 2 à 3 circuits

NIVEAU 3 Tenir les positions 1 mn/ 2 à 3 circuits

GAINAGE AVANCÉ

1

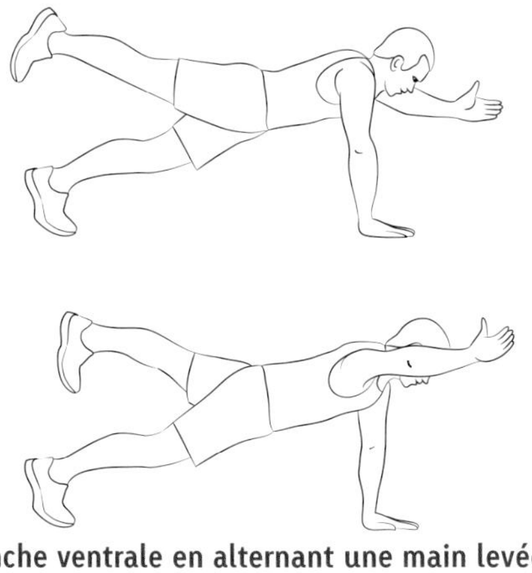

Planche ventrale en alternant une main levée puis l'autre, une jambe levée puis l'autre

2

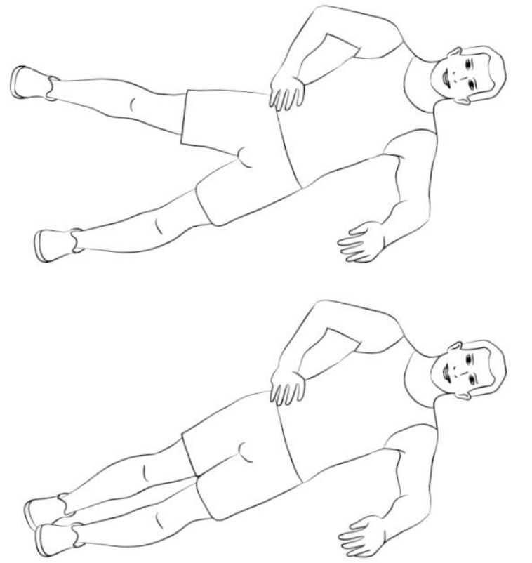

Planche latérale gauche jambe levée

3

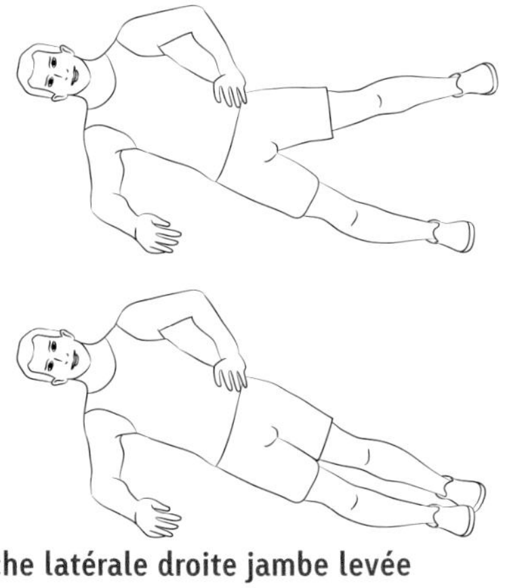

Planche latérale droite jambe levée

4

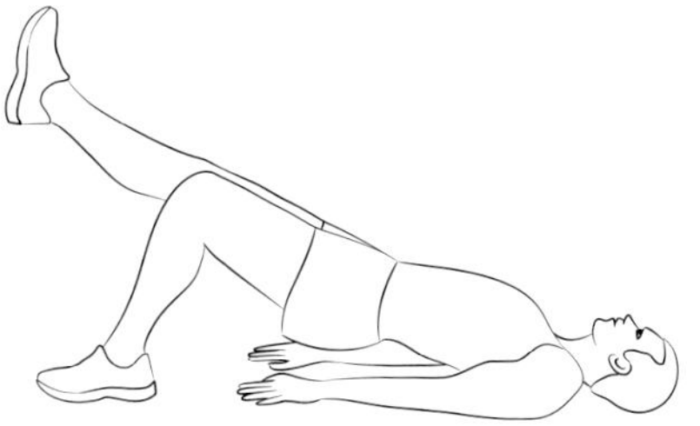

Pont en levant alternativement une jambe puis l'autre

NIVEAU 1 15 à 30 s/ 2 à 3 circuits

NIVEAU 2 30 à 45 s/ 2 à 3 circuits

NIVEAU 3 1 mn/ 2 à 3 circuits

15 GAINAGE DYNAMIQUE

TYPE DE SÉANCE

Force

PARTIE TRAVAILLÉE

Gainage

CONSIGNES

Séance à réaliser après une séance force plus complète.
Enchaîner les 4 positions.
Garder le corps bien aligné en regardant droit devant soi.
Bien respirer.

NIVEAU 1 15 à 30 mouvements

NIVEAU 2 30 à 45 mouvements

NIVEAU 3 60 mouvements

GAINAGE DYNAMIQUE

1

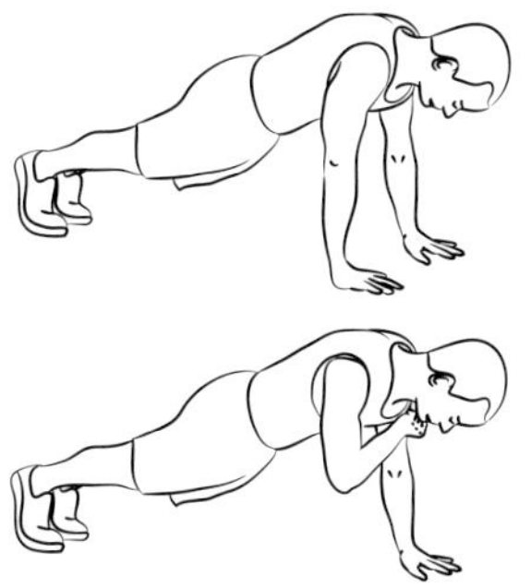

Shoulder taps

2

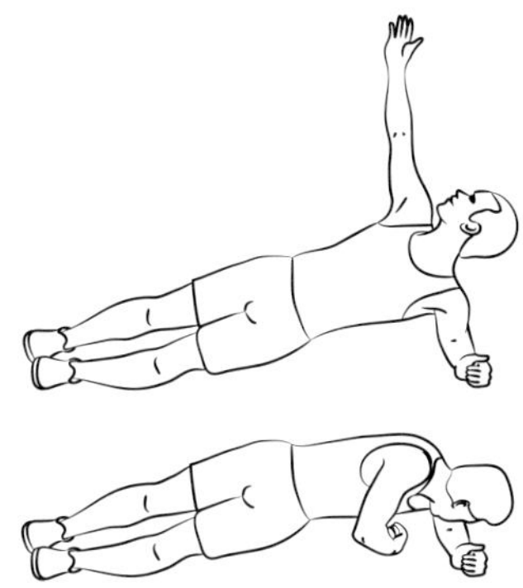

Planche latérale gauche en rotation

3

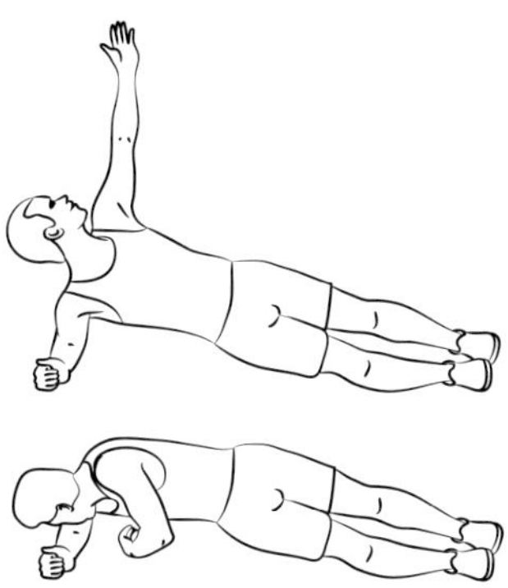

Planche latérale droite en rotation

4

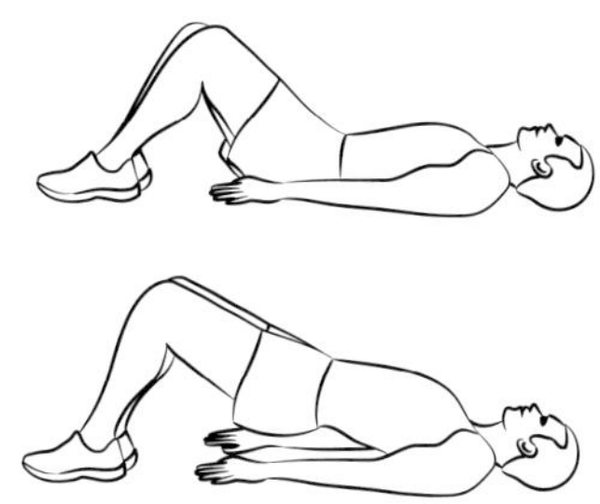

Levés de bassin

NIVEAU 1 15 à 30 mouvements

NIVEAU 2 30 à 45 mouvements

NIVEAU 3 60 mouvements

16 10/10 FLEXIONS

TYPE DE SÉANCE
Force

PARTIE TRAVAILLÉE
Bas du corps et tronc

CONSIGNES
Ce n'est pas un concours de vitesse, le rythme est libre alors il faut s'appliquer.
Prendre quelques secondes de récupération entre chaque bloc de 10.
Rester bien gainé et regarder devant soi afin de respecter les courbures naturelles du rachis.
Rester solide sur les appuis lors des sauts de grenouille et sauter loin tout en contrôlant l'atterrissage en fléchissant les membres inférieurs juste avant le contact au sol.
Contrôler les descentes et ne pas s'avachir.

POUR RÉDUIRE LA DIFFICULTÉ
Limiter la descente (de moitié par exemple).

NIVEAU 1 1 circuit

NIVEAU 2 2 à 3 circuits/ 2 mn de récup. entre les circuits

NIVEAU 3 3 à 4 circuits/ 2 mn de récup. entre les circuits

10/10 FLEXIONS

1

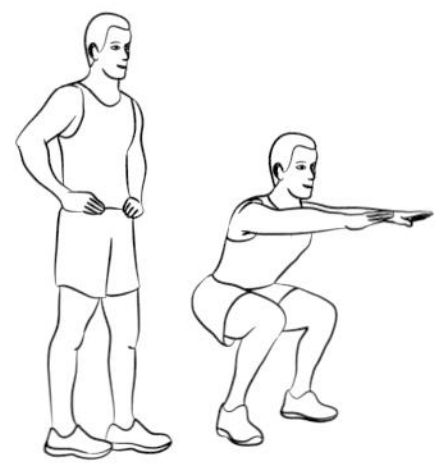

10 flexions

2

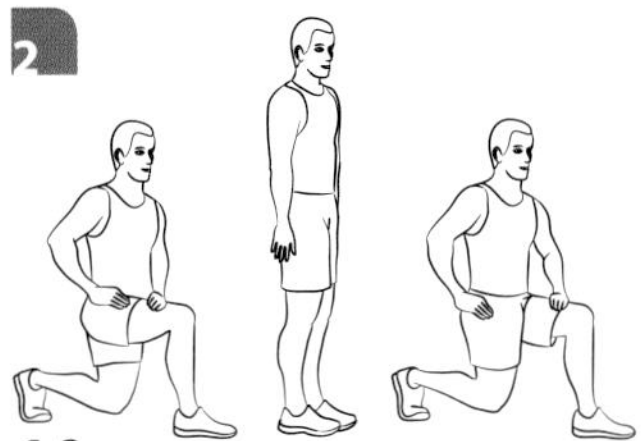

10 fentes marchées

3

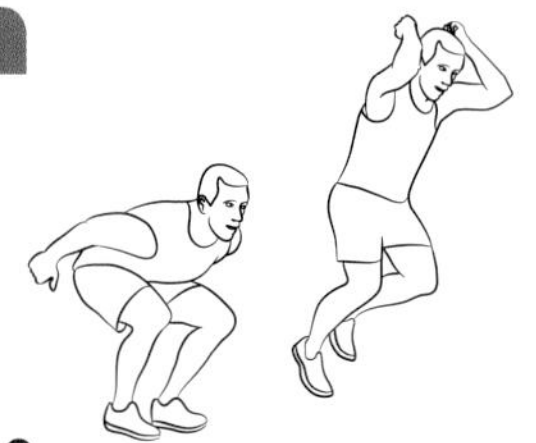

10 sauts de grenouille

4

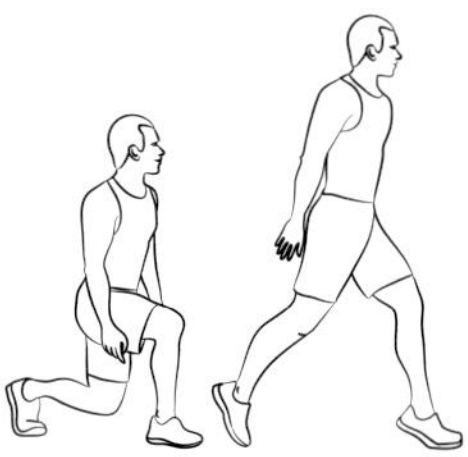

10 fentes sautées

5

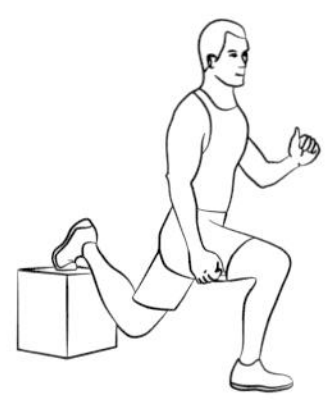

10 fentes sur box (gauche)

6

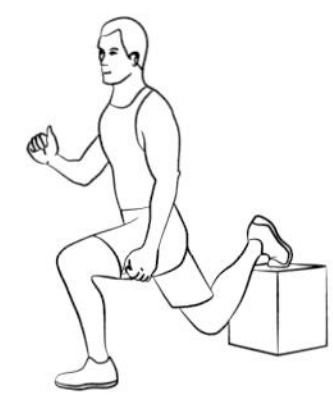

10 fentes sur box (droite)

7

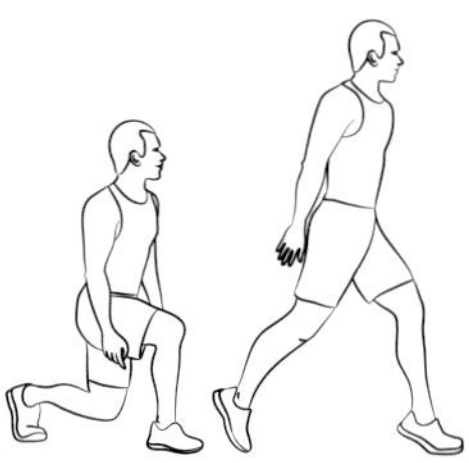

10 fentes sautées

8

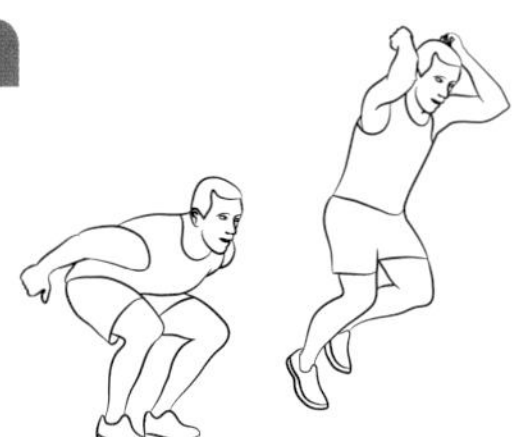

10 sauts de grenouille

9

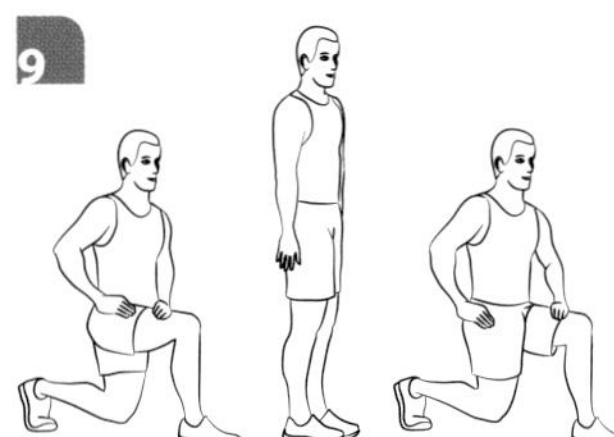

10 fentes marchées

10

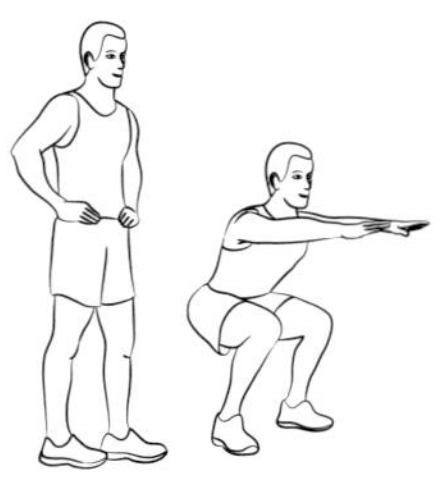

10 flexions

17 SÉANCE 10-70

TYPE DE SÉANCE
Force

PARTIE TRAVAILLÉE
Corps complet

CONSIGNES
Ne pas hésiter à faire des pauses si besoin (même au cours d'un même exercice comme les pompes par exemple).
Rester bien gainé pendant tous les mouvements en regardant devant soi.
Amortir les impacts au sol au moment des sauts.

POUR RÉDUIRE LA DIFFICULTÉ
Diviser par 10 ou 5 le nombre de répétitions.

NIVEAU 1 1 circuit

NIVEAU 2 2 circuits/ 2 mn de récup. entre les circuits

NIVEAU 3 3 circuits/ 2 mn de récup. entre les circuits

SÉANCE 10-70

1

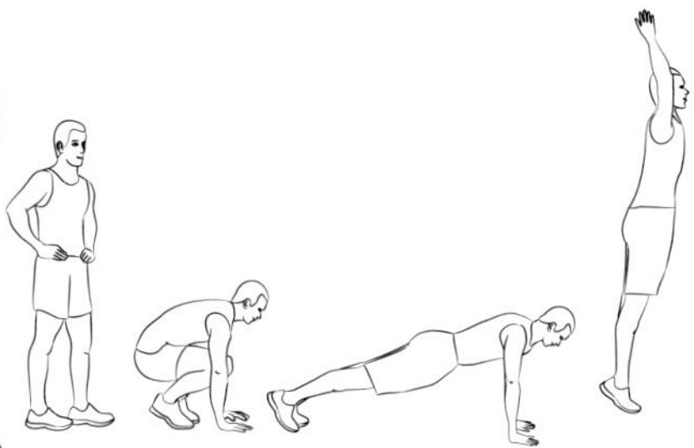

10 burpees

2

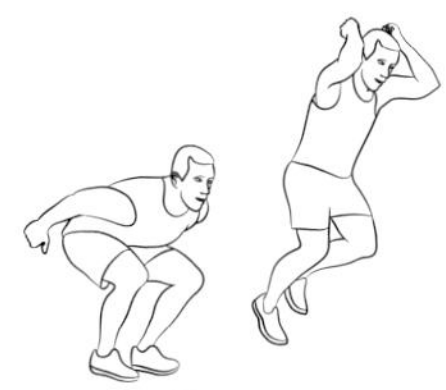

20 sauts de grenouille

3

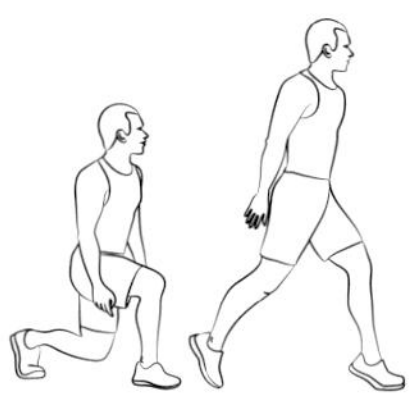

30 fentes sautées

4

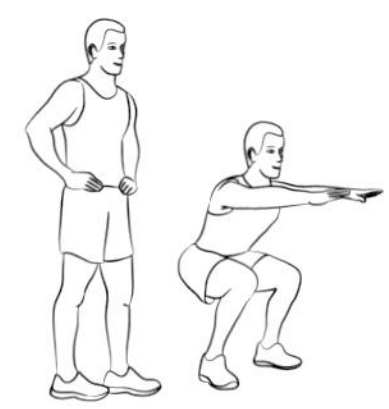

40 flexions

5

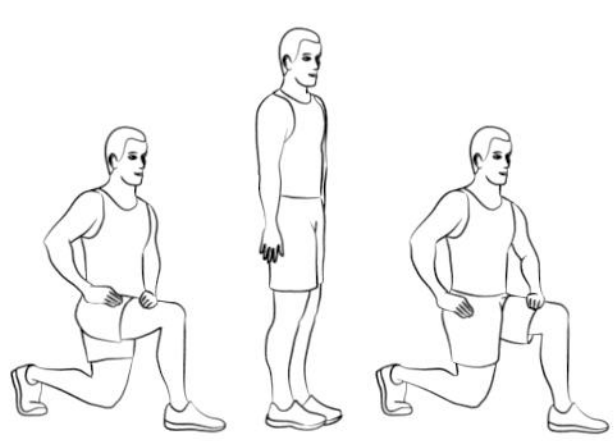

50 fentes marchées

6

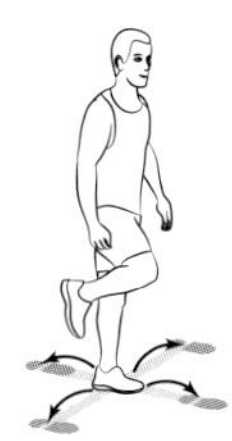

60 sauts en étoile sur 1 jambe (30 par jambe)

7

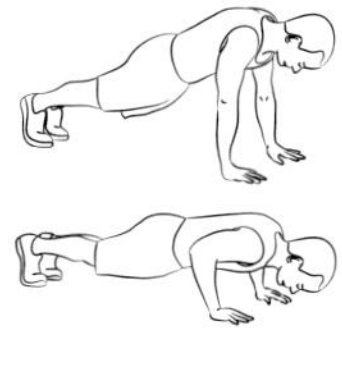

70 pompes

18 SÉANCE 12x50

TYPE DE SÉANCE
Force

PARTIE TRAVAILLÉE
Corps complet

CONSIGNES
Les phases de gainage permettent de récupérer en cours de circuit.
Prendre le temps de faire les exercices correctement.
Rester bien gainé durant tous les exercices en regardant devant soi pour bien respecter les courbures naturelles du rachis.
Récupérer quelques secondes entre chaque exercice et chaque circuit.

NIVEAU 1 1 circuit mais « 12 fois 20 » ou « 12 fois 30 »

NIVEAU 2 1 circuit « 12 fois 50 »

NIVEAU 3 2 circuits « 12 fois 50 »

SÉANCE 12x50

1

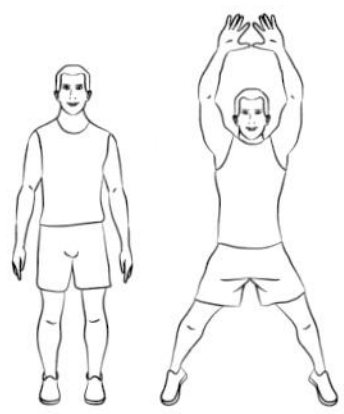

50 jumping jacks

2

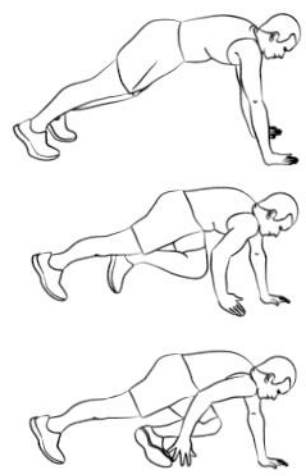

50 mountain climber taps

3

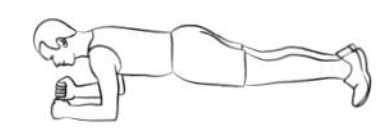

50 s planche ventrale

4

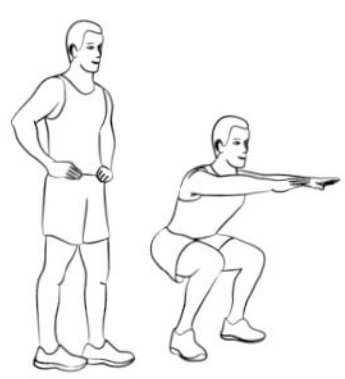

50 flexions

5

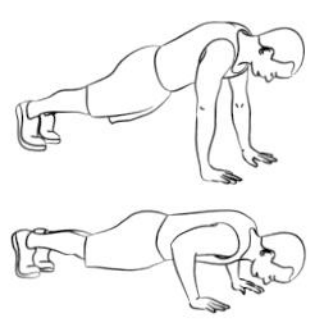

50 pompes

6

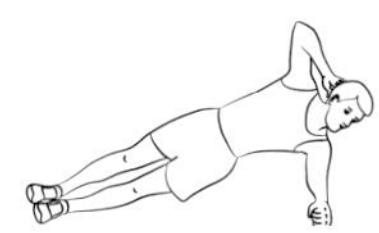

50 s planche latérale gauche

7

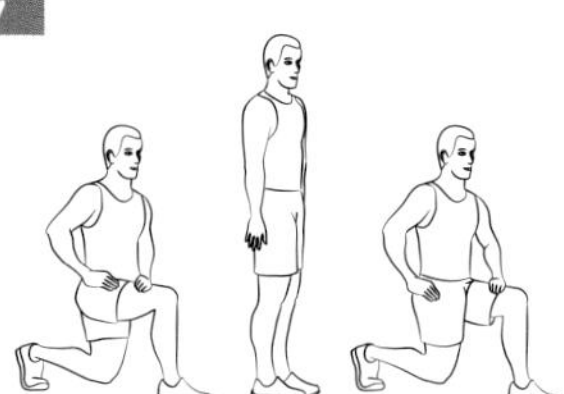

50 fentes marchées

8

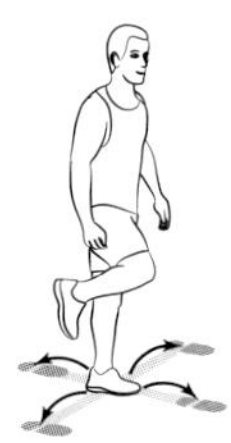

50 sauts en étoile sur jambe gauche

7

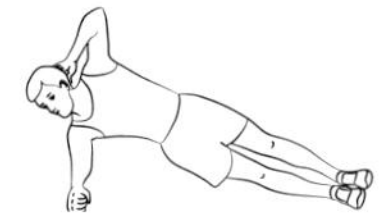

50 s planche latérale droite

10

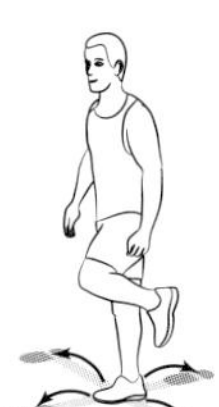

50 sauts en étoile sur jambe droite

11

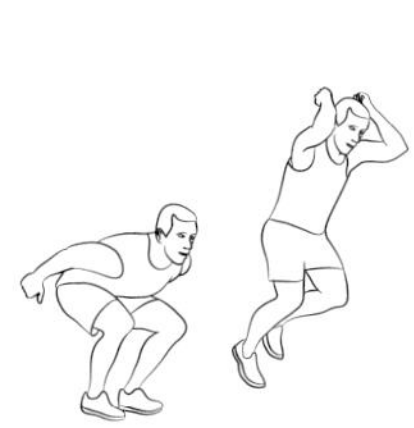

50 sauts de grenouille en avançant

12

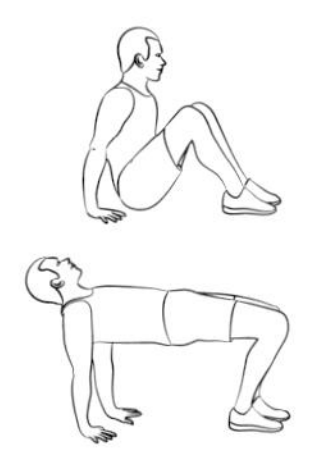

50 s planche dorsale

19 SÉANCE 200/200

TYPE DE SÉANCE
Force

PARTIE TRAVAILLÉE
Corps complet

CONSIGNES
Cette séance associe des séries de pompes et des séries de sauts.
Prendre le temps de faire les exercices correctement.
Récupérer quelques secondes entre chaque exercice et entre deux circuits.
Rester bien gainé durant tous les exercices en regardant devant soi pour bien respecter les courbures naturelles du rachis.
S'appliquer sur les réceptions des sauts en amortissant bien et en évitant de s'avachir.

NIVEAU 1 1 circuit mais « 80/80 » soit 10 répétitions de chaque exercice

NIVEAU 2 1 circuit « 200/200 »

NIVEAU 3 2 circuits « 200/200 »

SÉANCE 200/200

200 POMPES

1

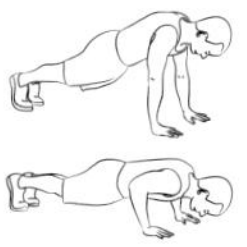

25 classiques

2

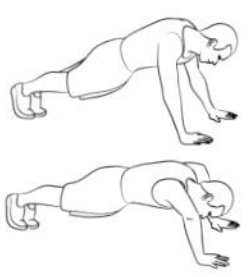

25 mains en avant

3

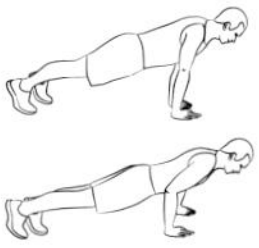

25 mains en arrière

4

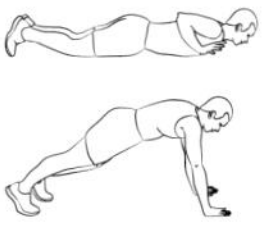

25 pompes complètes

5

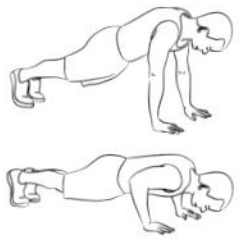

25 classiques

6

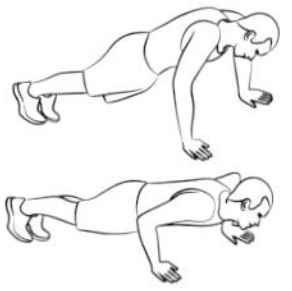

25 mains écartées

7

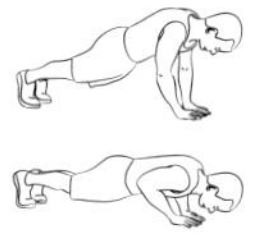

25 mains jointes

8

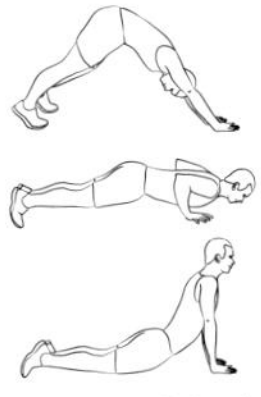

25 pompes hindoues

200 SAUTS

1

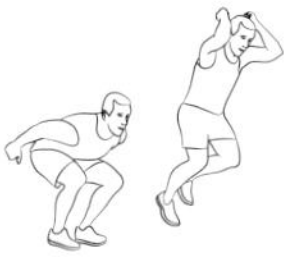

25 sauts de grenouille en avançant

2

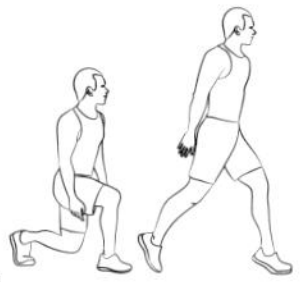

25 fentes sautées

3

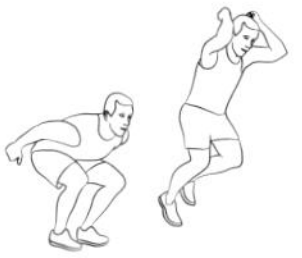

25 sauts de grenouille en avançant

4

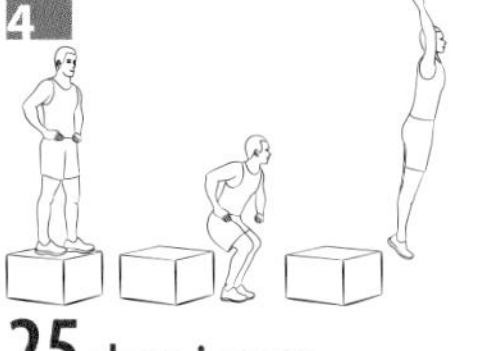

25 drop jumps

5

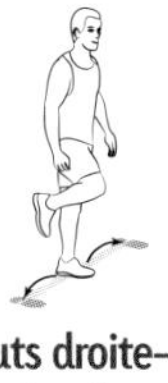

25 sauts droite-gauche sur une jambe

6

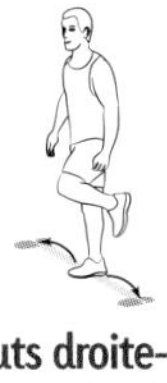

25 sauts droite-gauche sur l'autre jambe

7

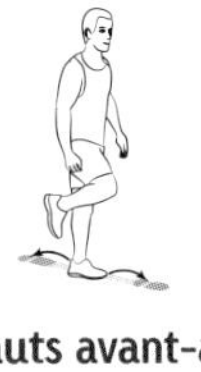

25 sauts avant-arrière sur une jambe

8

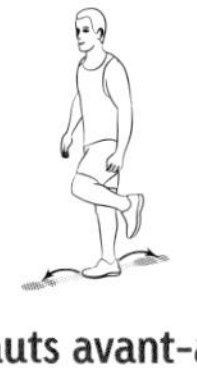

25 sauts avant-arrière sur l'autre jambe

20 SÉANCE 500

TYPE DE SÉANCE
Force

PARTIE TRAVAILLÉE
Corps complet

CONSIGNES
500 c'est 100 mountain climbers + 50 flexions + 50 fentes marchées + 100 pompes + 200 s de gainage.
Récupérer quelques secondes entre chaque exercice si nécessaire et entre chaque circuit.
S'appliquer lors de la réception des sauts en amortissant bien, en évitant de s'avachir et en terminant bien l'extension.
Rester bien gainé durant les fentes marchées et les mountain climbers.

NIVEAU 1 1 circuit « 250 » c'est-à-dire en divisant par 2 le nombre de répétitions de chaque exercice.

NIVEAU 2 2 circuits « 500 »

NIVEAU 3 3 circuits « 500 »

SÉANCE 500

1

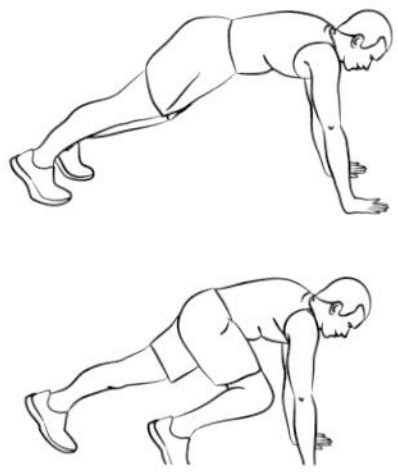

100 mountain climbers

2

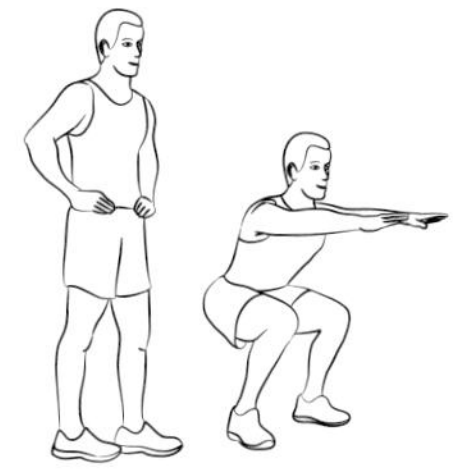

50 flexions

3

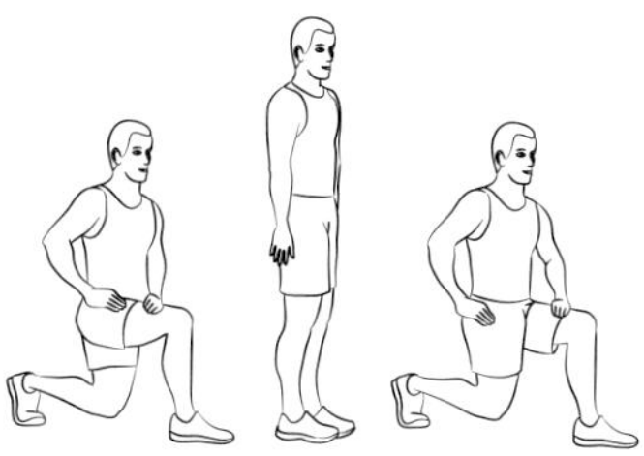

50 fentes marchées

4

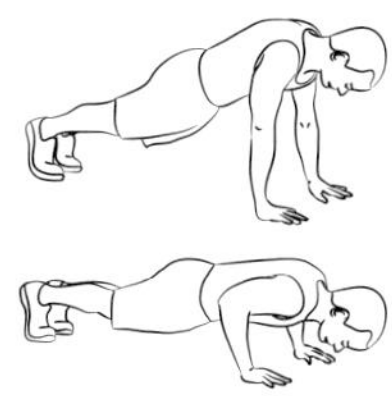

100 pompes

5

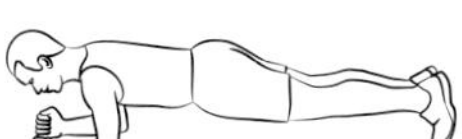

50 s planche ventrale

6

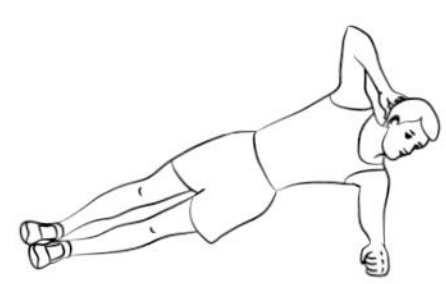

50 s planche latéral gauche

7

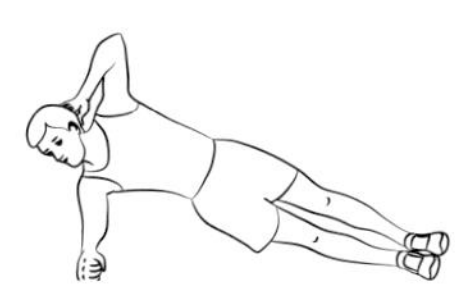

50 s planche latérale droite

8

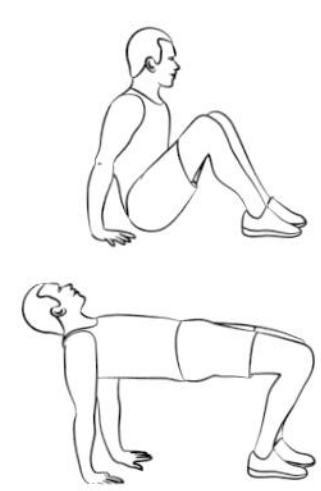

50 s planche dorsale

21 5 PAR 5

TYPE DE SÉANCE
Force

PARTIE TRAVAILLÉE
Corps complet

CONSIGNES
À chaque nouveau bloc, on introduit un exercice et on augmente le nombre de répétitions pour ce nouvel exercice.
Rien ne sert de se presser, récupérer quelques secondes entre les exercices.
Garder le corps bien gainé durant tous les mouvements.

POUR RÉDUIRE LA DIFFICULTÉ
Faire les pompes en appui sur les genoux plutôt que sur les pieds. Si besoin, fractionner les blocs en récupérant un peu.

NIVEAU 1 Blocs 1 à 4

NIVEAU 2 1 circuit

NIVEAU 3 2 circuits/ 2mn de récup. entre les circuits

5 PAR 5

1

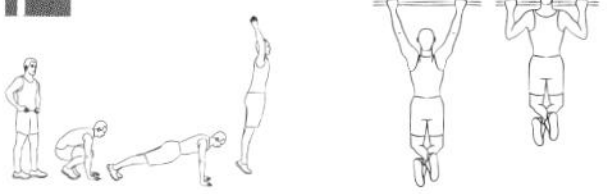

10 burpees **5** tractions

2

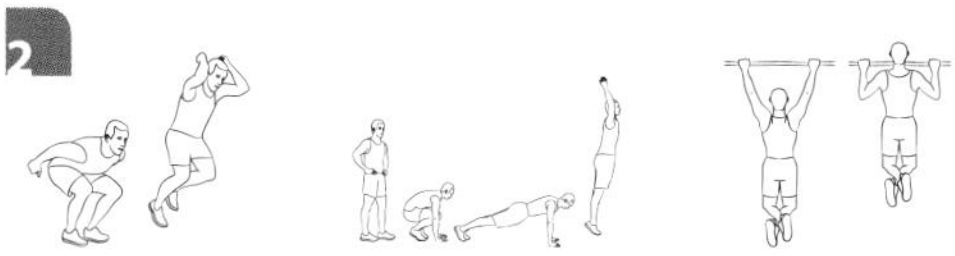

15 sauts de grenouille **10** burpees **5** tractions

3

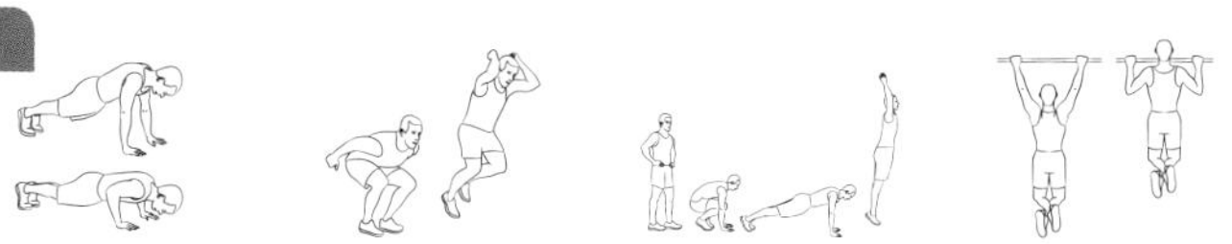

20 pompes **15** sauts de grenouille **10** burpees **5** tractions

4

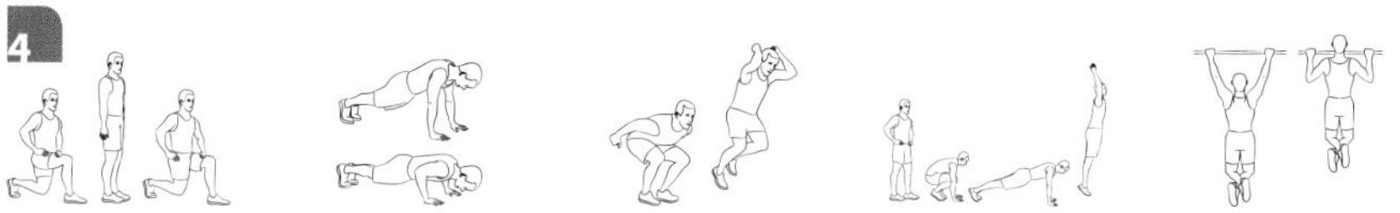

25 fentes marchées **20** pompes **15** sauts de grenouille **10** burpees **5** tractions

5

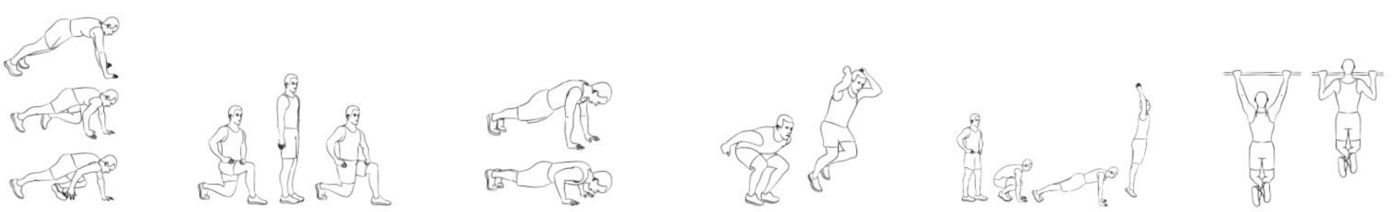

30 mountain climber taps **25** fentes marchées **20** pompes **15** sauts de grenouille **10** burpees **5** tractions

22 SÉANCE 5-10-5

TYPE DE SÉANCE

Force

PARTIE TRAVAILLÉE

Corps complet

CONSIGNES

Un même circuit à effectuer 3 fois. Seul le nombre de répétitions change (5 puis 10 puis 5). Ne pas hésiter à faire des pauses si besoin (même au cours d'un même exercice comme les tractions par exemple).

Rester bien gainé pendant tous les mouvements en regardant devant soi.

NIVEAU 1 3 à 4 fois le bloc 1/ 2 mn de récup. entre les blocs

NIVEAU 2 1 à 2 fois (bloc 1 + bloc 2 + bloc 1)/ 2 mn de récup. entre les blocs

NIVEAU 3 3 à 4 fois (bloc 1 + bloc 2 + bloc1)/ 2 mn de récup. entre les blocs

SÉANCE 5-10-5

BLOC 1

1

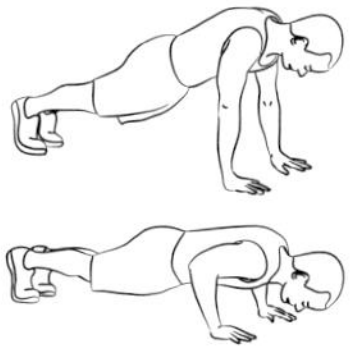

5 pompes

2

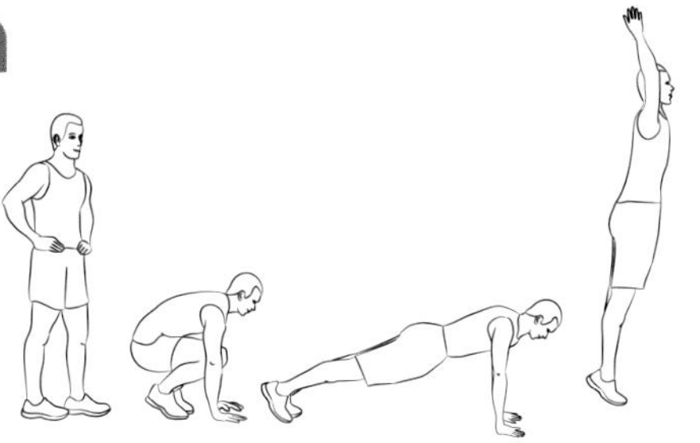

5 burpees

3

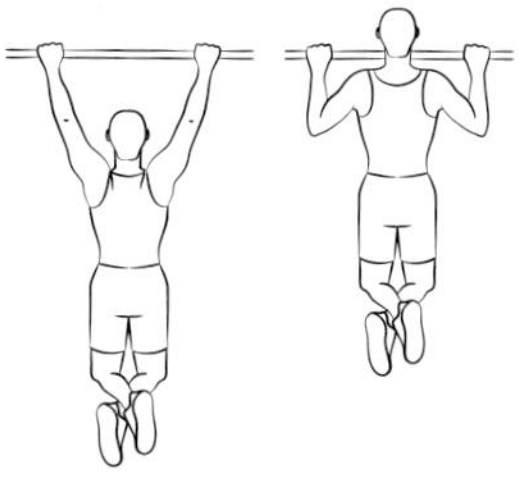

5 tractions

4

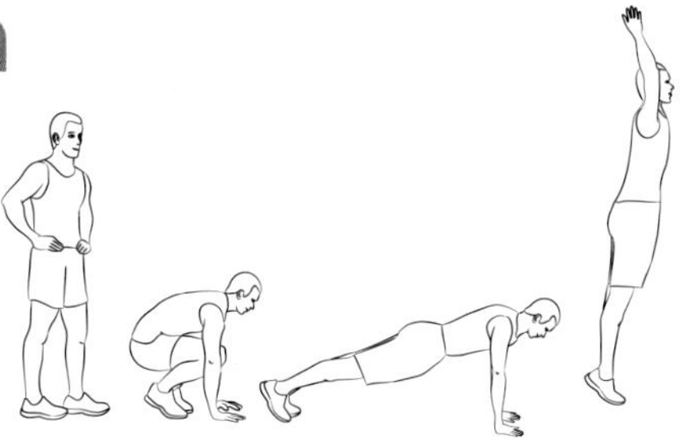

5 burpees

5

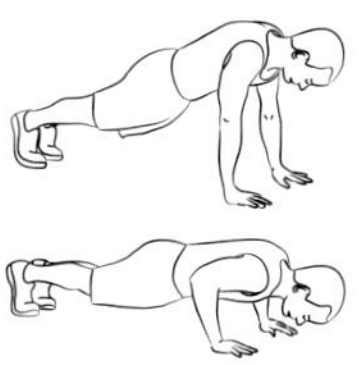

5 pompes

BLOC 2 IDEM MAIS AVEC 10 RÉPÉTITIONS AU LIEU DE 5

23 1 DE +

TYPE DE SÉANCE
Force

PARTIE TRAVAILLÉE
Corps complet

CONSIGNES
La page ci-contre se lit verticalement.
À chaque nouveau bloc, on introduit un exercice et on augmente le nombre de répétitions des exercices du bloc précédent.
Bloc 1 : 10 pompes
Bloc 2 : 10 sauts en étoile sur chaque jambe + 15 pompes
Bloc 3 : 10 fentes sautées + 15 sauts en étoiles + 20 pompes
Etc.
L'augmentation du nombre de répétions et l'introduction d'un nouvel exercice à chaque bloc rompt la monotonie.

POUR RÉDUIRE LA DIFFICULTÉ
Si besoin fractionner les blocs en récupérant un peu.

NIVEAU 1 1 circuit/ 2mn de récup. entre chaque circuit

NIVEAU 2 2 circuits/ 2mn de récup. entre chaque circuit

NIVEAU 3 3 circuits/ 2mn de récup. entre chaque circuit

1 DE +

	1	2	3	4	5	6	7
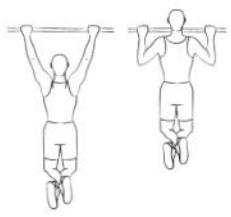 Tractions							10
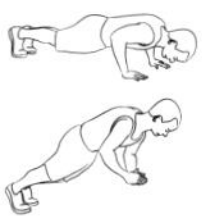 Pompes claquées						10	15
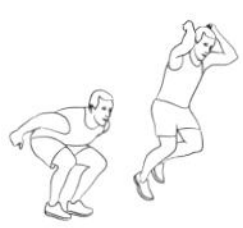 Sauts de grenouille					10	15	20
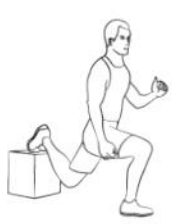 Fentes sur chaque jambe				10	15	20	25
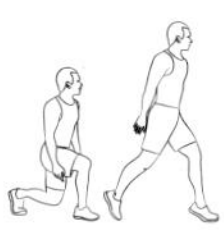 Fentes sautées			10	15	20	25	30
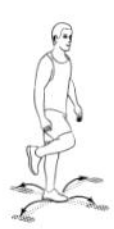 Sauts en étoile sur chaque jambe		10	15	20	25	30	35
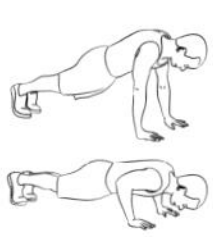 Pompes	10	15	20	25	30	35	40

24 RE-FLEXIONS

TYPE DE SÉANCE

Force

PARTIE TRAVAILLÉE

Corps complet

CONSIGNES

Prendre le temps de faire les exercices correctement.

Récupérer quelques secondes entre chaque exercice si nécessaire et entre chaque bloc.

Rester bien gainé durant tous les exercices en regardant devant soi pour bien respecter les courbures naturelles du rachis.

S'appliquer lors de la réception des sauts en amortissant bien et en évitant de s'avachir.

NIVEAU 1 Bloc 1 + bloc 2

NIVEAU 2 2 circuits (bloc 1 + bloc 2)

NIVEAU 3 3 à 4 circuits (bloc 1 + bloc 2)

RE-FLEXIONS

BLOC 1

1

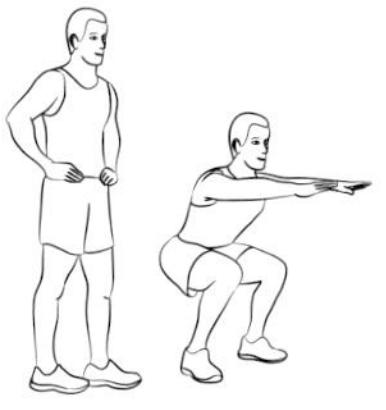

5 flexions

2

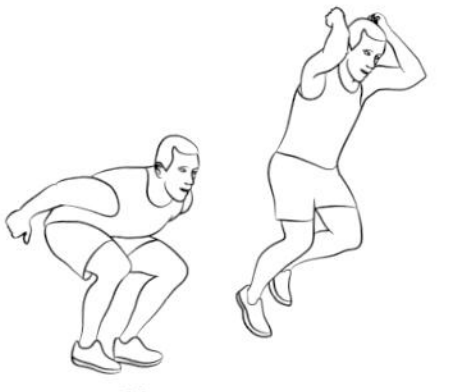

5 sauts de grenouille

3

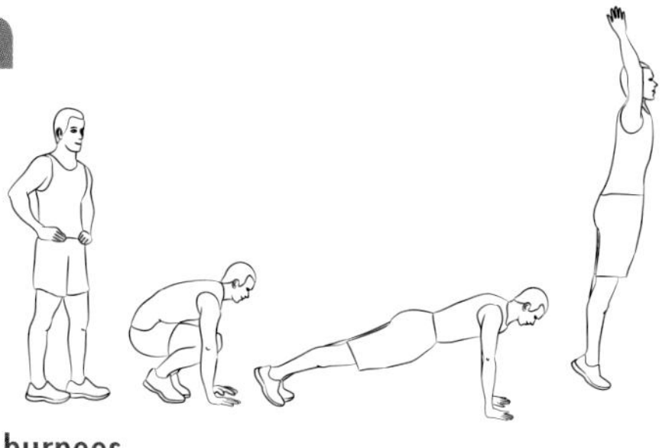

5 burpees

4

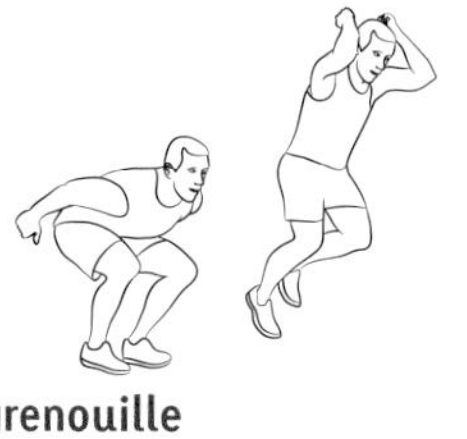

5 sauts de grenouille

5

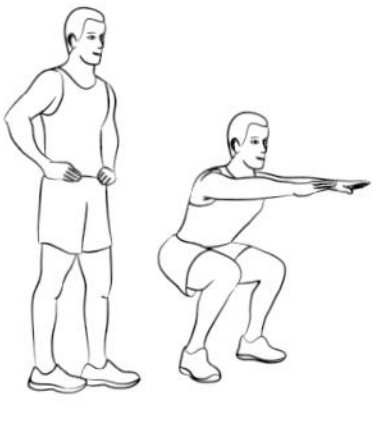

5 flexions

BLOC 2 IDEM MAIS AVEC 10 RÉPÉTITIONS AU LIEU DE 5

25 LE CLASSIQUE PBF

TYPE DE SÉANCE

Force

PARTIE TRAVAILLÉE

Corps complet

CONSIGNES

Prendre le temps de faire les exercices correctement.

Récupérer quelques secondes entre chaque exercice si nécessaire et entre chaque bloc.

Rester bien gainé durant tous les exercices en regardant devant soi pour bien respecter les courbures naturelles du rachis.

S'appliquer lors de la réception des burpees en amortissant bien et en évitant de s'avachir.

NIVEAU 1 2 fois (bloc 1 + bloc 2)

NIVEAU 2 2 fois (bloc 1 + bloc 2 + bloc 3 + bloc 4)

NIVEAU 3 3 à 4 fois (bloc 1 + bloc 2 + bloc 3 +bloc 4)

LE CLASSIQUE PBF

BLOC 1

1

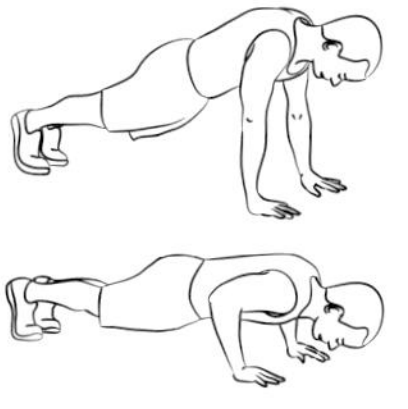

5 pompes

2

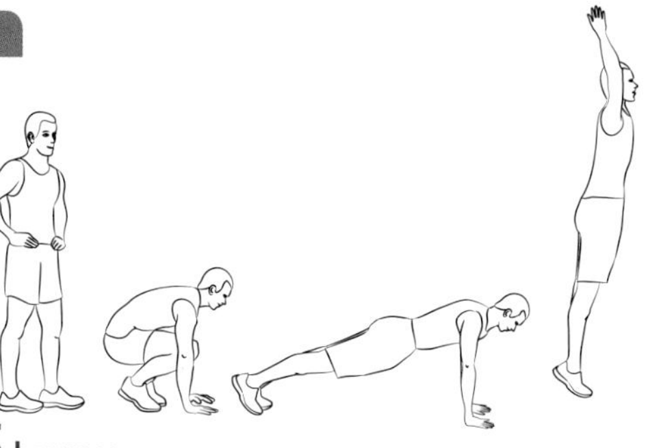

5 burpees

3

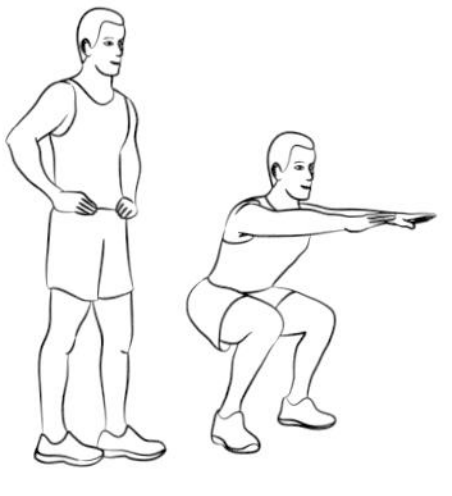

5 flexions

BLOC 2 IDEM MAIS AVEC 10 RÉPÉTITIONS

BLOC 3 IDEM MAIS AVEC 15 RÉPÉTITIONS

BLOC 4 IDEM MAIS AVEC 20 RÉPÉTITIONS

26 GRIMPEUR

TYPE DE SÉANCE

Force

PARTIE TRAVAILLÉE

Corps complet

CONSIGNES

S'appliquer lors de la réception des sauts en amortissant bien, en évitant de s'avachir et en terminant bien l'extension.

Rester bien gainé durant les mountain climbers afin de bien respecter les courbures naturelles du rachis.

NIVEAU 1 1 à 2 circuits

NIVEAU 2 3 à 4 circuits

NIVEAU 3 5 à 6 circuits

GRIMPEUR

1

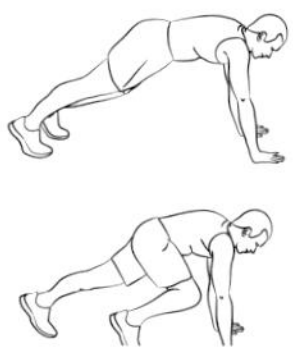

40 mountain climbers

2

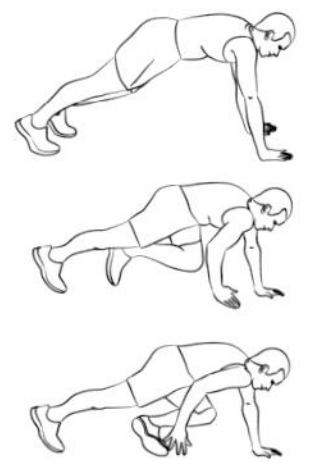

40 mountain climber taps

3

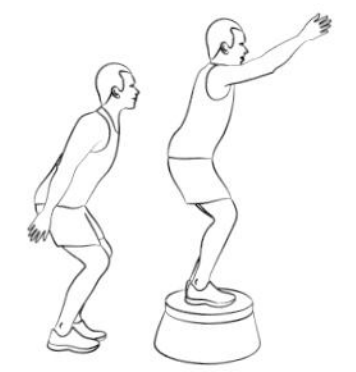

20 box jumps

4

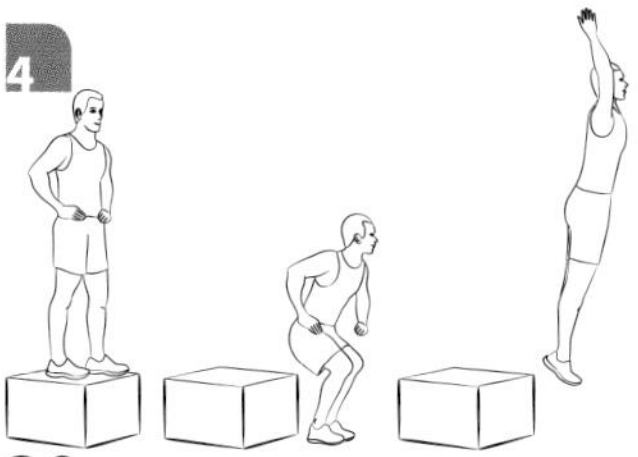

20 drop jumps

5

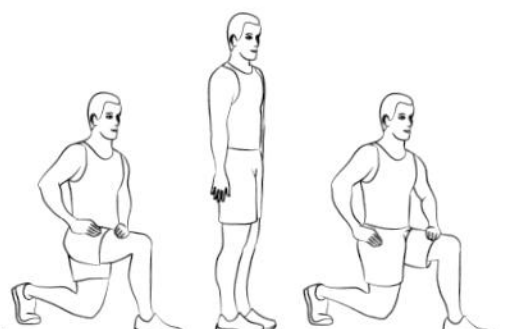

30 fentes marchées

6

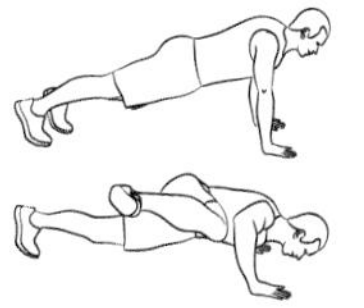

30 pompes Spiderman

7

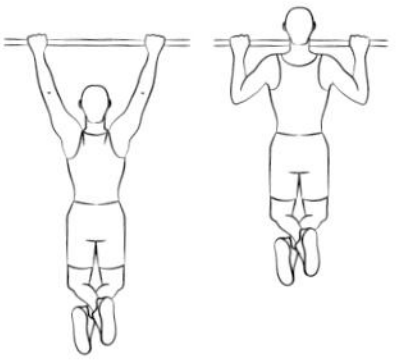

10 tractions

8

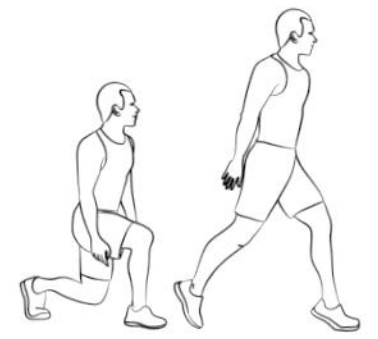

10 fentes sautées

27 SUR UN FIL

TYPE DE SÉANCE

Force

PARTIE TRAVAILLÉE

Corps complet

CONSIGNES

Imaginez une bande étroite au sol.

Les sauts sur une jambe doivent être réalisés en sautant de chaque côté de la bande virtuelle.

Lors des autres exercices, les appuis sont pris sur cette bande étroite.

Le shoulder double tap est identique au shoulder tap sauf que l'on doit taper l'épaule, le sol puis l'épaule avant de changer de côté.

POUR RÉDUIRE LA DIFFICULTÉ

Si besoin, fractionner les blocs en récupérant un peu.

NIVEAU 1 1 à 2 circuits/ 2 mn de récup. entre les circuits

NIVEAU 2 3 à 4 circuits/ 2 mn de récup. entre les circuits

NIVEAU 3 5 à 6 circuits/ 2 mn de récup. entre les circuits

SUR UN FIL

1

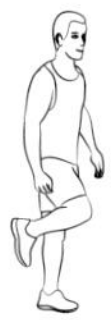

20 sauts sur la jambe gauche (de droite à gauche et de gauche à droite de la bande)

2

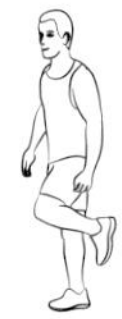

20 sauts sur la jambe droite (de droite à gauche et de gauche à droite de la bande)

3

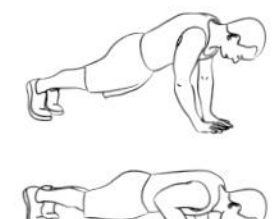

20 pompes mains jointes

4

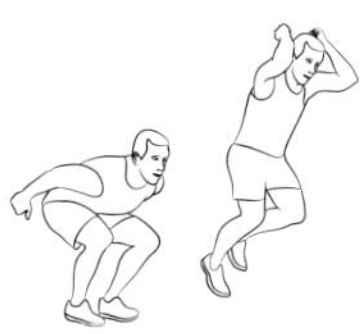

20 sauts de grenouille

5

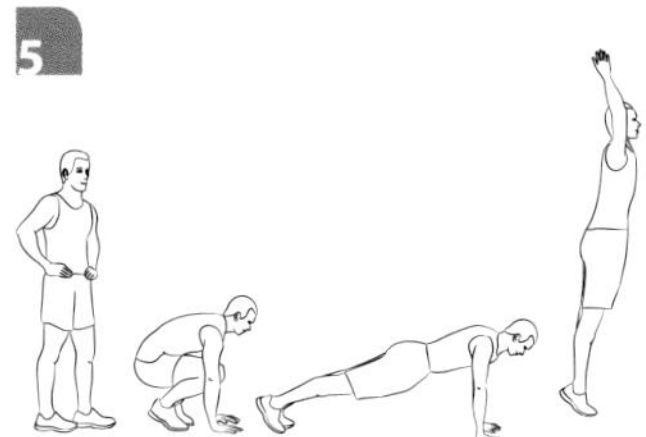

20 burpees

6

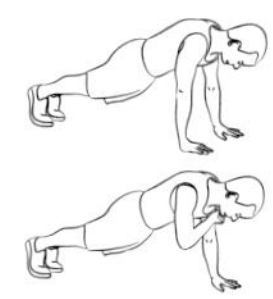

20 double shoulder taps

7

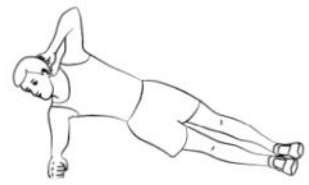

20 s planche latérale droite

8

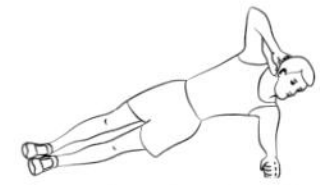

20 s planche latérale gauche

28 OUF !

TYPE DE SÉANCE
Force et cardio

PARTIE TRAVAILLÉE
Corps complet

CONSIGNES
Attention, ça commence fort mais la fin est plus facile.
Ne pas hésiter à fragmenter les blocs.
Rester bien gainé et appliqué sur les burpees.
Descendre bas et rester gainé sur les fentes marchées.
Prendre le temps sur les shoulder taps.

NIVEAU 1 Bloc 4 + bloc 5 + bloc 6

NIVEAU 2 Bloc 2 + bloc 3 + bloc 4 + bloc 5 + bloc 6

NIVEAU 3 Circuit complet

OUF !

BLOC 1

1

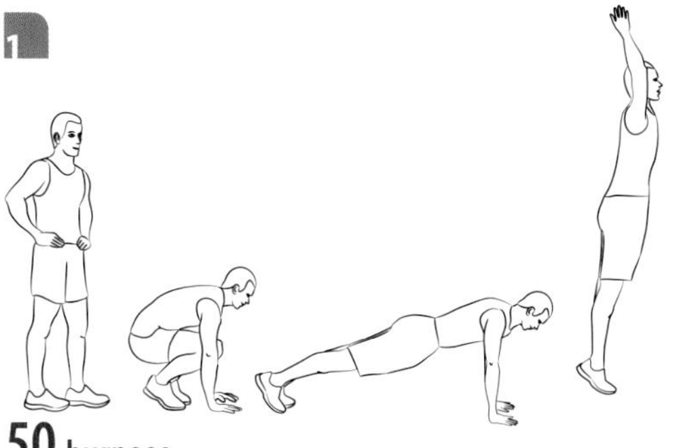

50 burpees

2

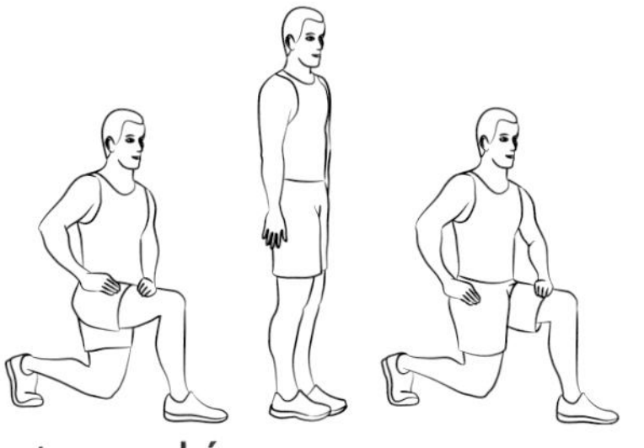

50 fentes marchées

3

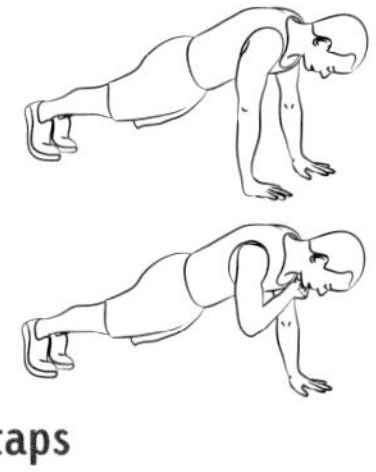

50 shoulder taps

BLOC 2 IDEM MAIS 40 RÉPÉTITIONS

BLOC 3 IDEM MAIS 30 RÉPÉTITIONS

BLOC 4 IDEM MAIS 20 RÉPÉTITIONS

BLOC 5 IDEM MAIS 10 RÉPÉTITIONS

BLOC 6 IDEM MAIS 5 RÉPÉTITIONS

29 AUROCH

TYPE DE SÉANCE

Force

PARTIE TRAVAILLÉE

Corps complet

CONSIGNES

Les 2 mn de gainage permettent de récupérer avant d'enchaîner sur les efforts suivants. Rester bien gainé durant tous les mouvements en regardant devant soi.
Lors du gainage latéral en rotation, la main libre vient alternativement toucher la fesse homolatérale et l'épaule controlatérale.

POUR RÉDUIRE LA DIFFICULTÉ

4 fois le bloc 1 mais avec seulement 10 pompes et 10 fentes marchées (les 4 exercices de gainage ne changent pas).

NIVEAU 1 1 fois (bloc 1 + bloc 2 + bloc 3 + bloc 4)

NIVEAU 2 2 fois (bloc 1 + bloc 2 + bloc 3 + bloc 4)

NIVEAU 3 3 fois (bloc 1 + bloc 2 + bloc 3 + bloc 4)

AUROCH

BLOC 1

1

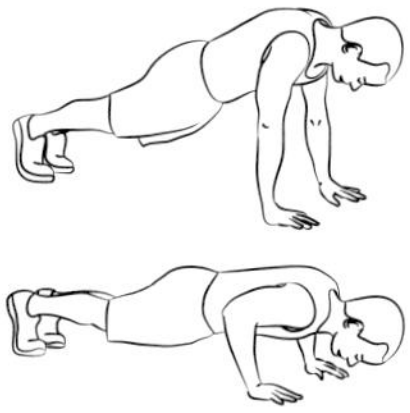

40 pompes

2

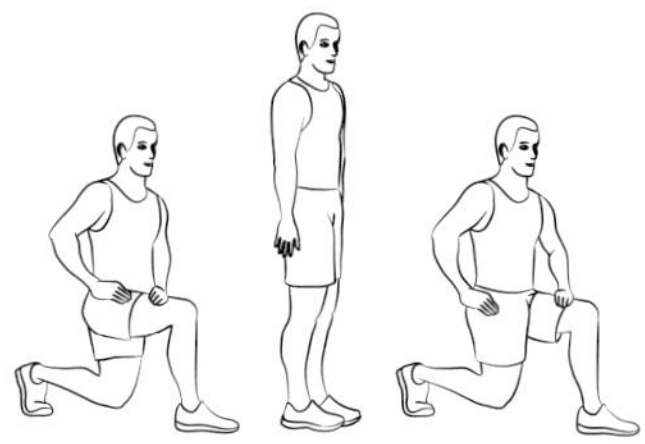

10 fentes marchées

3

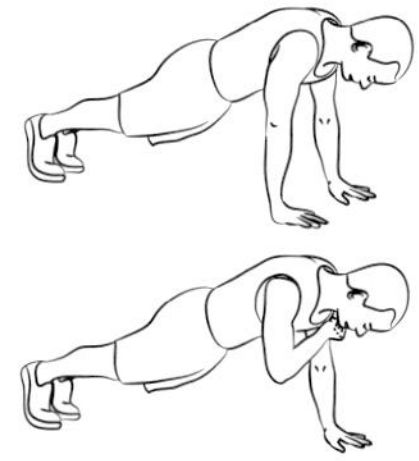

20 s shoulder taps

4

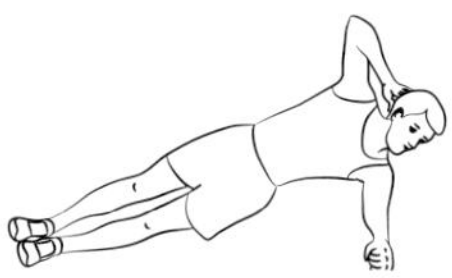

20 s planche latérale gauche en rotation

5

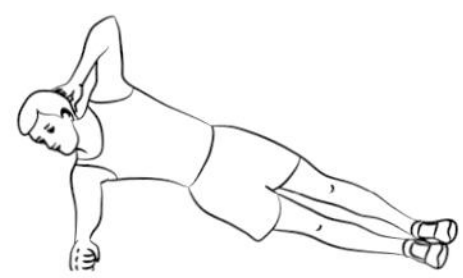

20 s planche latérale droite en rotation

6

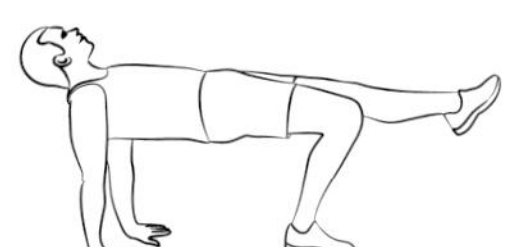

20 s planche dorsale en levant alternativement les jambes

BLOC 2 IDEM MAIS AVEC 30 POMPES ET 20 FENTES MARCHÉES (LE GAINAGE NE CHANGE PAS)

BLOC 3 IDEM MAIS AVEC 20 POMPES ET 30 FENTES MARCHÉES (LE GAINAGE NE CHANGE PAS)

BLOC 4 IDEM MAIS AVEC 10 POMPES ET 40 FENTES MARCHÉES (LE GAINAGE NE CHANGE PAS)

30 BEELZEBUFO

Séance à compléter par une séance haut du corps (Tabata pompes par exemple).
(La grenouille Beelzebufo est une grenouille géante préhistorique.)

TYPE DE SÉANCE

HIT Force

PARTIE TRAVAILLÉE

Bas du corps et tronc

CONSIGNES

Départ toutes les 20 s. Monter la pyramide.
L'effort semble facile au début mais l'intensité monte vite, il faut rester sur ses gardes.
Rester bien gainé et regarder devant soi afin de respecter les courbures naturelles du rachis.
Rester solide sur les appuis lors des sauts de grenouille et sauter loin tout en contrôlant l'atterrissage en fléchissant les membres inférieurs juste avant le contact au sol.

POUR RÉDUIRE LA DIFFICULTÉ

Départ libre c'est-à-dire non rythmé toutes les 20 s.

NIVEAU 1 **S'arrêter à l'étage 5 de la pyramide/1 à 2 pyramides/ 2 mn de récup. entre les pyramides**

NIVEAU 2 **1 à 2 pyramides/ 2 mn de récup. entre les pyramides**

NIVEAU 3 **3 à 4 pyramides/ 2 mn de récup. entre les pyramides**

BEELZEBUFO

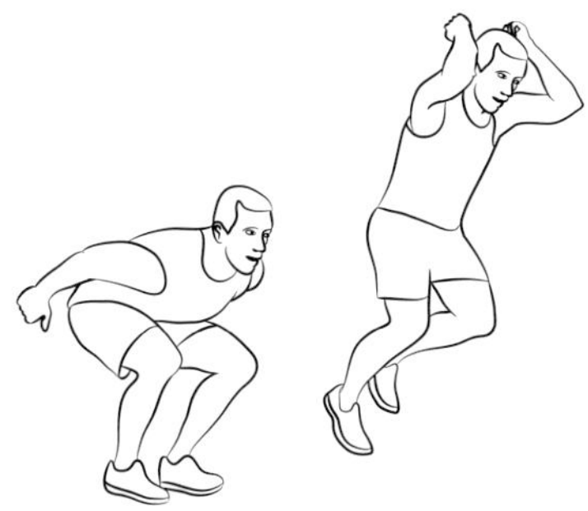

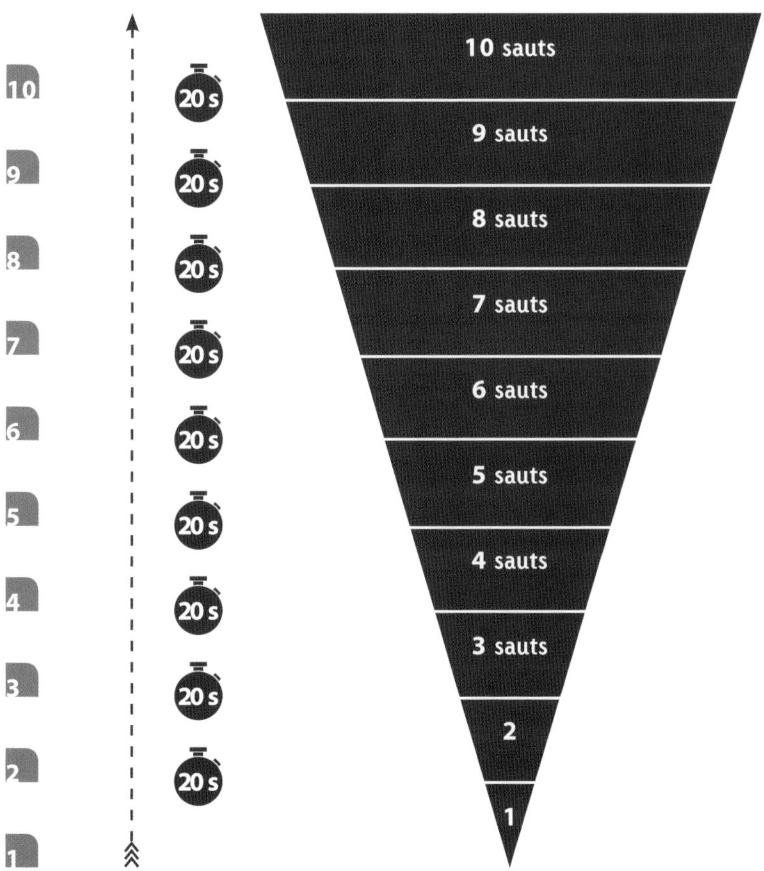

MONTER LA PYRAMIDE

31 BISON

TYPE DE SÉANCE

Force

PARTIE TRAVAILLÉE

Corps complet

CONSIGNES

Toujours rester bien gainé sur chacun des mouvements.
Être dynamique sur les sauts.
Atterrissage en souplesse lors des sauts.

POUR RÉDUIRE LA DIFFICULTÉ

Même mouvements mais sans les sauts.
5 tractions
10 flexions
20 fentes marchées
30 pompes
60 s shoulder taps.

NIVEAU 1 2 circuits/ 2 mn de récup. entre les circuits

NIVEAU 2 3 à 4 circuits/ 2 mn de récup. entre les circuits

NIVEAU 3 5 à 6 circuits/ 2 mn de récup. entre les circuits

BISON

1

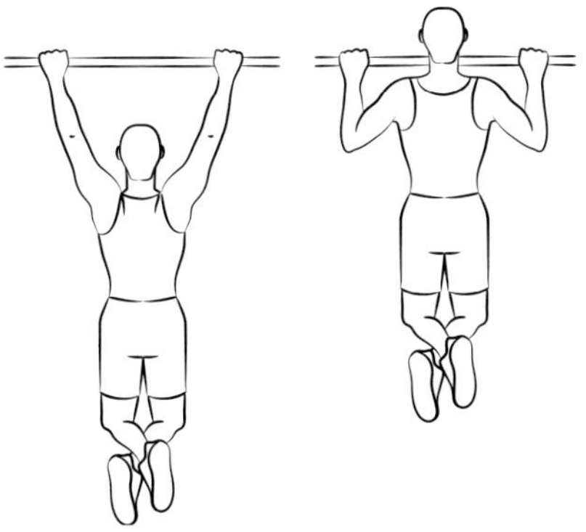

5 tractions

2

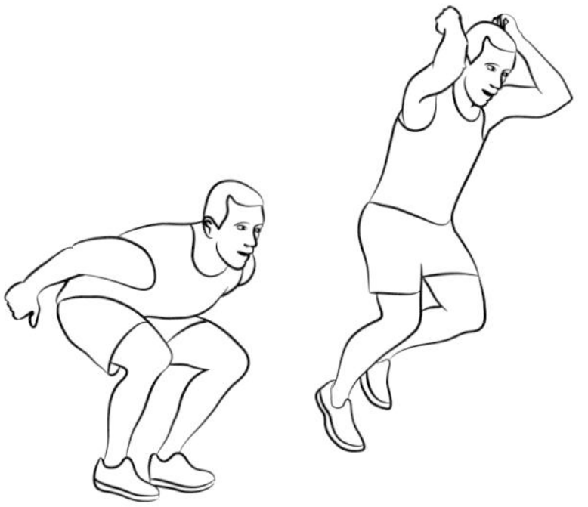

10 sauts de grenouille

3

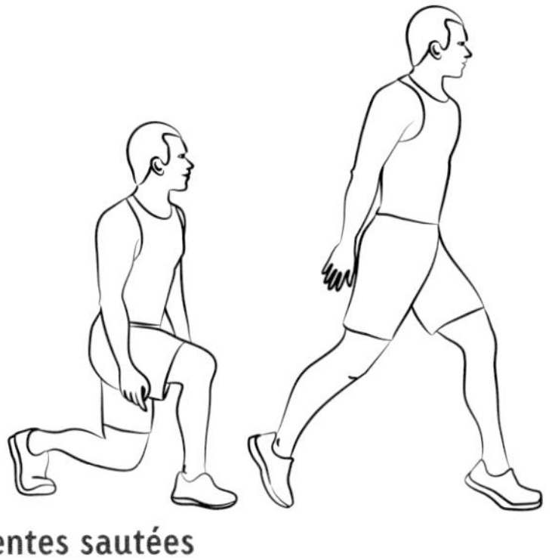

20 fentes sautées

4

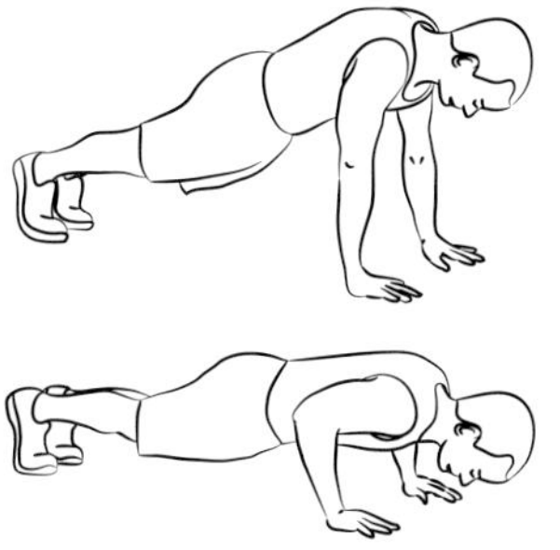

30 pompes

5

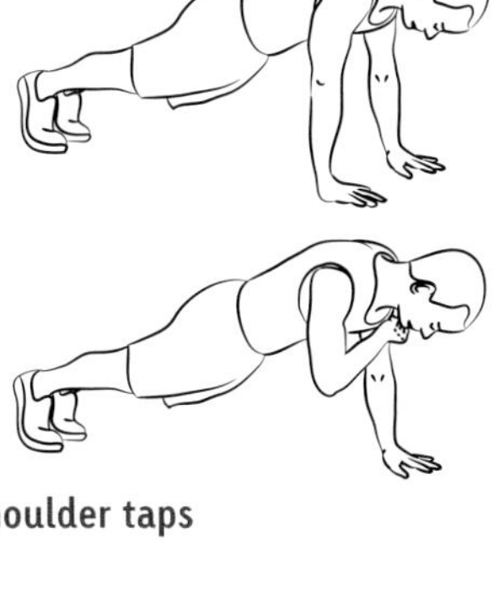

60 s shoulder taps

32 BOUQUETIN

TYPE DE SÉANCE
Force et cardio

PARTIE TRAVAILLÉE
Corps complet

CONSIGNES
Prendre son temps et s'appliquer. Si besoin, récupérer entre deux mouvements. Mieux vaut mettre plus de temps mais faire les exercices correctement.
Rester bien gainé et regarder devant soi afin de respecter les courbures naturelles du rachis.
Rester solide sur les appuis tout en contrôlant l'atterrissage en fléchissant les membres inférieurs juste avant le contact au sol.
Éviter l'atterrissage sur les talons et préférer le contact en médio-pied.
Contrôler les descentes et ne pas s'avachir.
Aller chercher bien loin en avant lors des sauts de grenouille.

NIVEAU 1 1 à 2 circuits/ 2 mn de récup. entre les circuits

NIVEAU 2 2 à 3 circuits/ 2 mn de récup. entre les circuits

NIVEAU 3 4 à 5 circuits/ 2 mn de récup. entre les circuits

BOUQUETIN

1

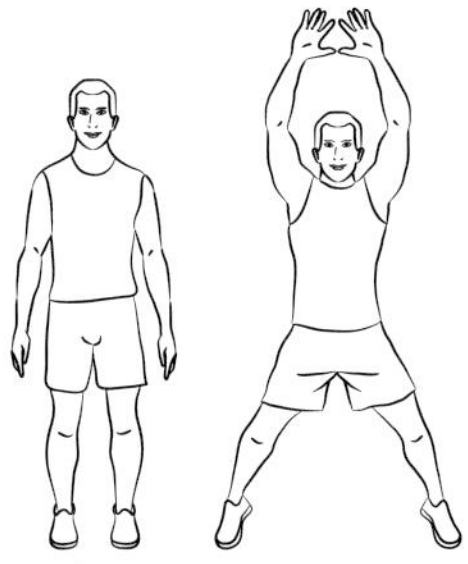

10 jumping jacks

2

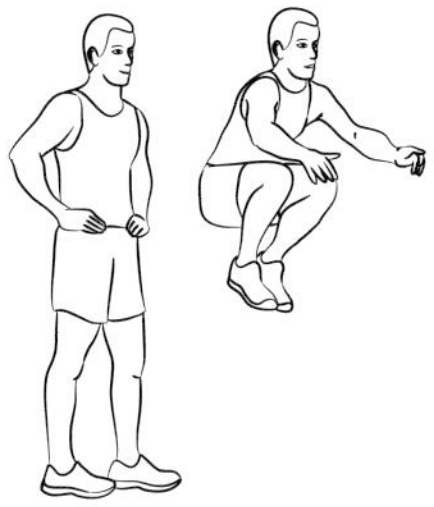

10 sauts groupés

3

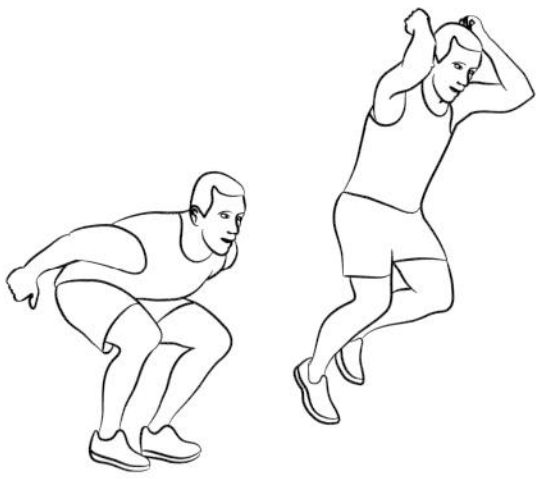

10 sauts de grenouille

4

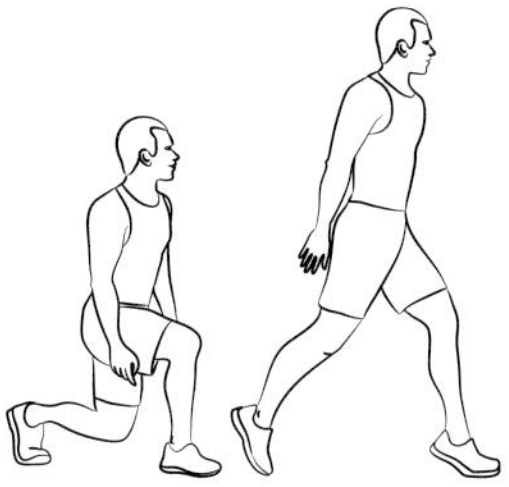

10 fentes sautées

5

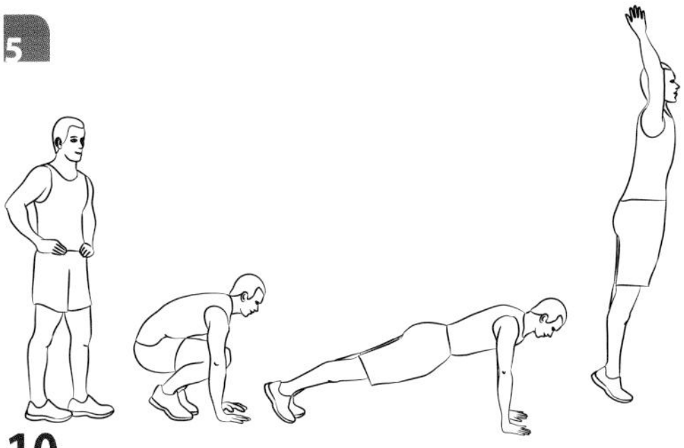

10 burpees

33 KOMODO

TYPE DE SÉANCE

Force

PARTIE TRAVAILLÉE

Haut du corps et tronc

CONSIGNES

Les 2 mn de gainage, moins exigeantes au niveau cardio-respiratoire, permettent de récupérer.

Garder le corps bien rectiligne en contractant les abdominaux et les dorsaux-lombaires lors des pompes et lors du gainage.

POUR RÉDUIRE LA DIFFICULTÉ

Faire les pompes en appui sur les genoux plutôt que sur les pieds.

POUR AUGMENTER LA DIFFICULTÉ

Relever une jambe ou un bras ou les deux lors du gainage. Choisir des pompes plus difficiles (pieds surélevés sur box par exemple).

NIVEAU 1 Bloc 1 + bloc 2 + bloc 1

NIVEAU 2 Bloc 1 + bloc 2 + bloc 3 + bloc 4

NIVEAU 3 2 fois [bloc 1 + bloc 2 + bloc 3 + bloc 4]/ 2 mn de récup. entre les séries

KOMODO

BLOC 1

1

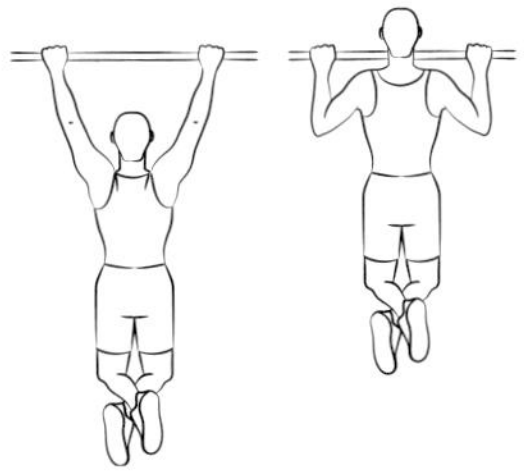

5 tractions

2

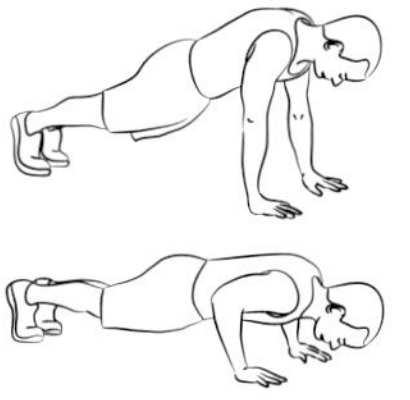

10 pompes

3

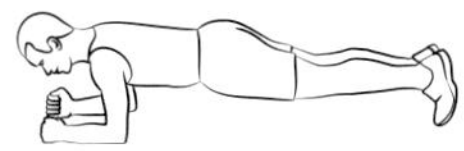

30 s planche ventrale

4

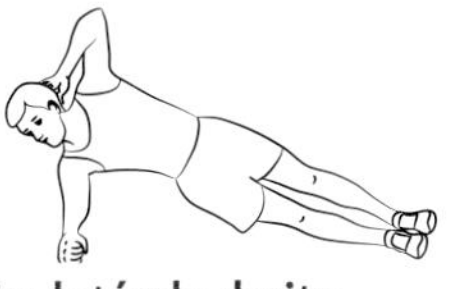

30 s planche latérale droite

5

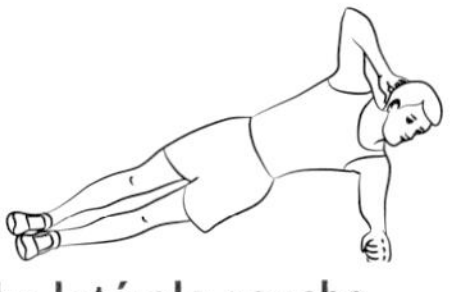

30 s planche latérale gauche

6

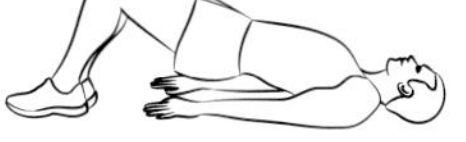

30 s pont

BLOC 2 IDEM MAIS AVEC 20 POMPES

BLOC 3 IDEM MAIS AVEC 30 POMPES

BLOC 4 IDEM MAIS AVEC 40 POMPES

34 LION DES CAVERNES

TYPE DE SÉANCE

Force

PARTIE TRAVAILLÉE

Corps complet

CONSIGNES

Ne pas hésiter à fragmenter le circuit et les blocs.
Attention seul le premier exercice (celui à 50 répétitions) change d'un bloc à l'autre.
Rester bien gainé et appliqué sur les burpees.
Descendre bas et rester gainé sur les flexions et les fentes marchées.

NIVEAU 1 Bloc 1 + bloc 2

NIVEAU 2 Bloc 1 + bloc 2 + bloc 3

NIVEAU 3 Bloc 1 + bloc 2 + bloc 3 + bloc 4

LION DES CAVERNES

BLOC 1

1

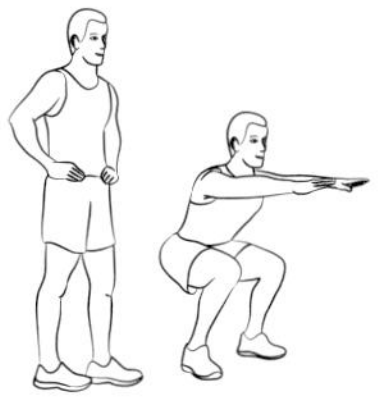

50 flexions

2

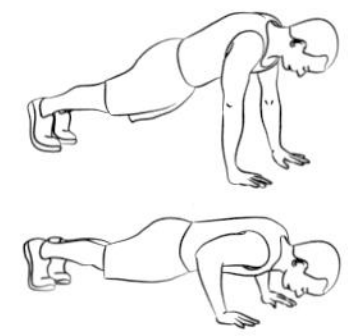

40 pompes

3

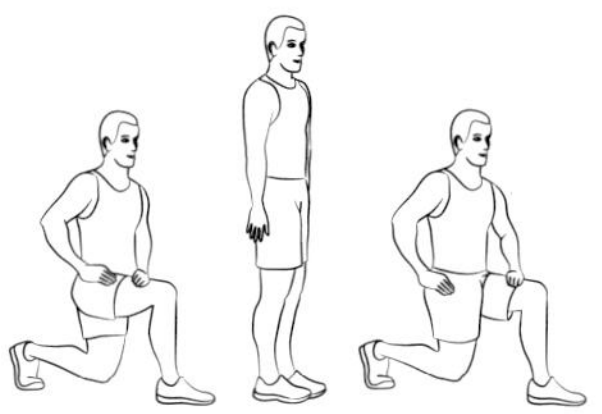

30 fentes marchées

4

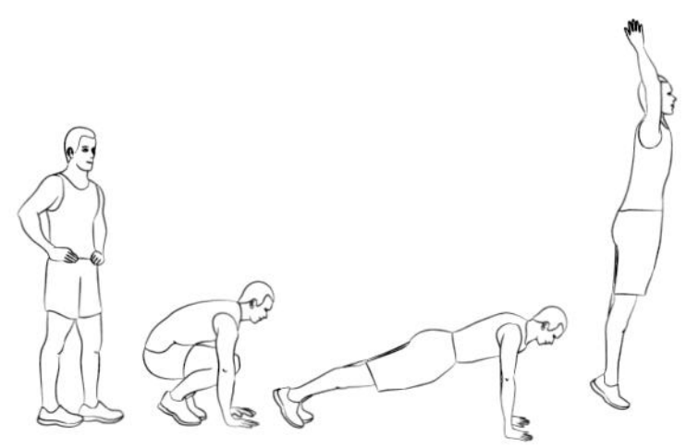

20 burpees

5

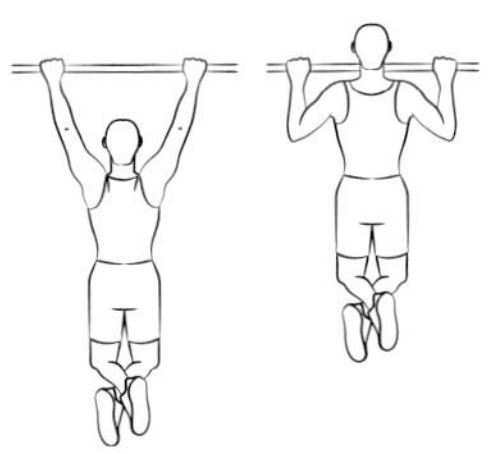

10 tractions

BLOC 2 IDEM MAIS COMMENCER PAR 50 JUMPING JACKS

BLOC 3 IDEM MAIS COMMENCER PAR 50 MOUNTAIN CLIMBERS

BLOC 4 IDEM MAIS COMMENCER PAR 50 SHOULDER TAPS

35 MAMMOUTH

TYPE DE SÉANCE

Force

PARTIE TRAVAILLÉE

Corps complet

CONSIGNES

Rien ne sert de se presser, récupérer quelques secondes entre les exercices.
Garder le corps bien gainé pour tous les mouvements.

POUR RÉDUIRE LA DIFFICULTÉ

Faire les pompes en appui sur les genoux plutôt que sur les pieds. Si besoin, fractionner les blocs en récupérant un peu.

NIVEAU 1 1 circuit

NIVEAU 2 2 circuits/ 2mn de récup. entre les circuits

NIVEAU 3 3 circuits/ 2mn de récup. entre les circuits

MAMMOUTH

1 FLEXIONS

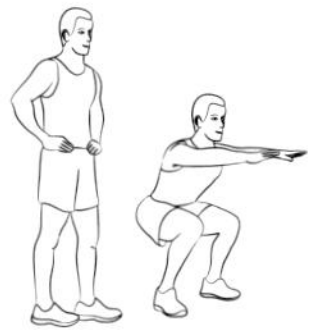

40 flexions

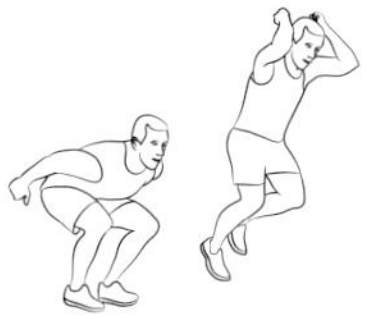

20 sauts de grenouille

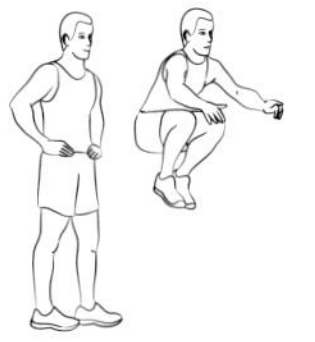

10 sauts groupés

2 POMPES

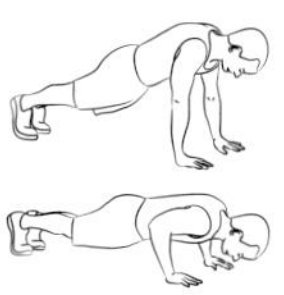

40 pompes classiques

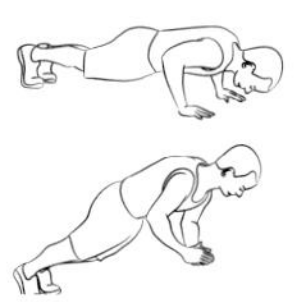

20 pompes claquées

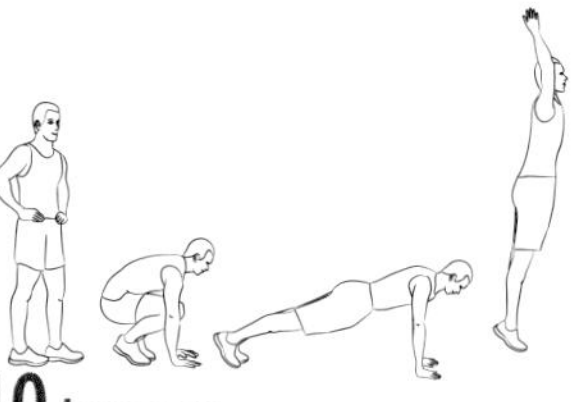

10 burpees

3 FENTES

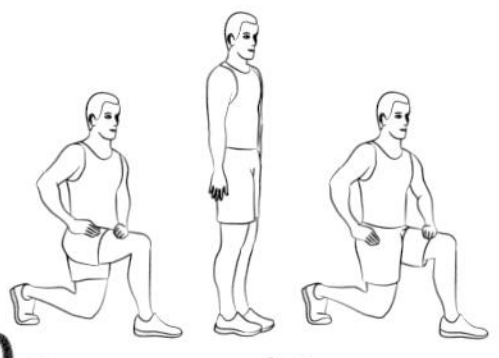

40 fentes marchées

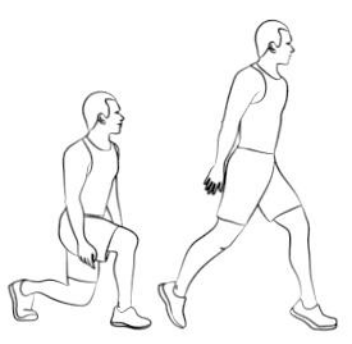

20 fentes sautées

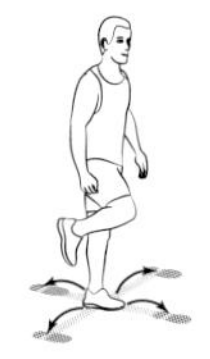

10 sauts en étoile

4 POMPES

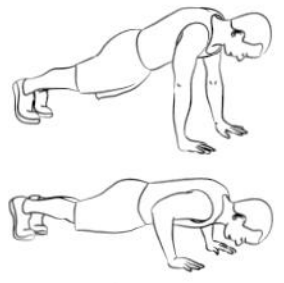

40 pompes classiques

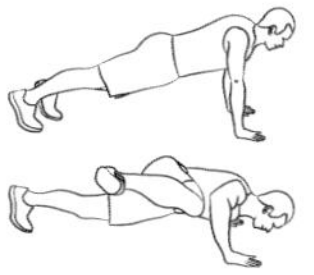

20 pompes Spiderman

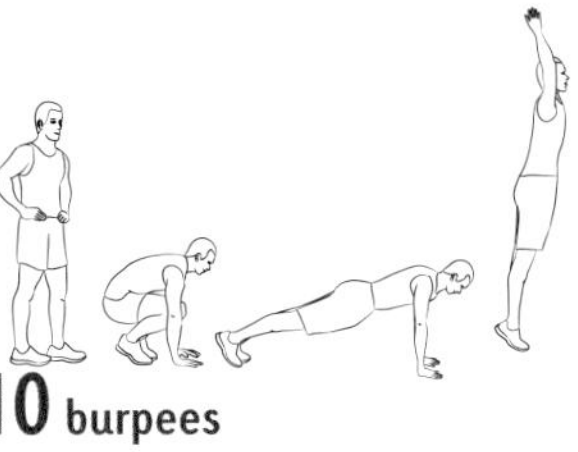

10 burpees

36 MEGACEROS

TYPE DE SÉANCE
Force

PARTIE TRAVAILLÉE
Corps complet

CONSIGNES
Prendre le temps de faire les exercices correctement.
Récupérer quelques secondes entre chaque exercice si nécessaire et entre chaque bloc.
Rester bien gainé durant tous les exercices en regardant devant soi pour bien respecter les courbures naturelles du rachis.
S'appliquer lors de la réception des sauts en amortissant bien et en évitant de s'avachir.

NIVEAU 1 Bloc 1 + bloc 2

NIVEAU 2 2 circuits (bloc 1 + bloc 2)

NIVEAU 3 3 à 4 circuits (bloc 1 + bloc 2)

MEGACEROS

BLOC 1

1

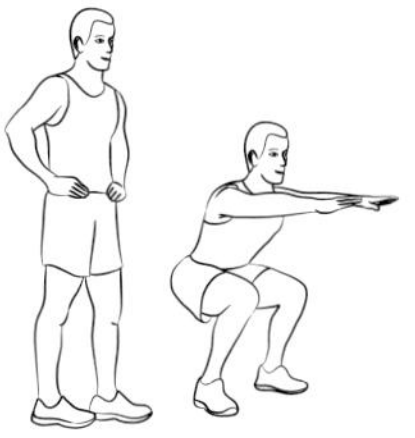

5 flexions

2

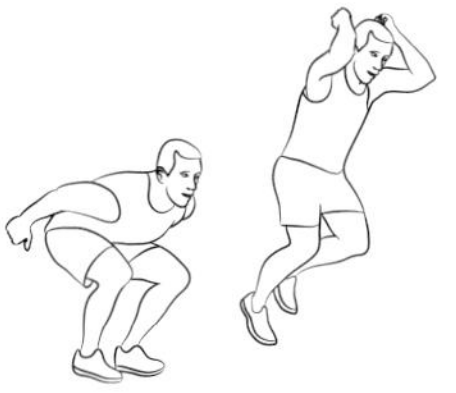

5 sauts de grenouille

3

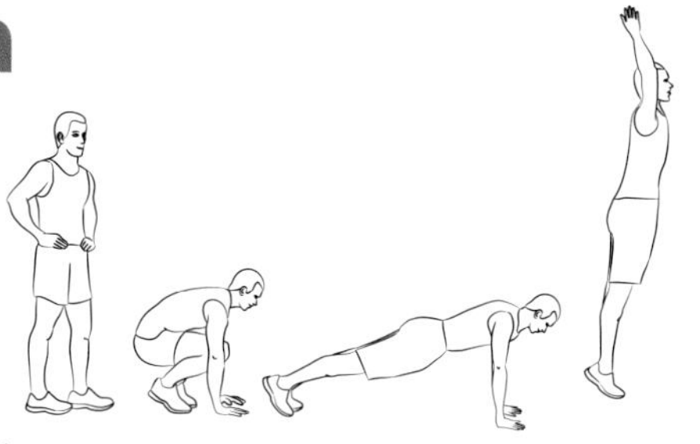

5 burpees

4

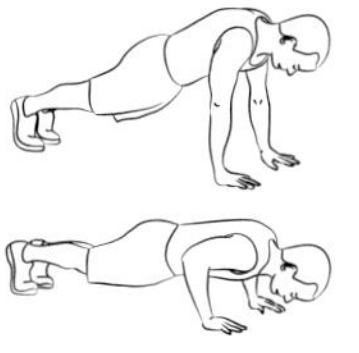

5 pompes

5

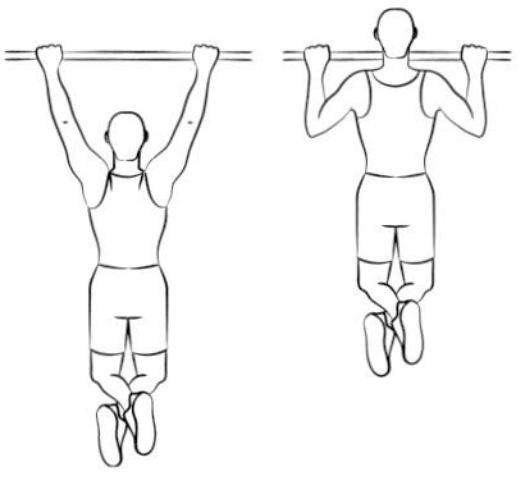

5 tractions

BLOC 2 IDEM MAIS AVEC 10 RÉPÉTITIONS AU LIEU DE 5

37 ZORG

TYPE DE SÉANCE

Mixte

PARTIE TRAVAILLÉE

Corps complet

CONSIGNES

L'échauffement se fait tranquillement avec la discipline de son choix.
S'appliquer sur la technique lors de la réalisation des gestes de musculation.
Durant la partie musculation, ne pas hésiter à récupérer si besoin (entre deux exercices ou au sein d'un exercice).

NIVEAU 1 1 circuit mais en divisant par 2 le nombre de répétitions au sein des blocs muscu [10 pompes Spiderman - 10 mountain climber taps - 10 pompes classiques - 10 burpees - 2 x (10 s sprint-50 s de récup.) - 10 flexions - 2 x (10 s sprint-50 s de récup.) - 2 x 25 fentes]

NIVEAU 2 1 circuit

NIVEAU 3 1 circuit avec 2 blocs « muscu 1 » et 2 blocs « muscu 2 » 2 mn de récup. entre les blocs

CETTE SÉANCE REPRODUIT FIDÈLEMENT UNE JOURNÉE DE CHASSE DE ZORG

Zorg prend en chasse une proie et court à faible allure durant 20 mn. Il s'approche de sa proie caché dans les hautes herbes (20 pompes Spiderman). Il grimpe sur un talus pour mieux l'observer (20 mountain climber taps). Il se tapit au sol pour ne pas être repéré (20 pompes). Il émerge soudainement des hautes herbes pour effrayer l'animal (20 burpees). Il le course tranquillement pour l'épuiser (10 mn en endurance). Il sprinte pour l'achever. Il charge sa proie sur ses épaules (20 flexions). Il sprinte à 2 reprises pour échapper au tigre à dents de sabre qui a flairé le repas. Il marche paisiblement, son butin sur l'épaule (2 x 50 fentes marchées) avant de confier la proie à son frère car il fatigue. Il rejoint le camp en marchant (10 mn en endurance).

ZORG

20 MN D'ÉCHAUFFEMENT ENDURANCE (VÉLO, COURSE À PIED, NATATION...)

BLOC MUSCU 1

1

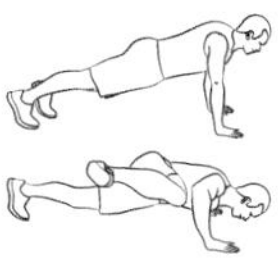

20 pompes Spiderman

2

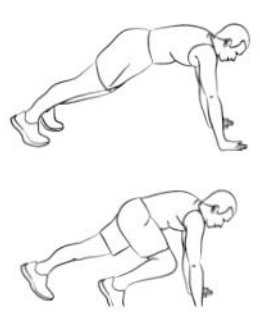

20 mountain climber taps

3

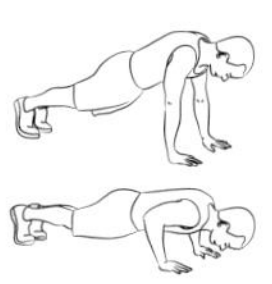

20 pompes classiques

4

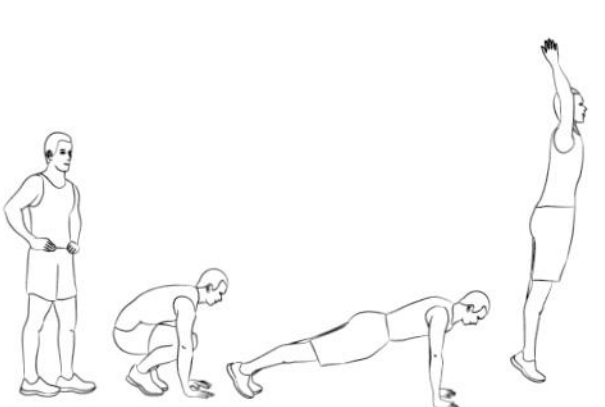

20 burpees

10 MN EN ENDURANCE

BLOC MUSCU 2

5

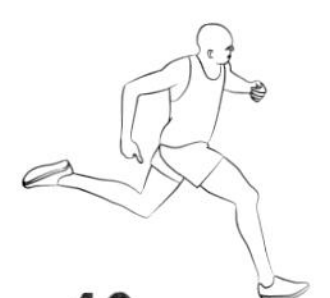

2 x (**20** s sprint **40** s récup.)

6

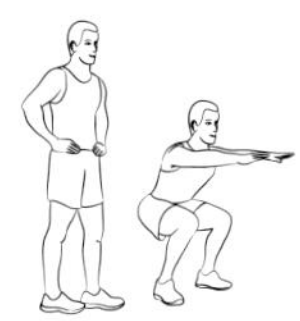

20 flexions

7

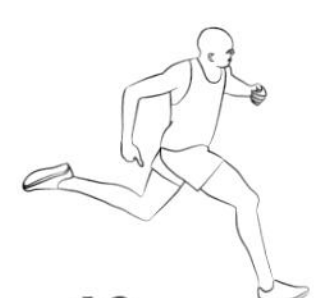

2 x (**20** s sprint **40** s récup.)

8

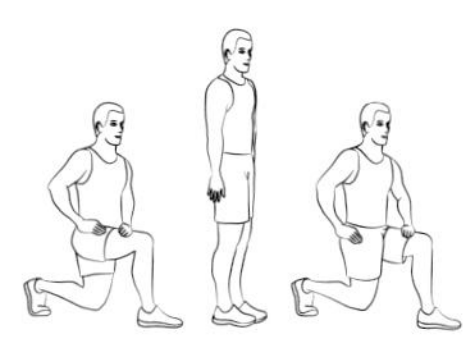

2 x **50** fentes marchées

10 MN EN ENDURANCE

38 IRAZ

TYPE DE SÉANCE
Mixte

PARTIE TRAVAILLÉE
Corps complet

CONSIGNES
L'échauffement se fait tranquillement avec la discipline de son choix.
S'appliquer sur la technique lors de la réalisation des gestes de musculation.
Durant la partie musculation, ne pas hésiter à récupérer si besoin (entre deux exercices ou au sein d'un exercice).

NIVEAU 1 1 circuit mais en divisant par 2 le nombre de répétitions au sein des blocs muscu (10 mountain climber taps - 10 flexions - 10 sauts groupés - 2 x (10 s sprint-50 s de récup.) - 10 fentes marchées - 2 x (10 s sprint-50 s de récup.) - 10 pompes - 10 burpees)

NIVEAU 2 1 circuit

NIVEAU 3 1 circuit avec 2 blocs « muscu 1 » et 2 blocs « muscu 2 » 2 mn de récup. entre les blocs

CETTE SÉANCE REPRODUIT FIDÈLEMENT UNE JOURNÉE DE CUEILLETTE D'IRAZ

Iraz s'en va à la recherche d'un lieu de cueillette (20 mn d'endurance). Elle grimpe sur un talus (20 mountain climber taps). Elle arrache des tubercules (20 flexions). Elle tente de cueillir des fruits en haut d'un arbre (20 sauts groupés). Elle sprinte pour aller retirer le caillou que le fiston a mis dans sa bouche. Elle continue son chemin à la recherche d'un autre lieu de cueillette (10 mn en endurance). Elle se cache d'un prédateur qui rôde (20 fentes marchées). Elle sprinte à nouveau pour aller chercher le fiston qui s'approche un peu trop près du ravin. Elle ramasse toute la cueillette (20 pompes). Elle gesticule pour effrayer les hyènes qui tournent autour du groupe (20 burpees) puis rentre calmement au camp (10 mn en endurance).

IRAZ

20 MN D'ÉCHAUFFEMENT ENDURANCE (VÉLO, COURSE À PIED, NATATION…)

BLOC MUSCU 1

1

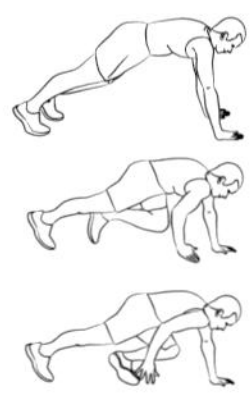

20 mountain climber taps

2

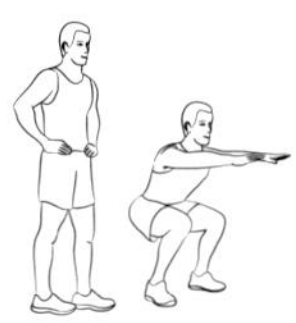

20 flexions

3

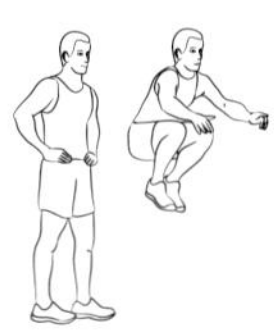

20 sauts groupés

4

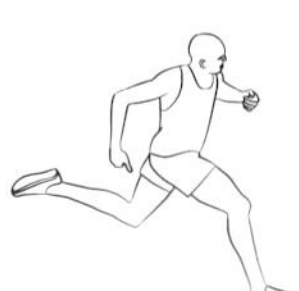

2 x (**20** s sprint **40** s récup.)

10 MN EN ENDURANCE

BLOC MUSCU 2

5

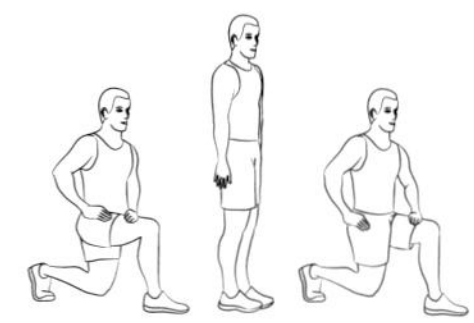

20 fentes marchées

6

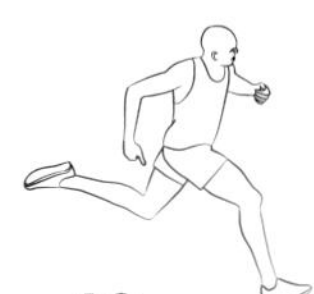

2 x (**20** s sprint **40** s récup.)

7

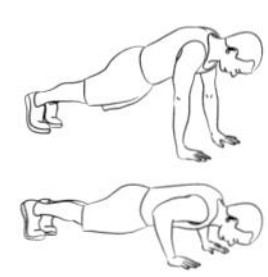

20 pompes

8

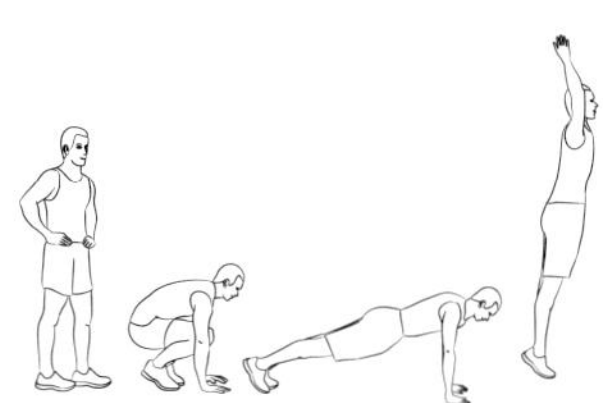

20 burpees

10 MN EN ENDURANCE

39 TOUMAÏ

TYPE DE SÉANCE
Mixte

PARTIE TRAVAILLÉE
Corps complet

CONSIGNES
L'échauffement se fait tranquillement avec la discipline de son choix.
S'appliquer sur la technique lors de la réalisation des gestes de musculation.
Durant la partie musculation, ne pas hésiter à récupérer si besoin (entre deux exercices ou au sein d'un exercice).

NIVEAU 1 1 circuit/ 30 s à 1 mn de récup. entre les exercices de muscu

NIVEAU 2 1 circuit avec 2 blocs « muscu 1 » et 2 blocs « muscu 2 » 2 mn de récup. entre les blocs

NIVEAU 3 1 circuit avec 3 blocs « muscu 1 » et 3 blocs « muscu 2 » 2 mn de récup. entre les blocs

CETTE SÉANCE CÉLÈBRE TOUMAÏ, QUI SE LÈVE PEU À PEU ET SE TIENT DEBOUT DE MIEUX EN MIEUX

Toumaï se déplace dans la forêt (20 mn d'endurance, parce qu'il faut bien s'échauffer !). Il se redresse de temps en temps (10 relevés de buste) et entame ainsi la lente évolution vers la bipédie. Il développe progressivement les muscles du tronc qui l'aideront à se tenir droit (20 pompes, 30 mountain climbers puis 40 mountain climber taps). Il marche un peu sur ses deux jambes (10 mn en endurance) puis 10 tractions qui l'aident à se redresser. 20 fentes marchées qui correspondent aux premiers pas de bipède. Pour voir plus loin, au-delà des herbes hautes, 30 burpees. Et finalement 40 sauts en étoile pour fêter la bipédie. Toumaï retourne à son abri (10 mn en endurance).

TOUMAÏ

20 MN D'ÉCHAUFFEMENT ENDURANCE (VÉLO, COURSE À PIED, NATATION...)

BLOC MUSCU 1

1

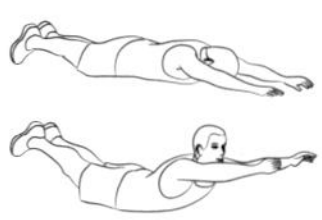

10 relevés de buste

2

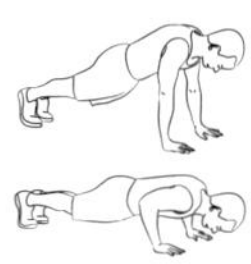

20 pompes

3

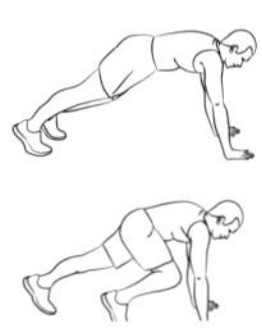

30 mountain climber

4

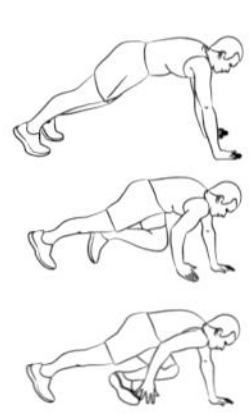

40 mountain climber taps

10 MN EN ENDURANCE

BLOC MUSCU 2

5

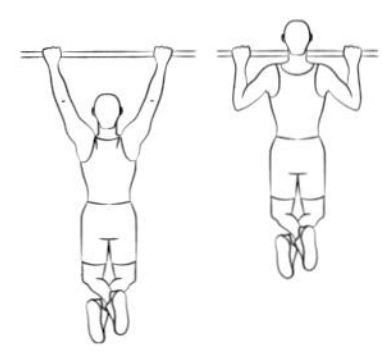

10 tractions

6

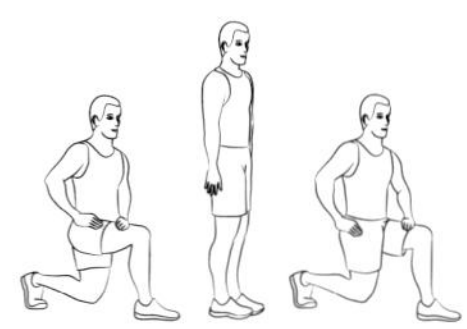

20 fentes marchées

7

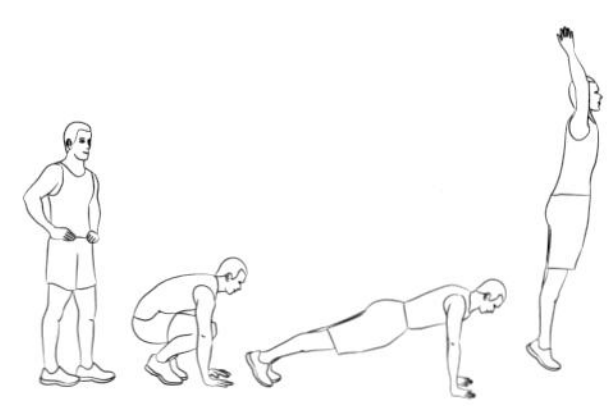

30 burpees

8

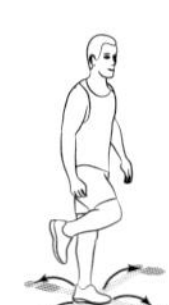

80 sauts en étoile (40 sur une jambe, 40 sur l'autre)

10 MN EN ENDURANCE

40 LUCY

TYPE DE SÉANCE
Mixte

PARTIE TRAVAILLÉE
Corps complet

CONSIGNES
L'échauffement se fait tranquillement avec la discipline de son choix.
S'appliquer sur la technique lors de la réalisation des gestes de musculation.
Durant la partie musculation, ne pas hésiter à récupérer si besoin (entre deux exercices ou au sein d'un exercice).

NIVEAU 1 1 circuit/ 30 s à 1 mn de récup. entre les exercices de muscu

NIVEAU 2 circuit avec 2 blocs « muscu 1 » et 2 blocs « muscu 2 »/ 2 mn de récup. entre les blocs

NIVEAU 3 1 circuit avec 3 blocs « muscu 1 » et 3 blocs « muscu 2 »/ 2 mn de récup. entre les blocs

CETTE SÉANCE CÉLÈBRE LUCY, LA « MÈRE DE L'HUMANITÉ »

Lucy part à la recherche d'un lieu de cueillette (20 mn d'endurance). Parce qu'elle porte le monde, 40 flexions Lucy. Enfin... Elle porte surtout ses enfants (30 pompes) et de temps en temps doit fuir un redoutable carnivore (20 fentes marchées). Pour lui échapper, le mieux est de se mettre à l'abri dans un arbre (10 tractions). Une fois que l'animal s'est éloigné, elle rejoint un deuxième lieu de cueillette (10 mn en endurance) et prélève le maximum de ce qu'elle peut trouver (40 pompes). Elle va d'un enfant à l'autre pour leur donner à manger (30 sauts de grenouille). Sa copine donne naissance à son premier enfant, elle fête l'évènement (20 burpees). Elle sprinte parce qu'en dépit de cette nouvelle naissance, il faut se remettre vite au travail. Elle rentre au camp (10 mn en endurance).

LUCY

20 MN D'ÉCHAUFFEMENT ENDURANCE (VÉLO, COURSE À PIED, NATATION...)

BLOC MUSCU 1

1

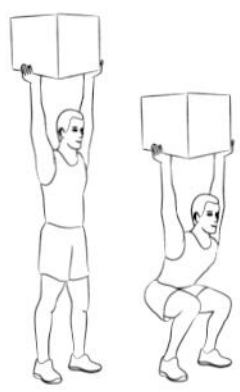

40 flexions Lucy

2

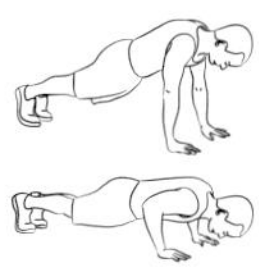

30 pompes

3

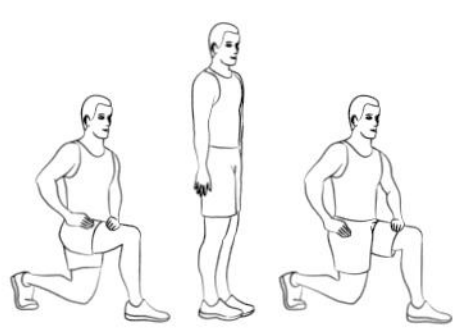

20 fentes marchées

4

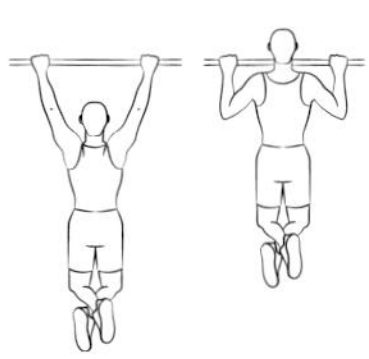

10 tractions

10 MN EN ENDURANCE

BLOC MUSCU 2

5

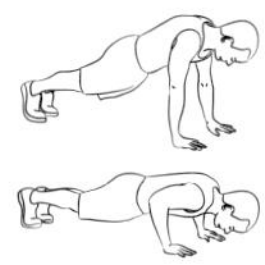

40 pompes

6

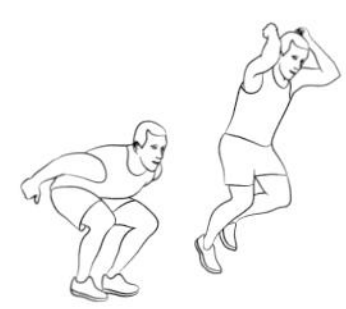

30 sauts de grenouille

7

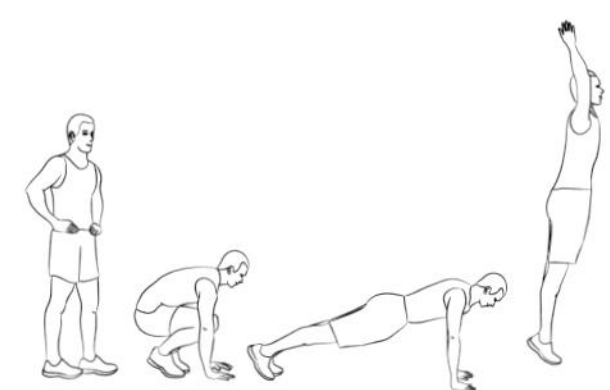

20 burpees

8

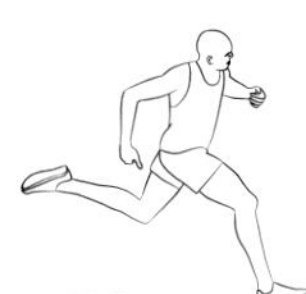

5 x (**10** s sprint **50** s récup. active)

10 MN EN ENDURANCE

41 CRO-MAGNON

TYPE DE SÉANCE

Mixte

PARTIE TRAVAILLÉE

Corps complet

CONSIGNES

L'échauffement se fait tranquillement avec la discipline de son choix.
S'appliquer sur la technique lors de la réalisation des gestes de musculation.
Durant la partie musculation, ne pas hésiter à récupérer si besoin (entre deux exercices ou au sein d'un exercice).

NIVEAU 1 1 circuit mais en divisant par 2 le nombre de répétitions au sein des blocs muscu [40 mountain climbers - 35 fentes marchées - 30 shoulder taps - 2 x (10 s sprint-20 s de récup) - 20 pompes - 15 mountain climber taps - 10 sauts de grenouille - 5 burpees]

NIVEAU 2 1 circuit

NIVEAU 3 1 circuit avec 2 blocs « muscu 1 » et 2 blocs « muscu 2 »/ 2 mn de récup. entre les blocs

LA JOURNÉE DE CRO-MAGNON, NOTRE ANCÊTRE HOMO SAPIENS SI ENDURANT

Cro-magnon part à la recherche de nourriture (20 mn d'endurance). Il gravit une colline (80 mountain climbers). Il marche caché dans les hautes herbes (70 fentes marchées). Il glisse des baies dans sa besace (60 shoulder taps). Il sprinte pour échapper à un ours. Puis s'en va un peu plus loin (10mn en endurance). Il fait 40 pompes pour surveiller, au travers des hautes herbes, l'ours qui décidément ne veut pas partir. Il escalade une autre colline (30 mountain climber taps). Il effectue 20 sauts de grenouille afin d'avancer à travers le marais. Il fait signe aux autres d'emprunter son chemin (10 burpees) et rentre au camp avec le groupe (10 mn en endurance).

CRO-MAGNON

20 MN D'ÉCHAUFFEMENT ENDURANCE (VÉLO, COURSE À PIED, NATATION...)

BLOC MUSCU 1

1

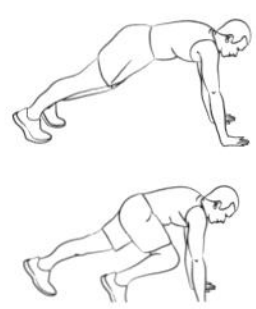

80 mountain climbers

2

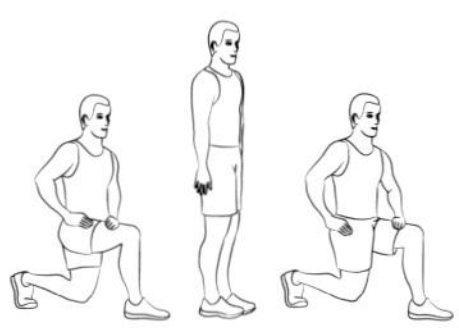

70 fentes marchées

3

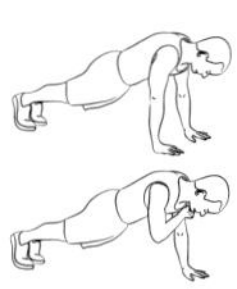

60 shoulder taps

4

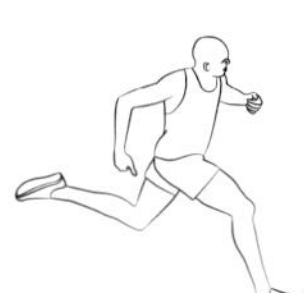

5 x (**10** s sprint **20** s récup. active)

10 MN EN ENDURANCE

BLOC MUSCU 2

5

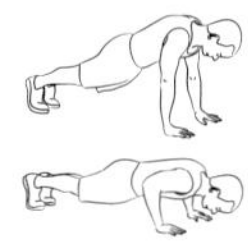

40 pompes

6

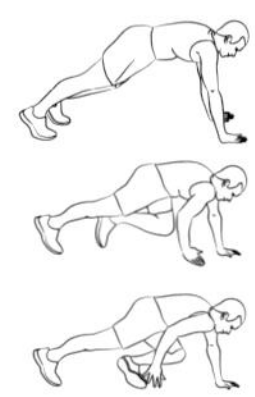

30 mountain climber taps

7

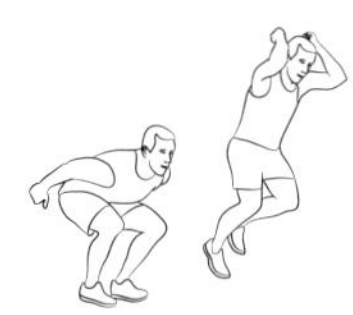

20 sauts de grenouille

8

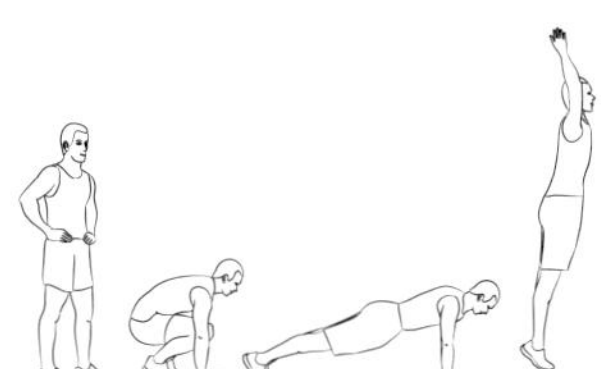

10 burpees

10 MN EN ENDURANCE

42 NEANDERTAL

TYPE DE SÉANCE

Mixte

PARTIE TRAVAILLÉE

Corps complet

CONSIGNES

L'échauffement se fait tranquillement avec la discipline de son choix.
S'appliquer sur la technique lors de la réalisation des gestes de musculation.
Durant la partie musculation, ne pas hésiter à récupérer si besoin (entre deux exercices ou au sein d'un exercice).

NIVEAU 1 1 circuit mais en divisant par 2 le nombre de répétitions au sein des blocs muscu [5 tractions- 10 burpees - 15 dips - 20 fentes marchées - 25 pompes - 30 s chaise - 35 flexions - 4 x [10 s sprint-20 s de récup]]

NIVEAU 2 1 circuit

NIVEAU 3 1 circuit avec 2 blocs « muscu 1 » et 2 blocs « muscu 2 »/ 2 mn de récup. entre les

LA JOURNÉE DE NÉANDERTAL, NOTRE COUSIN SI FORT

Néandertal s'est lancé à la poursuite d'une proie (20 mn d'endurance). Il se redresse (10 tractions). Il effraye sa proie (20 burpees). Ses compagnons l'ont tuée donc c'est à lui de la charger sur ses épaules (30 dips). Il transporte l'animal sur le chemin du retour (40 fentes marchées) mais doit le changer de position à plusieurs reprises car il est vraiment lourd (50 pompes). Il continue de marcher (10 mn en endurance). De temps en temps, il faut qu'il se repose (enfin, pas tant que ça : 60 s de chaise). Il remet la bête sur ses épaules (70 flexions). Il est obligé de sprinter un peu pour montrer aux hyènes qu'il est plus fort qu'elles puis rentre calmement au camp (10 mn en endurance).

blocs

NEANDERTAL

20 MN D'ÉCHAUFFEMENT ENDURANCE (VÉLO, COURSE À PIED, NATATION...)

BLOC MUSCU 1

1

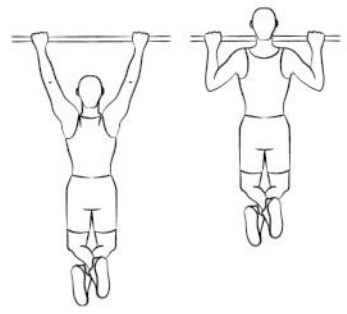

10 tractions

2

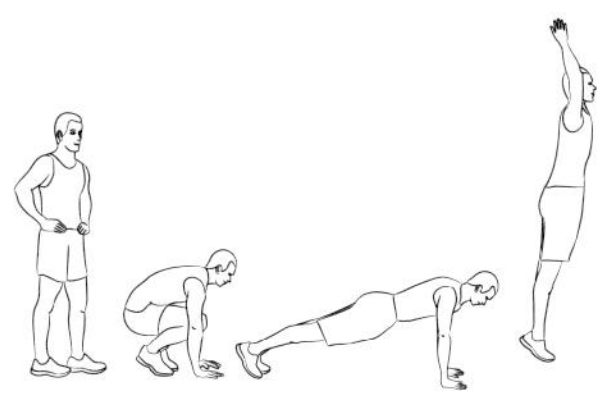

20 burpees

3

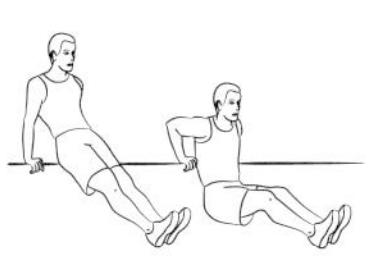

30 dips

4

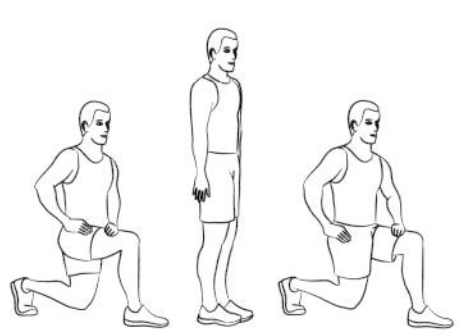

40 fentes marchées

10 MN EN ENDURANCE

BLOC MUSCU 2

5

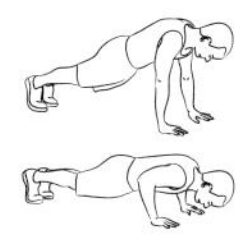

50 pompes

6

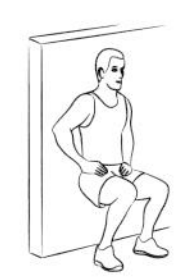

60 S chaise

7

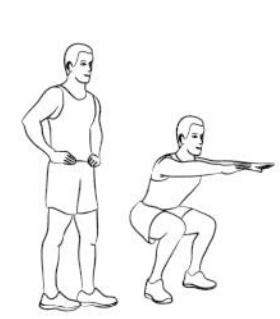

70 flexions

8

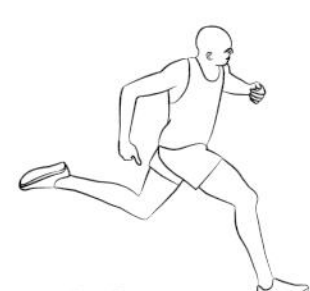

8 x (**10** S sprint **20** S récup.)

10 MN EN ENDURANCE

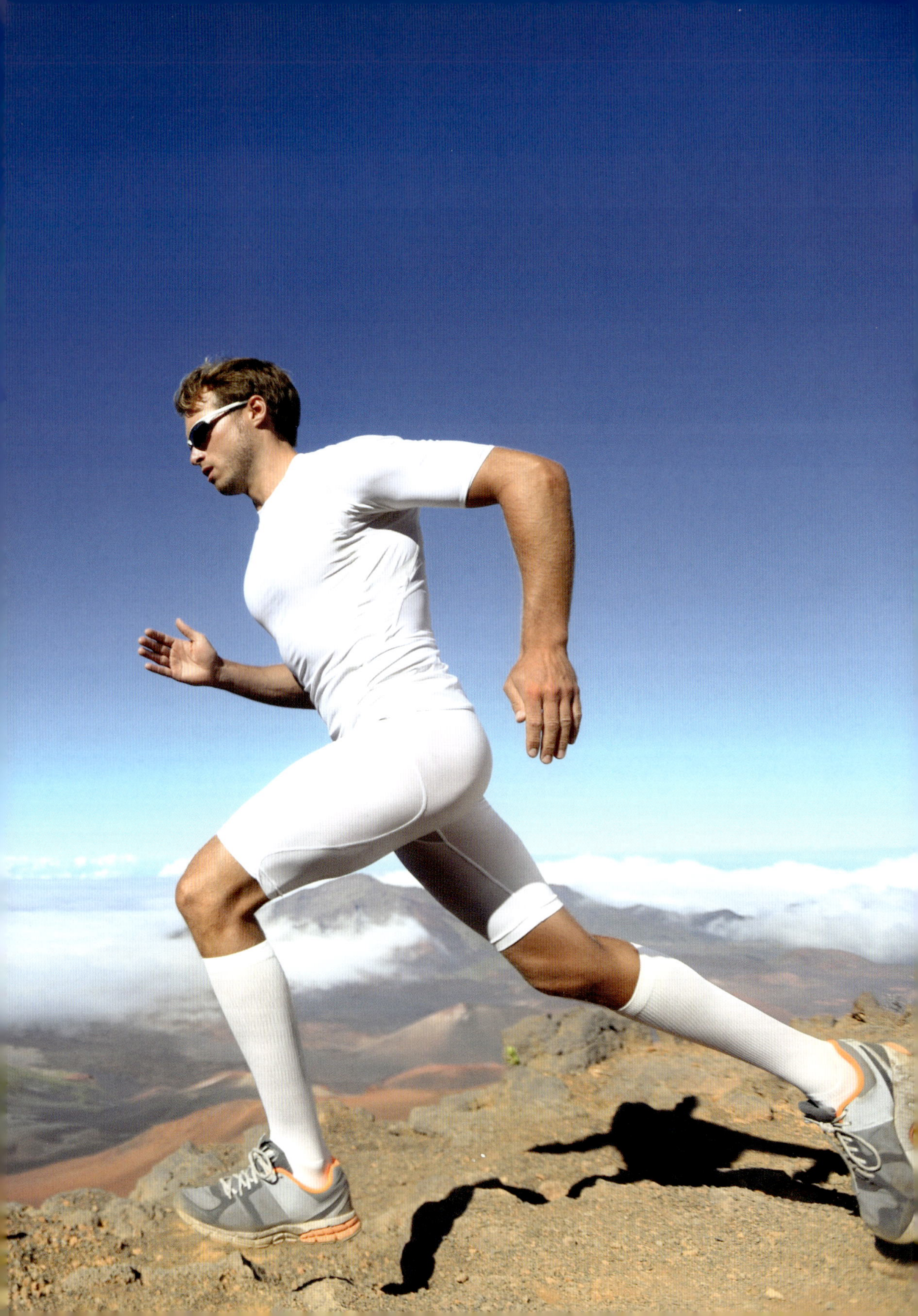

PARTIE 3

LE PALÉOFIT POUR LES ATHLÈTES D'ENDURANCE

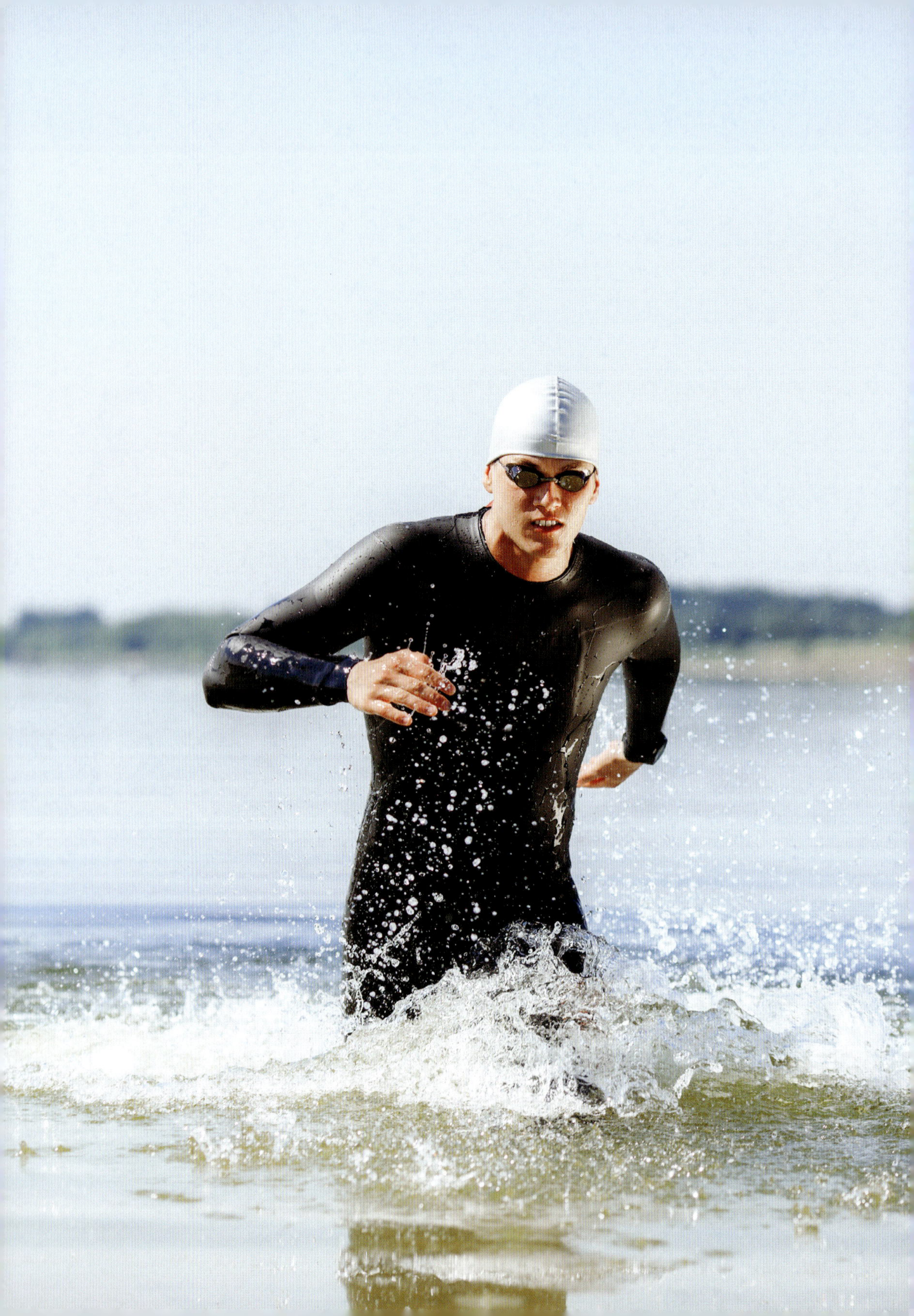

CHAPITRE 1

LE PALÉOFIT POUR AMÉLIORER VOS PERFORMANCES

Tout au long de cet ouvrage, nous avons vu l'importance des activités d'endurance chez les chasseurs-cueilleurs. Certes, courir un marathon entièrement en zone 2 ou faire un ironman jusqu'à l'épuisement n'est probablement pas paléo. Cependant, s'inspirer du modèle d'activité physique paléo peut aider l'athlète d'endurance à progresser. À titre personnel, c'est grâce au paléofit que j'ai pu améliorer mes performances sur longue distance.

MON VOYAGE AU PAYS DE ZORG ET IRAZ

Mes balbutiements dans le paléofit remontent à 2009 sans le savoir (j'étais totalement néophyte à cette époque). J'ai commencé par introduire la plyométrie dans ma préparation physique. À un entraînement classique contenant chaque semaine 2 ou 3 séances de vélo (parfois agrémentées de fractionné), 2 ou 3 séances de course à pied (avec régulièrement du fractionné) et 1 séance de natation en club, j'ai ajouté les sauts de grenouille. Cette année-là, j'ai battu mon record sur marathon.

En 2011, ayant identifié le bénéfice de la plyométrie, j'ai augmenté la part du renforcement musculaire dans mon entraînement. J'ai découvert les burpees. J'en ai souffert et mes partenaires d'entraînement aussi (ils m'ont maudit quand je leur ai fait faire des burpees-tractions !) mais c'est aussi à ce moment que j'ai progressé à vélo. En 2011, j'ai pu réaliser mon premier triathlon distance ironman (3,8 km de natation, 180 km de vélo et 42,195 km de course à pied) en 12h40 (un chrono un peu faussé car j'ai dû courir plusieurs kilomètres à côté de mon vélo pour cause de pneu déchiré avant de pouvoir repartir grâce à un concurrent bien sympa qui m'a dépanné).

Mais ma véritable entrée dans l'univers du paléofit remonte à 2013. Lors d'une conférence sur la planification de l'entraînement, j'ai entendu parler pour la première fois de l'intérêt des découvertes de la paléoanthropologie pour la performance sportive et de l'importance d'un entraînement complet pluridisciplinaire pour les épreuves d'endurance longue distance.

J'avais déjà remarqué qu'un renforcement musculaire spécifique (pédalage en force) m'avait fait progresser (j'avais bouclé un ironman en 11h20 sous la chaleur écrasante du Texas). Mais grâce à cette conférence et aux lectures qui ont suivi, j'ai réussi à booster ma progression en élargissant à la fois ma palette d'exercices de renforcement musculaire (squats avec et sans charge, sauts de grenouille, burpees, pompes, fentes) et leur fréquence. J'ai aussi appris à adapter et mieux contrôler l'intensité de mes séances.

La saison 2013-2014 fut donc ma première saison réellement paléofit. Bien sûr, comme je visais l'ironman de Zurich, ma préparation physique est allée au-delà des programmes exposés dans la partie 2, cependant, je m'en suis inspiré grandement notamment en appliquant tous les principes du paléofit.

La saison 2013-2014 fut donc une révolution, une saison d'entraînement totalement différente des précédentes. Et ce ne fut pas le cas que pour moi puisque j'ai enrôlé deux amis dans l'aventure. J'ai mis au point le plan d'entraînement « paléo-performeur » que j'utilise dorénavant et qui intègre les grands principes du paléofit à savoir :

- **Polarisation de l'entraînement** avec des séances en endurance (bien entendu), des séances en zone 3 (évidemment) mais beaucoup moins de séances en zone 2 qu'auparavant. Je me suis astreint à bien respecter l'entraînement en zone 1.

- ***Cross training*** en associant endurance et musculation. J'ai donné une réelle place à l'entraînement en force en ne me contentant pas d'en faire uniquement quand j'en avais le temps ou l'occasion comme c'était le cas avant. J'ai construit mon entraînement avec des séances spécialement dédiées à la force.

- **Variété des efforts** (des plaisirs) ce qui était déjà le cas pour une préparation au triathlon mais j'ai ajouté du trail et du VTT.

- **Préférence donnée au milieu naturel** dans la mesure du possible.

- **Rester paléo au quotidien** y compris dans son activité professionnelle en privilégiant les escaliers aux ascenseurs.

- **Une alimentation optimisée.** Bien qu'ayant écrit *Nutrition de l'endurance* avec Hugues Daniel, il y a toujours des choses à améliorer, des connaissances à affiner.

- **Une hydratation contrôlée.** J'ai notamment évité de trop boire (attention j'ai bu quand même !). Dorénavant, sur distance Ironman ou half-ironman où les ravitaillements sont rapprochés, et si les conditions le permettent, je m'arrête à seulement un ravitaillement sur deux.

- Quelques séances d'entraînement réalisées en « ***low glycogen*** » (voir p. 116).

- Une planification de l'entraînement qui utilise **la périodisation par blocs**.

De cet entraînement « paléo-performeur », j'ai tiré plusieurs bénéfices :

- Une pratique plus variée et par conséquent plus agréable.

• Une meilleure récupération (peut-être est-ce grâce à la polarisation ?).

• Un entraînement plus rentable (temps d'entraînement similaire à celui de ma période non paléo mais plus efficace).

• Une meilleure gestion des mauvaises conditions météorologiques en destinant ces moments-là à la musculation.

• Globalement cet entraînement m'a permis d'aller plus vite à vélo, de sentir mes jambes bien plus solides y compris après de longs kilomètres à pied, de ressentir moins de fatigue en fin de course et de moins souffrir de courbatures après les compétitions.

• L'amélioration de mes performances a été sensible (même si je ne suis pas un athlète de haut niveau) :
  - 2013-2014 : Amélioration de mon record sur triathlon distance ironman de près de 50 mn pour atteindre 10h27 à Zurich.
  - 2014-2015: Amélioration de mon record sur triathlon distance half-ironman de 30 mn pour atteindre 4h47.
  - Amélioration de mes fins de course : je finis les épreuves en meilleure forme, ma vitesse diminue bien moins qu'avant et bien moins que pour de nombreux concurrents que ce soit en triathlon ou en trail longue distance.

MES CONSEILS POUR DEVENIR UN PALÉO-PERFORMEUR

Que vous soyez marathonien, traileur, triathlète, cycliste ou randonneur, plusieurs adaptations de l'entraînement évoquées dans cet ouvrage peuvent vous apporter un réel bénéfice.

Polarisez...

L'un des grands principes paléo dont l'application a montré ses effets bénéfiques sur la performance est la polarisation de l'entraînement. Je rappelle qu'il s'agit de répartir l'entraînement ainsi : 80 % en zone 1 (fréquence cardiaque inférieure à 80-85 % de

FCmax) et les 20 % restant majoritairement en zone 3 (fréquence cardiaque supérieure à 90 % de FCmax) avec un peu de zone 2. Cette répartition est utilisée par de nombreux sportifs d'endurance de très haut niveau (marathoniens, triathlètes, skieur de fond...)[1]. Les études montrent même que cela est bénéfique pour le sportif amateur[2]. Alors, ne vous en privez pas. Quand vous effectuez un entraînement à haute intensité (VMA par exemple), faites-le vraiment à haute intensité mais quand vous pratiquez un entraînement « tranquille », restez bien dans la zone 1, même si cela vous paraît un peu trop facile. Rappelez-vous que, disposant probablement de peu de réserves de glycogène, Zorg et Iraz ne pouvaient pas rester en zone 2 trop longtemps. D'ailleurs, l'effort à cette intensité intermédiaire est inconfortable et demande une motivation à toute épreuve.

Gardez tout de même contact avec la zone 2 en réalisant quelques entraînements à cette intensité, surtout si lors de vos compétitions, vous approchez cette zone ; mais n'en faites pas trop. Enfin une étude montre que réaliser 4 x 8 mn à 90 % de FCmax (donc en zone 3) permet d'améliorer grandement la VO_2max et le seuil de lactates[3].

L'autre avantage de privilégier la zone 1 et de limiter la zone 2 est de protéger sa santé et son cœur.

Croisez...

Le deuxième grand principe que Zorg et Iraz appliquaient par la force des choses – et dont le sportif d'endurance peut profiter – est l'entraînement croisé ou *cross training*. **Les études récentes suggèrent que l'ajout d'un entraînement de musculation** à un programme d'endurance peut permettre d'optimiser les performances. Cela est même valable si on remplace une partie de l'entraînement en endurance par de la musculation sans ajouter de temps d'entraînement. En effet, le développement de la force s'avère bénéfique au sportif d'endurance en améliorant la puissance maximale et l'économie d'exercice sans altérer les qualités aérobies (VO_2max, notamment) et sans prise de poids remarquable. Bien que les études aient été faites chez des coureurs et des cyclistes, on peut imaginer que cela puisse être bénéfique aux autres sportifs d'endurance. Si la musculation conventionnelle à l'aide de charges lourdes semble la méthode la plus efficace pour le cycliste, les études ne suggèrent pas de supériorité de cette méthode sur la plyométrie pour le coureur. D'ailleurs, la plyométrie paraît plus adaptée pour le coureur dont une partie du travail musculaire se fait en excentrique. Le cycliste, quant à lui, ne subit pas ces phases excentriques et utilise sa puissance en concentrique. La plyométrie présente ainsi plusieurs avantages pour le coureur. Outre l'accroissement de la densité osseuse (en raison des chocs), la plyométrie peut améliorer les performances musculaires notamment la puissance grâce à une meilleure coordination des unités motrices.

Pour être bénéfique, la musculation doit être pratiquée régulièrement, débutée suffisamment longtemps avant les compétitions (deux à trois mois) et poursuivie jusqu'à l'approche de la compétition. Ainsi, vous veillerez à débuter un programme plusieurs mois à l'avance en introduisant deux à trois séances de musculation par semaine.

Lors des deux ou trois dernières semaines avant une compétition et pendant la saison des compétitions, vous ne conserverez qu'une séance hebdomadaire et de moindre volume mais de bonne intensité. Si vous choisissez la méthode à charges lourdes, choisissez des mouvements proches de ceux de votre activité sportive (squats, par exemple, pour les cyclistes), et réalisez lors de la séance deux à quatre séries de mouvements par exercice avec une charge approchant 4 à 10 RM (4 RM = poids maximal que l'on peut soulever 4 fois). Si vous choisissez la méthode plyométrique, rapprochez-vous des séances de musculation paléofit que je vous propose p. 138 et effectuez plusieurs séries de 5 à 20 répétitions pour atteindre jusqu'à 200 répétitions par séance.

En outre, veillez à construire votre programme de façon à optimiser votre entraînement. En effet, si un entraînement en endurance trop intense nuit à la prise de masse musculaire (voir encadré ci-contre), le *cross training* en revanche ne limite pas les performances en endurance[4] au contraire, il les améliore : chez les athlètes en endurance, il ne conduit pas à une prise de poids, il augmente la puissance et l'économie d'exercice[5].

Enfin l'entraînement combiné peut vous faire gagner du temps. En effet, faire suivre immédiatement une petite séance en endurance modérée d'une séance de force pourrait accroître davantage la biogenèse des mitochondries que ne le ferait une séance en aérobie isolée[6].

Le cross training est un très bon compromis qui permet de gagner à la fois en force, en puissance et en endurance.

L'ENTRAÎNEMENT EN ENDURANCE TROP INTENSE FREINE LE GAIN DE MASSE MUSCULAIRE

L'entraînement aérobie limite la construction musculaire habituellement favorisée par l'entraînement de force[7]. Une méta-analyse rassemblant 21 études a comparé les effets d'un entraînement en force, un entraînement en endurance et un entraînement combiné[8]. Bien entendu, les sportifs s'entraînant seulement en force ont une force, une hypertrophie musculaire et une puissance supérieures aux sportifs d'endurance pure et il en est de même pour les sportifs qui suivent un entraînement combiné par rapport aux adeptes de l'endurance pure. L'entraînement en force pure surpasse l'entraînement combiné en ce qui concerne les gains de puissance.

Explications. Il semblerait que deux facteurs liés à l'endurance limitent l'hypertrophie musculaire et le gain de force. Le premier est une trop grande fréquence des séances d'entraînement (plus de quatre séances d'endurance hebdomadaires). Le second est une intensité d'exercice trop élevée (plus de 80 % de VO_2max) (un nouvel argument en faveur de l'entraînement polarisé). Le problème proviendrait de la sécrétion d'une protéine (mTOR) qui stimule l'hypertrophie musculaire. Cette protéine mTOR est stimulée par des exercices de force mais un effort en endurance trop intense la bloque[9] durant 3 heures. Voilà pourquoi il est préconisé de réaliser une séance de force au minimum 3 heures après une séance endurance HIT. À l'opposé, la mTOR reste élevée dans le sang durant 18 heures après un entraînement de force. Il faudra donc éviter de s'entraîner en endurance trop rapidement après un entraînement en force. Notez que les deux molécules à l'origine de la baisse de la mTOR stimulent en revanche la genèse des mitochondries et donc l'endurance[10].

Cette synergie rend l'athlète plus efficace mais cela reste un compromis. Si vous voulez rester un pur sportif d'endurance, axez votre entraînement sur l'endurance mais gardez une place pour le renforcement musculaire. D'ailleurs à l'approche d'une compétition, cantonnez-vous à un peu de musculation (séances très courtes mais intenses) afin d'entretenir vos qualités musculaires. Si vous souhaitez vous orienter vers un sport où la force tient un rôle important (course à obstacles par exemple), donnez une plus grande place à l'entraînement en musculation. Quoiqu'il en soit le *cross training* reste souvent bénéfique. D'ailleurs, il n'existe pas un modèle paléo mais plusieurs. Zorg et ses contemporains ne s'exerçaient pas de la même façon en fonction de leur environnement.

Comment planifier séances d'endurance et séances de force

Si vous disposez de peu temps : une petite séance en endurance en zone 1, immédiatement suivie d'un entraînement en force va permettre d'améliorer les performances en endurance (tout autant, voire plus qu'une séance aérobie seule) sans compromettre les gains de force[11]. D'ailleurs, souvenez-vous que c'est ce type d'enchaînements que réalisaient Zorg et Iraz ; d'abord de l'endurance puis de la force (arrachage de tubercules, fin de chasse, portage...).

Si vous voulez **réaliser une séance à haute intensité et une séance de force le même jour, mieux vaut privilégier une séance à haute intensité le matin, bien se restaurer** ensuite (glucides et protéines) et faire sa séance de force au moins 3 heures après (le temps nécessaire pour ne pas impacter la future sécrétion de la protéine mTor). Il ne faudra pas oublier de consommer des protéines après l'effort pour apporter aux muscles ce dont ils ont besoin pour se reconstruire[12].

Une autre solution consiste à périodiser l'entraînement par blocs. Certaines semaines seront axées sur un type d'effort, la force par exemple, l'entraînement en endurance sera, lui, plus léger. On inversera les semaines suivantes : l'entraînement en endurance sera prédominant, l'entraînement en force secondaire. Il sera possible de cette façon de réaliser plusieurs séances d'endurance HIT durant la même semaine. Les études sur la périodisation par blocs en endurance ont été **réalisées avec des blocs de cinq séances** HIT sur une semaine suivie de trois semaines plus **« tranquilles »** avec une seule séance axée sur le HIT[13]. Ce type d'entraînement permet des gains de VO_2max plus importants qu'avec une planification ondulatoire **à raison de 2 séances HIT par semaine durant 4 semaines**. La périodisation par blocs est aussi efficace pour le développement de la force[14].

LA PÉRIODISATION PAR BLOCS

Classiquement, les sportifs utilisent une planification ondulatoire de l'entraînement : toutes les qualités sont développées conjointement et progressivement de façon à se trouver au maximum de son potentiel au moment désiré (la compétition).

Une autre méthode consiste à planifier l'entraînement par blocs : il s'agit de développer un nombre limité de qualités sur une période concentrée puis de passer à d'autres qualités de façon à atteindre son niveau maximum dans toutes les qualités le jour J. Cette méthode présente deux avantages.

1• En concentrant les stimuli, on progresse davantage. Par exemple, en concentrant les séances HIT sur une semaine, on augmente davantage sa VO_2max.

2• En se focalisant sur une qualité, on limite les conflits physiologiques comme par exemple les interférences évoquées entre l'entraînement en endurance intense et l'entraînement en force (baisse de la protéine mTOR).

La périodisation par blocs table aussi sur ce qu'on appelle l'effet résiduel de l'entraînement : entraîner correctement et longuement une qualité physiologique permet de conserver cette qualité même après diminution des stimuli. Cet effet résiduel est de durée variable en fonction des qualités physiologiques. Le but est de faire coïncider tous ces effets résiduels le jour de la compétition.

Variez...

La polyvalence était l'une des qualités maîtresses de Zorg et Iraz. Être polyvalent peut vous aider à progresser. Ainsi, à la course à pied par exemple, vous pouvez ajouter d'autres activités qui vont faire travailler les mêmes filières en limitant les traumatismes comme le cyclisme. Vous réduirez votre risque de blessures ce qui aura un impact sur votre bien-être et la régularité de votre entraînement. Solliciter son corps de diverses manières est aussi un facteur de progression. Cela crée des contraintes inhabituelles auxquelles votre organisme devra s'adapter et cela rompt la monotonie. Bien sûr, plus la compétition approche, plus vous devrez rendre votre entraînement spécifique.

Recherchez un environnement adapté...

Par un environnement adapté j'entends un environnement « paléo » c'est-à-dire le milieu naturel qui offre une bonne exposition au soleil, une variété de paysages et de terrains.

Nous avons vu dans les chapitres précédents, l'intérêt de l'entraînement en plein air et donc de l'exposition solaire pour une bonne synthèse de la vitamine D dont le rôle est fondamental dans la qualité des tissus osseux et musculaire. Si vous êtes sportif d'endurance, vous bénéficiez sans doute d'une bonne exposition solaire (à moins d'être un sportif nocturne !). La nature du terrain est un autre facteur avec lequel vous pouvez jouer pour améliorer vos performances. Lorsque vous courez ou marchez, évitez le bitume et utilisez plus souvent les chemins de terre vallonnés afin de varier les appuis, et renforcer ainsi les qualités proprioceptives et la globalité du travail musculaire. Bien entendu, les marathoniens devront conserver un entraînement sur route (mais peut-être pas exclusivement).

Toujours dans le même ordre d'idée, pourquoi ne pas profiter de notre capacité à s'exercer dans la chaleur comme Zorg et Iraz ?

Nous avons vu dans la première partie (p. 16) que Zorg et Iraz sont particulièrement bien adaptés aux efforts en milieu de journée, sous les températures les plus élevées. Nous avons vu (p. 40) que s'entraîner à 50 % de VO_2max dans des conditions thermiques élevées (40 °C) pourrait accroître les performances en endurance en améliorant la tolérance à la chaleur, mais aussi en augmentant le volume plasmatique (ce qui limite le risque de déshydratation) et en améliorant les performances cardiaques à l'effort[15]. Ne fuyez pas systématiquement la chaleur, mais adaptez-vous. Vous pouvez ainsi faire des séances en zone 1 sous la chaleur, sans chercher à vous épuiser sur la séance. D'ailleurs, il existe dorénavant des chambres d'entraînement à la chaleur. Toutefois, attention à l'hyperthermie maligne d'effort ; vous devez éviter les entraînements trop longs. Si vous sentez des troubles venir (vertiges, chaleur excessive, incohérence...), mettez-vous vite au frais ou arrosez-vous. Si vous souhaitez vous entraîner à la chaleur, allez-y progressivement en commençant par des temps d'effort courts (30 mn par exemple), des intensités modérées et des températures modérées avant d'augmenter les paramètres.

Notez que cette acclimatation à la chaleur disparaît rapidement (deux semaines) en l'absence de stimulation[16].

Mangez…

N'oubliez pas d'accorder à votre alimentation la même importance que celle que vous donnez à votre entraînement. Adopter une alimentation paléo peut vous apporter des bénéfices (par exemple en supprimant les céréales, aliments non paléo, vous supprimez du même coup le gluten qui favorise la porosité intestinale ; chez certains cela peut avoir un effet bénéfique sur les troubles digestifs[17]). Toutefois manger paléo n'est pas un passage obligé et une alimentation comme nous la recommandons avec mon ami Hugues Daniel dans notre livre *Nutrition de l'endurance* est tout à fait adaptée.

De temps en temps, je vous conseille de réaliser des séances en mode « *low glycogen* » (voir p. 116).

Buvez… Mais attention !

S'il est judicieux de boire régulièrement dans la journée, durant l'entraînement et les compétitions, boire trop (plus de 1,5 l/h) pendant une épreuve de longue durée (comme un marathon) peut devenir dangereux. En effet, boire trop peut provoquer une hyponatrémie (baisse du taux de sodium sanguin) qui, lorsqu'elle est sévère, peut mener au coma et au décès (voir encadré p. 42). De nombreux sportifs amateurs de longues distances, pensant bien faire, boivent abondamment à chaque ravitaillement et terminent ainsi leurs compétitions hyperhydratés. Je le redis, ceci est dangereux.

C'est d'autant plus dommageable qu'une légère déshydratation ne semble pas diminuer les performances. C'est ce que suggère une étude comparant les effets d'une légère déshydratation selon deux protocoles. Lors du premier protocole, les sportifs réalisaient une épreuve contre-la-montre en régulant eux-mêmes leur allure (conditions proches de la réalité), alors que dans le second, les athlètes devaient tenir le plus longtemps possible à une allure imposée (conditions plus éloignées de la réalité). Seul ce deuxième protocole a mis en évidence une altération des performances en cas de déshydratation. Les sportifs légèrement déshydratés ayant réalisé un contre-la-montre en régulant eux-mêmes leur allure n'ont pas vu leurs performances diminuer, bien au contraire[18]. Notez que les triathlètes et marathoniens les plus rapides arrivent souvent légèrement déshydratés, plus déshydratés que leurs concurrents plus lents[19].

Et les crampes, me direz-vous ?

On croit souvent que les crampes à l'effort sont la conséquence d'une déshydratation mais les études ne confirment pas cela. Une légère déshydratation (jusqu'à 3-4 %) n'augmenterait pas le risque de crampes à l'effort[20].

En conclusion, « *s'entraîner et se préparer iso ou euhydraté, courir ad libitum* » ce qui signifie en clair entraînez-vous et débutez vos compétitions correctement hydraté (pas trop) ; durant les compétitions, buvez à votre soif. Rien ne vous oblige à boire à chaque ravitaillement. Personnellement, lorsque les ravitaillements me semblent trop rapprochés (comme sur ironman) j'en « oublie » volontairement au moins un sur deux.

MANIPULEZ VOTRE GOUVERNEUR CENTRAL...

Nous avons vu que notre cerveau, notre *gouverneur central* qui régule notre allure et nos sensations pouvait être un héritage de nos lointains ancêtres (voir encadré, p. 48). Vous pouvez apprendre à vous jouer de lui pour améliorer vos performances. Vous pouvez le tromper en lui donnant l'impression que tout va bien. Ainsi, le simple fait de se rincer la bouche avec une solution glucidique peut vous donner des ailes (enfin peut-être pas à ce point mais, au moins, vous pouvez percevoir un mieux-être et vous sentir plus à l'aise dans l'effort !)[21]. Vous pouvez aussi refroidir simplement une partie de votre corps, par exemple, les mains[22]. Lors d'une course longue, vous pouvez aussi vous concentrer mentalement sur les étapes intermédiaires plutôt que sur l'arrivée.

PRÉPARATION PALÉO POUR LE MARATHON

Classiquement les plans « marathon » se composent de quatre à cinq séances hebdomadaires. Parmi ces séances, on trouve une sortie longue, une séance de VMA, une séance au seuil et un jogging.

Pour optimiser un tel plan d'entraînement en tirant partie du paléofit voici plusieurs pistes :

• Ajoutez une séance de musculation hebdomadaire et remplacez une partie de la sortie jogging par de la musculation afin d'avoir chaque semaine deux séances de musculation. Comme l'activité d'endurance est la course à pied, la plyométrie est tout à fait adaptée. Lors des trois semaines qui précèdent le marathon, ne conservez qu'une séance hebdomadaire de musculation en réduisant le volume mais en gardant l'intensité. La dernière semaine, évitez la plyométrie et préférez des mouvements sans choc afin de laisser vos muscles récupérer. Il est vrai que de plus en plus d'entraîneurs et de plans d'entraînement pour le marathon intègrent la notion de PPG (préparation physique générale) dans la planification mais ils l'intègrent uniquement en début de saison. C'est une erreur selon moi. Mieux vaut la prolonger durant toute la saison (avec des adaptations à l'approche des compétitions).

• Lors de la sortie longue, vous vous appliquerez à rester en zone 1 même si cela vous semble facile ! Ne cherchez pas à vous tester lors de ces séances. Vous le ferez sur des épreuves-test (un semi-marathon par exemple). Ajoutez quelques sprints de 10 à 15 s au maximum. Variez les terrains afin de renforcer vos muscles et protéger votre appareil locomoteur (tendons, os, articulations).

• Lors des autres séances, restez bien en zone 1 sauf durant les HIT où vous devez réellement être en zone 3. Les séances VMA sont fondamentales mais pour qu'elles soient profitables, il faut que vous respectiez bien les intensités d'effort. Réaliser quelques-unes de ces séances en côte ou en terrain vallonné afin de renforcer les muscles peut être bénéfique.

• Pour la séance seuil, privilégiez le travail au seuil+ c'est-à-dire juste au-dessus du seuil ou dit autrement en début de zone 3 (90 % de FCmax). Une séance de 4 x 8 mn à 90 % de FCmax sera très efficace pour améliorer la puissance au seuil et la VMA (plus efficace que 4 x 16 mn à 88 % de FCmax ou 4 x 4 mn à 92 % de FCmax)[23].

Voici un exemple de planification avec 4 séances hebdomadaires.

	PLAN CLASSIQUE	PLAN PALÉO
Lundi	Repos	Repos
Mardi	VMA	VMA
Mercredi	Repos	Musculation
Jeudi	Seuil	Seuil + (bas de zone 3)
Vendredi	Repos	Repos
Samedi	Jogging	Mixte : jogging + musculation
Dimanche	Sortie longue	Sortie longue

PRÉPARATION PALÉO POUR LE TRAIL

Le trail est une épreuve bien plus paléo que ne l'est le marathon. L'esprit, l'environnement, le terrain et le mode d'exercice ne perturberaient pas Zorg et Iraz s'ils étaient brutalement transportés à notre époque.

Pour se préparer à un trail, les principes sont globalement les mêmes que pour le marathon à quelques nuances près.

• Tout d'abord, rappelons qu'en plus d'emprunter des sentiers ou des chemins, le trail a la particularité de se dérouler sur des terrains accidentés avec des descentes et des montées. S'il faut de la puissance lors des montées, les descentes sont, quant à elles, très traumatisantes pour les muscles qui doivent travailler en excentrique. Il faudra donc ajouter systématiquement de la musculation au plan d'entraînement et ce, toute l'année. Encore une fois, la plyométrie est la méthode de choix. Par ailleurs, ces épreuves se déroulent souvent en semi-autonomie obligeant le sportif à faire travailler le haut du corps pour transporter sa réserve de boisson et d'aliments. Le programme de musculation devra donc être complet. Il portera principalement sur les membres inférieurs mais n'oubliera pas le tronc et les membres supérieurs.

• Compte tenu des spécificités du terrain, le traileur a tout intérêt à réaliser une partie des séances de HIT en côte et à s'entraîner régulièrement lors des sorties longues sur des terrains paléo (lois n°5, 6 et 7 du sportif paléo). Il a également intérêt à s'exercer sur des terrains irréguliers et non goudronnés afin de réduire le risque d'entorse (notamment de cheville). Les sauts à cloche pied en mouvement et en changement de direction peuvent avantageusement compléter la préparation sur cet aspect.

- Les traileurs coureurs d'ultra utilisent parfois des « week-ends choc » au cours desquels ils enchaînent deux voire trois jours avec de gros volumes horaires d'entraînement de façon à s'approcher des conditions de course. Lors de ces séances, les efforts se déroulent souvent en rando-course (alternance de course et de marche selon le terrain). Ce principe de « week-end choc » s'approche étonnamment de la périodisation par blocs dont je vous ai déjà parlé.

La programmation globale proposée précédemment pour le marathon est valable à condition d'adapter le contenu des séances.

	PLAN CLASSIQUE	PLAN PALÉO
Lundi	Repos	Repos
Mardi	VMA	VMA
Mercredi	Repos	Musculation
Jeudi	Seuil	Seuil + (bas de zone 3)
Vendredi	Repos	Repos
Samedi	Jogging	Mixte : jogging + musculation
Dimanche	Sortie longue	Sortie longue

PRÉPARATION PALÉO POUR LE TRIATHLON

Nous sommes d'accord, Zorg et Iraz n'avaient pas de vélo ! Cependant, le triathlon par sa combinaison de trois disciplines est intéressant. Attention tout de même, la pratique de trois disciplines demande du temps. Ainsi, un plan d'entraînement classique se compose généralement de six séances hebdomadaires (deux dans chaque discipline) et un plan allégé de quatre à cinq séances hebdomadaires.

	PLAN CLASSIQUE	PLAN PALÉO
Lundi	Repos	Repos
Mardi	VMA ou PMA en alternant une semaine sur l'autre vélo-course à pied	VMA ou PMA en alternant une semaine sur l'autre
Mercredi	Natation	Natation + Musculation (deux séances)
Jeudi	Seuil en alternant une semaine sur l'autre vélo-course à pied	Seuil + (bas de zone 3) en alternant une semaine sur l'autre vélo-course à pied
Vendredi	Natation	Natation
Samedi	Jogging	Mixte : jogging + Musculation
Dimanche	Sortie longue à vélo	Sortie longue à vélo enchaînée avec un peu de course à pied

LES COURSES À OBSTACLES

Les courses à obstacles, très en vogue actuellement, sont des compétitions de *cross training*. Pour cette discipline, le paléofit représente une préparation physique de choix bien évidemment. Zorg et Iraz excelleraient dans ce type de course et domineraient très probablement la plupart des compétiteurs. Certes, il existe des différences avec le Paléolithique en termes de variété d'obstacles et d'intensité – Zorg et Iraz n'ont jamais tenté de faire avancer un pneu de tracteur en le faisant basculer d'un flanc à l'autre ! Ils n'ont jamais rampé au sol sous des fils électriques au risque de se prendre une décharge –, mais leur monde n'en était pas moins semé d'embûches, simplement il s'agissait d'autres embûches ! En outre, Zorg et Iraz n'ont probablement jamais réalisé de tels efforts à une telle intensité simplement pour « s'amuser ». Lorsqu'ils le faisaient, c'est parce qu'ils y étaient contraints par un danger immédiat (un prédacteur affamé par exemple).

Pour franchir les multiples obstacles et maintenir une certaine vitesse tout au long de la course, il faut de bonnes capacités d'endurance mais il faut aussi de la force.

• Le renforcement musculaire sera donc primordial toutefois le travail d'endurance devra être conservé. Le HIT sera aussi important mais contrairement aux coureurs à pied, l'idéal sera d'ajouter aux séances de HIT endurance des séances de HIT force (Tabata pompes par exemple). Et pour éviter les pénalités en cas d'échec sur un obstacle, il vous faudra être imbattable sur les séries de burpees.

• L'entraînement se fera de préférence en pleine nature. Il faudra apprendre à entrer en symbiose avec son environnement en profitant des obstacles naturels (arbres, talus, fossés...). Cela renforce les qualités proprioceptives et l'agilité qui sont indispensables sur certains obstacles d'équilibre.

• Je vous conseille également d'intégrer des séances spécifiques c'est-à-dire des séances en endurance (en zone 1 !) au cours desquelles vous vous arrêterez régulièrement pour faire un ou deux exercices de musculation durant une ou deux minutes (quelques sauts de grenouille au premier arrêt puis quelques pompes au second arrêt puis quelques tractions à un arbre au stop suivant, quelques burpees encore un peu plus loin etc. Une fois le geste de musculation effectué, repartez aussitôt sans récupérer, la récupération se fera en courant ! La partie musculation de ces séances ne sera pas aussi volumineuse que lors d'une séance spécialement dédiée à la musculatiion. Il s'agit plutôt de vous habituer aux enchaînements endurance-force comme en situation de course.

	PLAN PALÉO
Lundi	Repos
Mardi	Hit course à pied
Mercredi	Musculation
Jeudi	Repos
Vendredi	Séance spécifique « courses à obstacles »
Samedi	Endurance
Dimanche	Mixte : jogging + HIT musculation

43 SÉANCE 42.195 (marathon)

Une série complète inspirée de la distance reine de l'endurance, le marathon.

TYPE DE SÉANCE
Renforcement musculaire du marathonien

PARTIE TRAVAILLÉE
Corps complet en insistant sur les membres inférieurs et le gainage

CONSIGNES
Rien ne sert de se presser, récupérer quelques secondes entre chaque exercice.
Garder le corps bien gainé durant tous les exercices.

POUR RÉDUIRE LA DIFFICULTÉ
Faire les pompes en appui sur les genoux plutôt que sur les pieds. Si besoin fractionner les blocs en récupérant un peu.

POUR AUGMENTER LA DIFFICULTÉ
Varier les pompes. Diminuer le temps de récupération entre les exercices.

NIVEAU 1 1 à 2 circuits/ 2 mn de récup. entre les circuits

NIVEAU 2 3 à 4 circuits/ 2 mn de récup. entre les circuits

NIVEAU 3 5 à 6 circuits/ 2 mn de récup. entre les circuits

SÉANCE 42.195

1

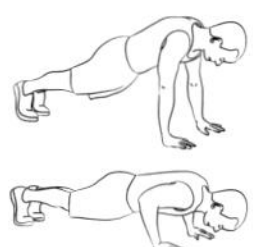

42 pompes

2

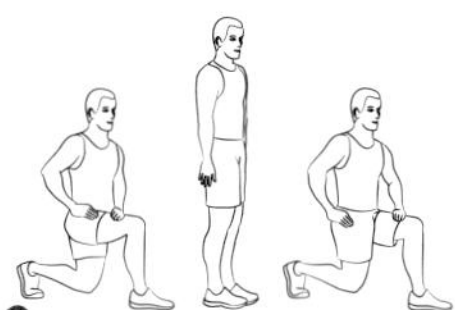

100 fentes marchées

3

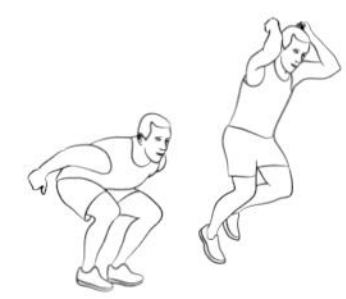

9 sauts de grenouille

4

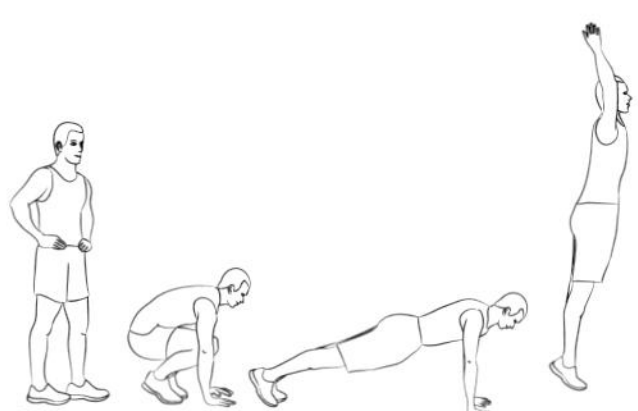

5 burpees

5

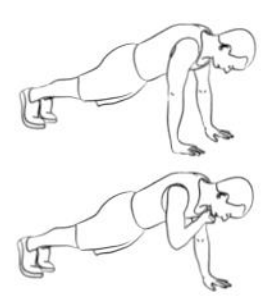

60 shoulder taps

6

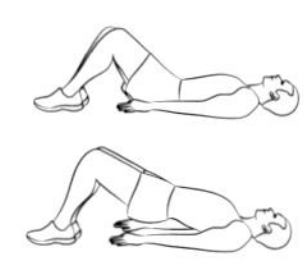

60 levés de bassin

NIVEAU 1 1 à 2 circuits (2 mn de récup. entre les circuits)

NIVEAU 2 3 à 4 circuits (2 mn de récup. entre les circuits)

NIVEAU 3 5 à 6 circuits (2 mn de récup. entre les circuits)

44 SÉANCE 21.100 (semi-marathon)

Une série complète inspirée du semi-marathon et dédiée aux coureurs à pied.

TYPE DE SÉANCE
Renforcement musculaire du coureur à pied

PARTIE TRAVAILLÉE
Corps complet en insistant sur les membres inférieurs et le gainage

CONSIGNES
Rien ne sert de se presser, récupérer quelques secondes entre les exercices.
Garder le corps bien gainé durant tous les mouvements.

POUR RÉDUIRE LA DIFFICULTÉ
Faire les pompes en appui sur les genoux plutôt que sur les pieds. Si besoin fractionner les blocs en récupérant un peu (notamment pendant les burpees).

POUR AUGMENTER LA DIFFICULTÉ
Varier les pompes. Diminuer le temps de récupération entre les exercices.

NIVEAU 1 1 circuit

NIVEAU 2 2 circuits/ 2 mn de récup. entre les circuits

NIVEAU 3 3 circuits/ 2 mn de récup. entre les circuits

SÉANCE 21.100

1

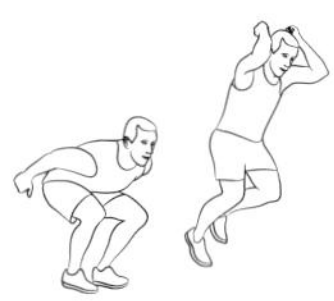

21 sauts de grenouille

2

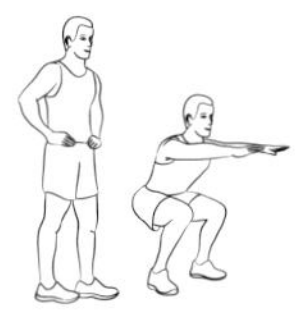

100 flexions

3

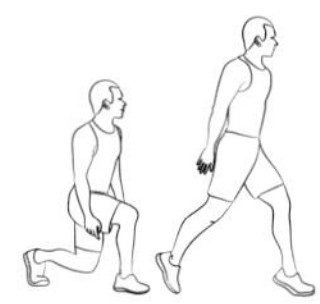

21 fentes sautées
(22 pour la symétrie)

4

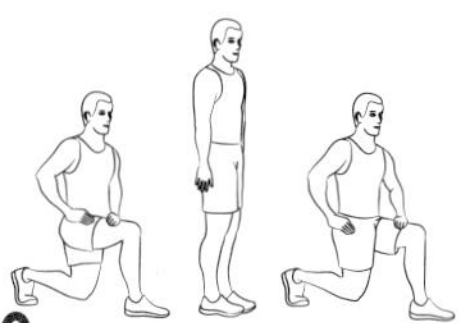

100 fentes marchées

5

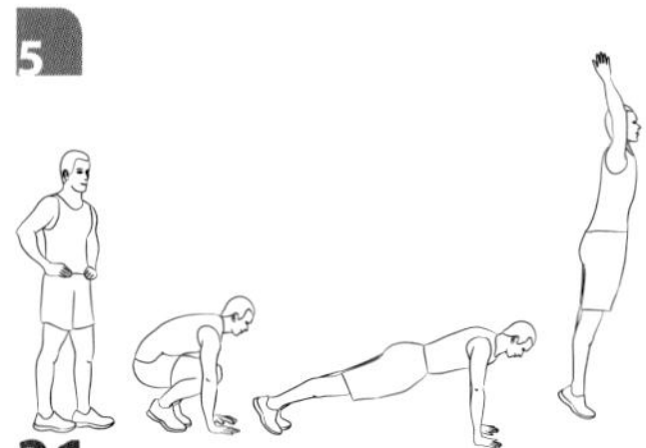

21 burpees

6

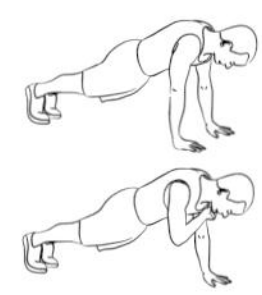

100 shoulder taps
(les circuits impairs)

ou

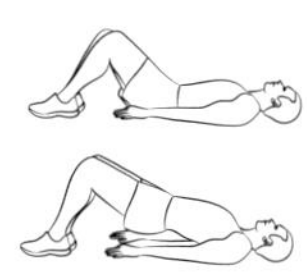

100 levés de bassin
(les circuits pairs)

NIVEAU 1 1 circuit

NIVEAU 2 2 circuits (2 mn de récup. entre les circuits)

NIVEAU 3 3 circuits (2 mn de récup. entre les circuits)

45 SÉANCE 51.50 (triathlon distance olympique)

Une série complète inspirée de la distance du triathlon olympique et dédiée aux triathlètes.

TYPE DE SÉANCE

Renforcement musculaire du triathlète

PARTIE TRAVAILLÉE

Corps complet

CONSIGNES

Rien ne sert de se presser, récupérer quelques secondes entre les exercices.
Garder le corps bien gainé durant tous les mouvements.
Les exercices sur jambe renforcent les qualités proprioceptives.

POUR RÉDUIRE LA DIFFICULTÉ

Faire les pompes en appui sur les genoux plutôt que sur les pieds. Si besoin fractionner les blocs en récupérant un peu. Ne pas trop descendre lors des exercices à une jambe.

POUR AUGMENTER LA DIFFICULTÉ

Varier les pompes. Diminuer le temps de récupération entre les exercices. Descendre bien bas sur les exercices à une jambe.

NIVEAU 1 ½ circuit

NIVEAU 2 1 circuit

NIVEAU 3 1 circuit puis ½ circuit/ 2 mn de récup. entre les circuits

SÉANCE 51.50

BLOC 1

1

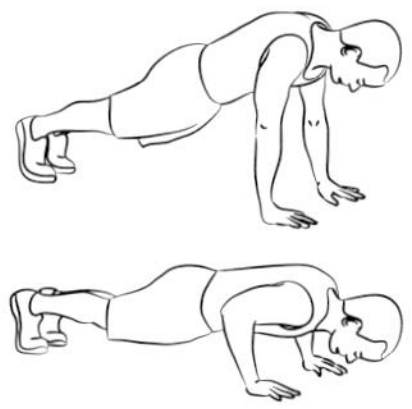

51 pompes

2

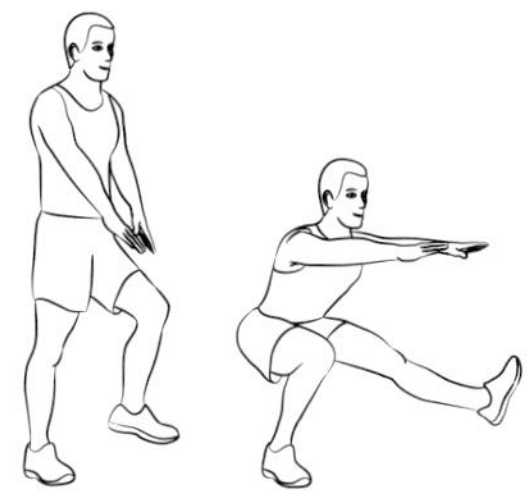

50 flexions sur une jambe

3

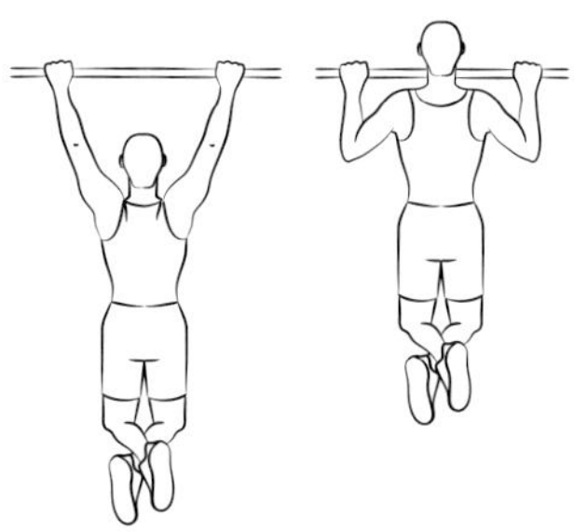

5 tractions

BLOC 2 IDEM MAIS 50 FLEXIONS SUR L'AUTRE JAMBE

BLOC 3 REMPLACER LES FLEXIONS PAR DES FENTES

BLOC 4 REMPLACER LES FLEXIONS PAR DES FENTES (SUR L'AUTRE JAMBE)

BLOC 5 REMPLACER LES FLEXIONS PAR DES SAUTS DE GRENOUILLE

BLOC 6 REMPLACER LES FLEXIONS PAR DES FENTES SAUTÉES

BLOC 7 REMPLACER LES FLEXIONS PAR DES BURPEES

46 SÉANCE 226 (distance ironman)

Une série complète inspirée de la distance ironman et destinée aux triathlètes.

TYPE DE SÉANCE

Renforcement musculaire du triathlète

PARTIE TRAVAILLÉE

Corps complet

CONSIGNES

Prendre le temps de récupérer entre les exercices.
Les séries de tractions peuvent être fractionnées (séries de 5 par exemple).
Garder le corps bien gainé durant tous les mouvements.
Une séance dont la difficulté va crescendo comme au cours d'un triathlon ironman : on commence par les exercices sans sauts et on poursuit avec des exercices de plyométrie.

POUR RÉDUIRE LA DIFFICULTÉ

Si besoin fractionner les blocs en récupérant un peu.

POUR AUGMENTER LA DIFFICULTÉ

Varier les pompes. Diminuer le temps de récupération entre les exercices.

NIVEAU 1 2 x 13

NIVEAU 2 3 x 13

NIVEAU 3 Série complète (2 x 26)

SÉANCE 226

NIVEAU 3

1

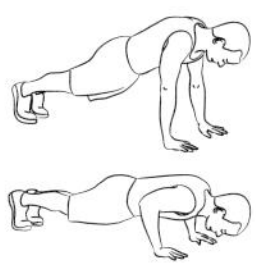

2 x 26 pompes

2

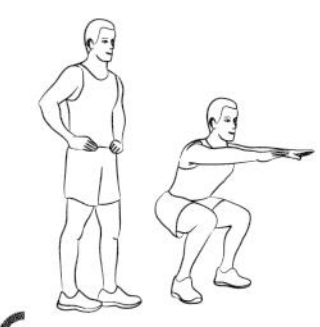

2 x 26 flexions

3

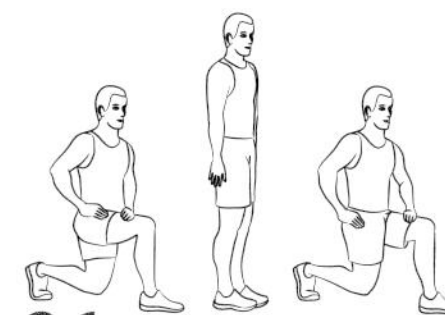

2 x 26 fentes marchées

4

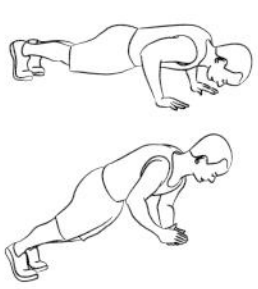

2 x 26 pompes claquées

5

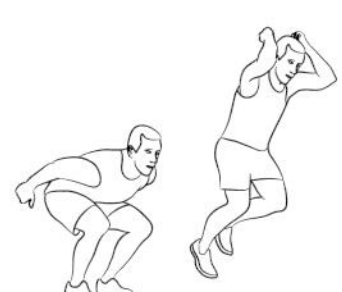

2 x 26 sauts de grenouille

6

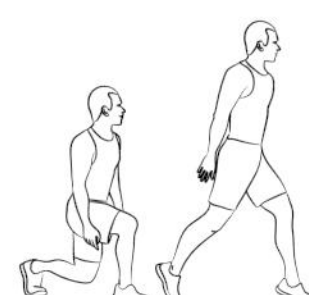

2 x 26 fentes sautées

7

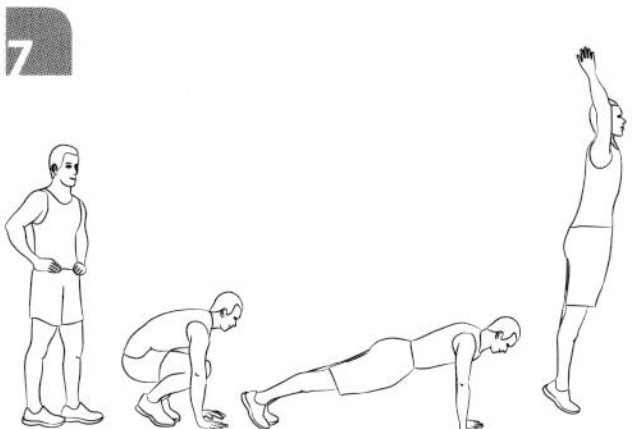

2 x 26 burpees

8

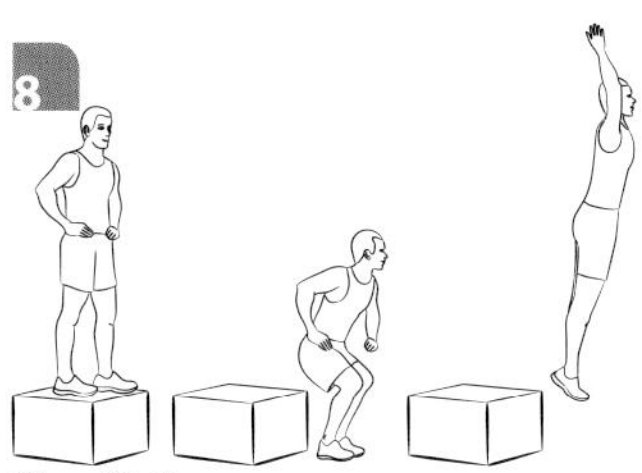

2 x 26 drop jumps

9

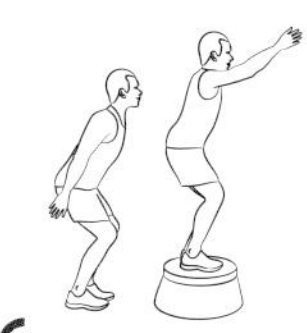

2 x 26 box jumps

10

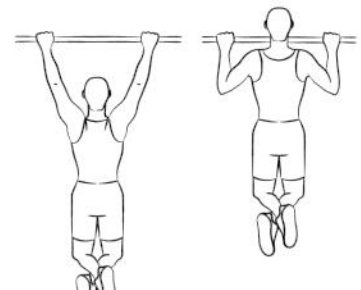

2 x 26 tractions

47 SÉANCE 160 (ultratrail)

Une série complète inspirée de la distance reine de l'ultra trail.

TYPE DE SÉANCE :
Renforcement musculaire du traileur

PARTIE TRAVAILLÉE :
Corps complet

CONSIGNES
Garder le corps bien gainé durant tous les mouvements.
Cette séance inclut un maximum de fentes marchées pour simuler de longues montées.
Les exercices intermédiaires sont de moins en moins difficiles.

POUR RÉDUIRE LA DIFFICULTÉ
Si besoin fractionner les blocs en récupérant un peu.

NIVEAU 1 80 c'est-à-dire (50 fentes marchées-30 burpees) et ainsi de suite...

NIVEAU 2 120 c'est-à-dire (80 fentes marchées-40 burpees) et ainsi de suite...

NIVEAU 3 160 c'est-à-dire (100 fentes marchées-60 burpees) et ainsi de suite...

SÉANCE 160

NIVEAU 3

1

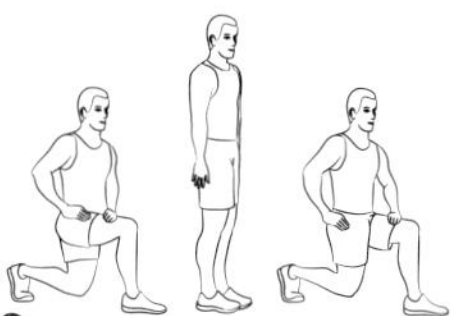

100 fentes marchées

2

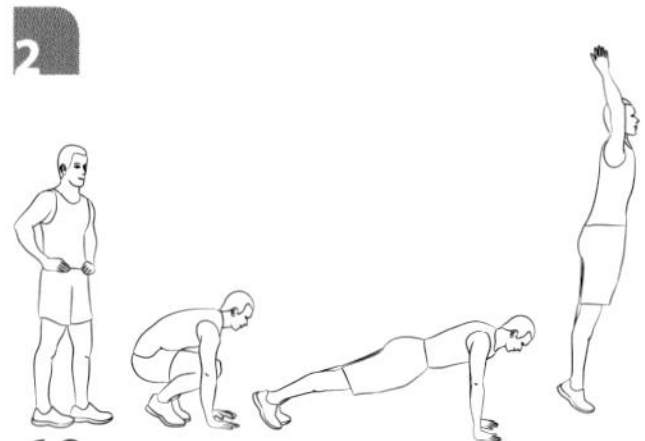

60 burpees

3

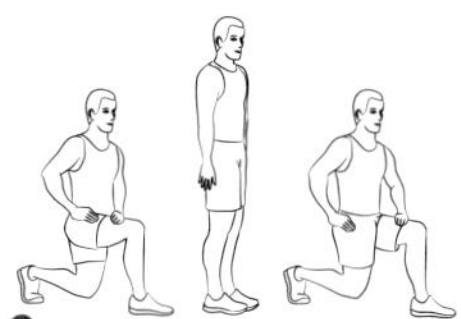

100 fentes marchées

4

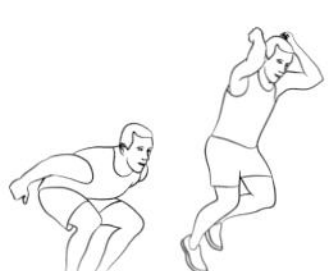

60 sauts de grenouille

5

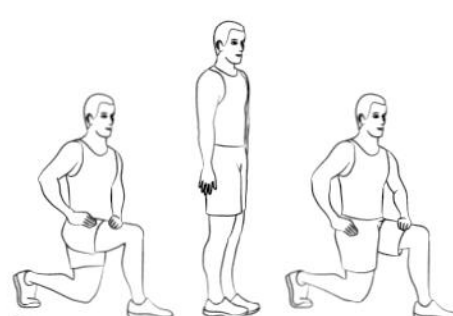

100 fentes marchées

6

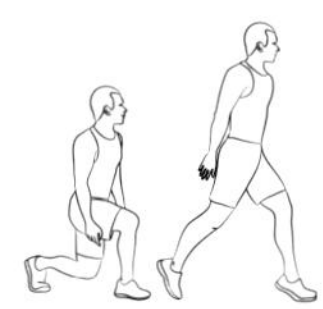

60 fentes sautées

7

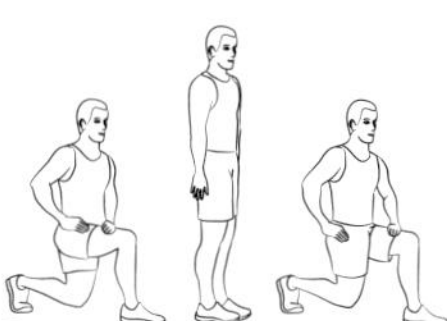

100 fentes marchées

8

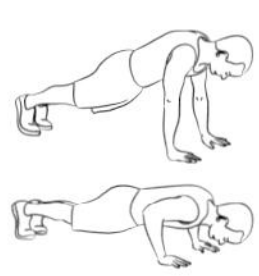

60 pompes

9

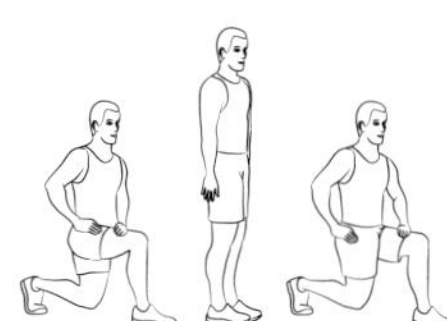

100 fentes marchées

10

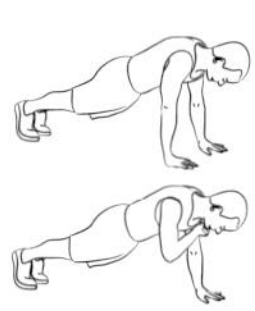

60 shoulder taps

10

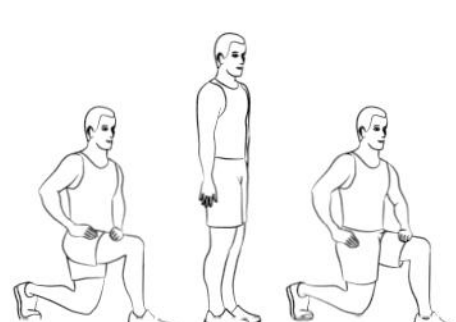

100 fentes marchées

10

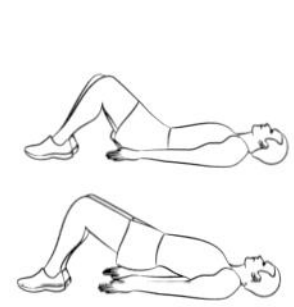

60 levés de bassin

48 SÉANCE 80 (trail)

Une série complète pour le traileur longue distance.

TYPE DE SÉANCE :
Renforcement musculaire du traileur

PARTIE TRAVAILLÉE :
Corps complet

CONSIGNES
Garder le corps bien gainé durant tous les mouvements.
Cette séance inclut un maximum de fentes marchées pour simuler de longues montées.
Les exercices intermédiaires permettent de faire un peu de plyométrie et de renforcer le haut du corps.

POUR RÉDUIRE LA DIFFICULTÉ
Si besoin fractionner les blocs en récupérant un peu.

NIVEAU 1 1 circuit ou 2 demi-circuits/ 2 mn de récup.

NIVEAU 2 2 circuits/ 2 mn de récup.

NIVEAU 3 3 circuits/ 2 mn de récup.

SÉANCE 80

BAS DU CORPS

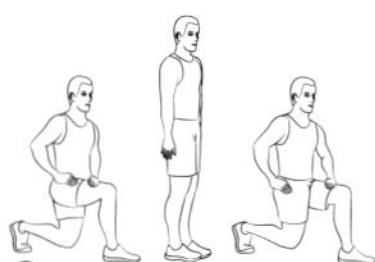

80 fentes marchées

SAUTS

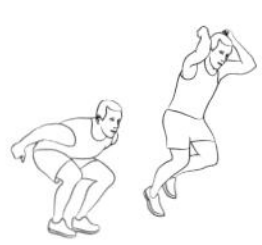

20 sauts de grenouille

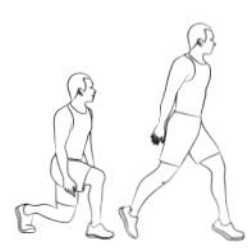

20 fentes sautées

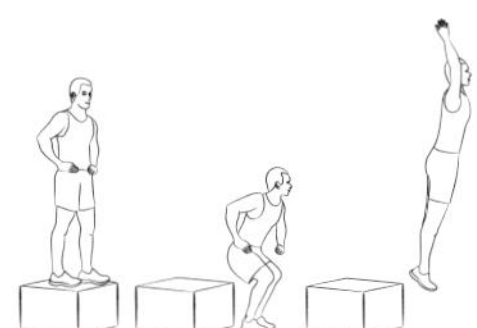

20 drop jumps

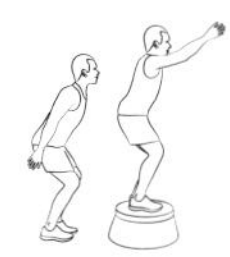

20 box jumps

BAS DU CORPS

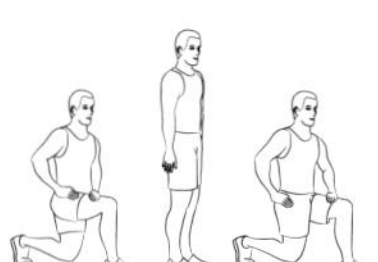

80 fentes marchées

HAUT DU CORPS

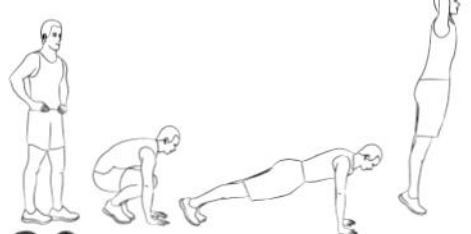

20 burpees

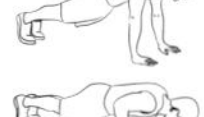

20 pompes

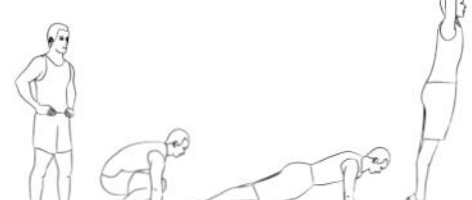

20 burpees

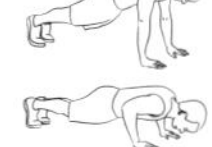

20 pompes

49 SÉANCE 21 (Alpe d'Huez)

Une série complète pour le cycliste inspirée des 21 virages de l'Alpe d'Huez (21 virages, 21 exercices avec chacun 21 répétitions).

TYPE DE SÉANCE :
Renforcement musculaire du cycliste

PARTIE TRAVAILLÉE :
Corps complet

CONSIGNES
Cette séance fait travailler surtout les jambes, un peu le tronc et le haut de corps. Les exercices de flexions sur une jambe renforcent un peu plus les cuisses.
1 circuit = 21 exercices soit 3 blocs d'affilée

POUR RÉDUIRE LA DIFFICULTÉ
Si besoin fractionner les blocs en récupérant un peu.

NIVEAU 1 1 à 2 circuits

NIVEAU 2 3 à 4 circuits

NIVEAU 3 5 à 6 circuits

SÉANCE 21

BLOC 1

1

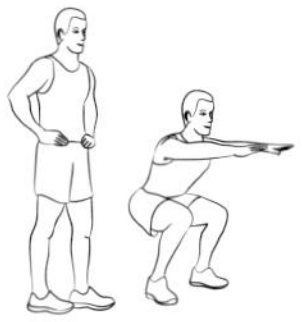

21 flexions

2

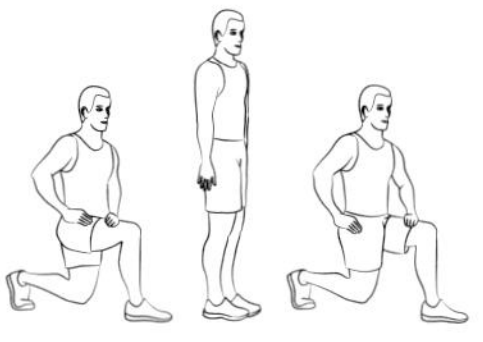

21 fentes marchées

3

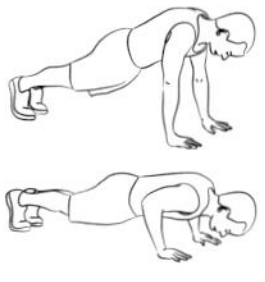

21 pompes

4

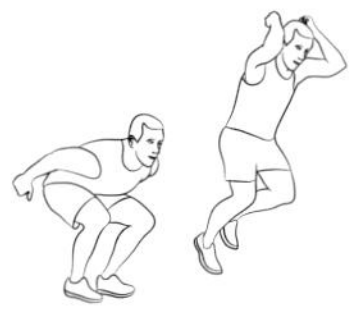

21 sauts de grenouille

5

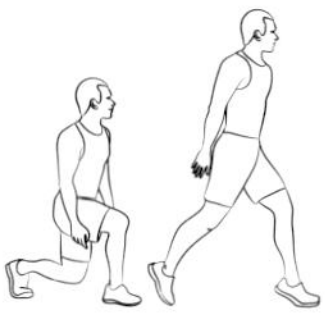

21 fentes sautées

6

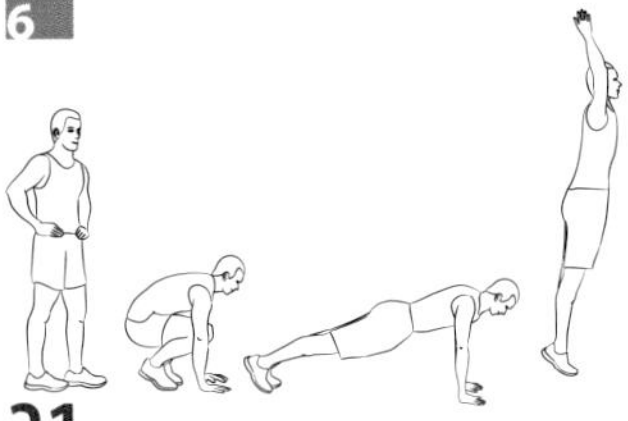

21 burpees

7

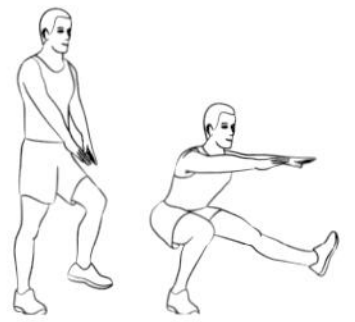

21 flexions sur une jambe de chaque côté

EFFECTUER TROIS BLOCS D'AFFILÉE POUR FAIRE 21 EXERCICES.

50 SÉANCE 1912 (Mont Ventoux)

Une série complète pour le cycliste inspirée de l'altitude du géant de Provence qu'est le Mont Ventoux.

TYPE DE SÉANCE :
Renforcement musculaire du cycliste

PARTIE TRAVAILLÉE :
Corps complet

CONSIGNES
Cette séance fait travailler essentiellement les jambes, un peu le tronc et le haut du corps. Les exercices de flexions sur une jambe renforcent un peu plus les cuisses que les flexions classiques.

POUR RÉDUIRE LA DIFFICULTÉ
Si besoin fractionner les blocs en récupérant un peu.

NIVEAU 1 1 ou 2 demi-circuits/ 2 mn de récup.

NIVEAU 2 2 circuits/ 2 mn de récup.

NIVEAU 3 3 circuits/ 2 mn de récup.

SÉANCE 1912

FLEXIONS

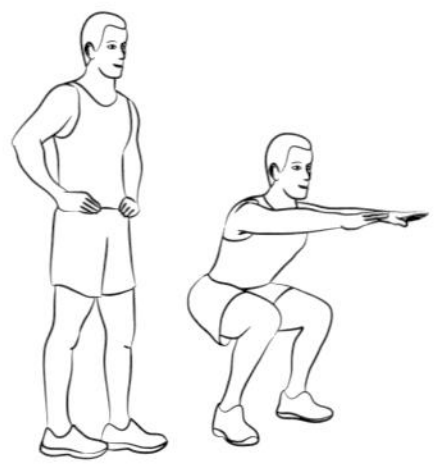

19 flexions

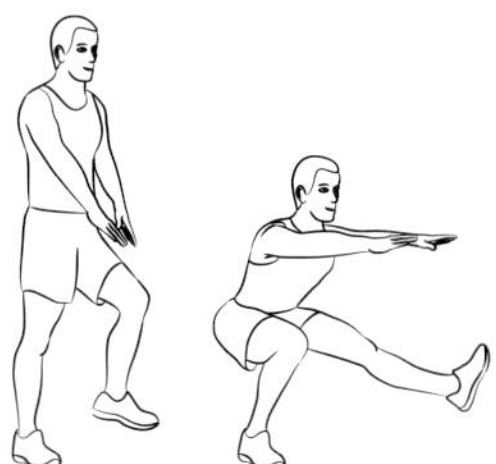

12 flexions sur chaque jambe

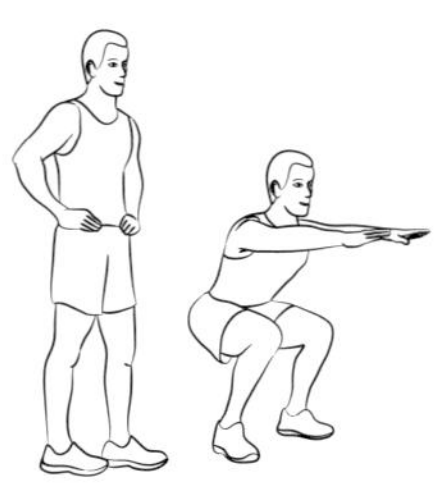

19 flexions

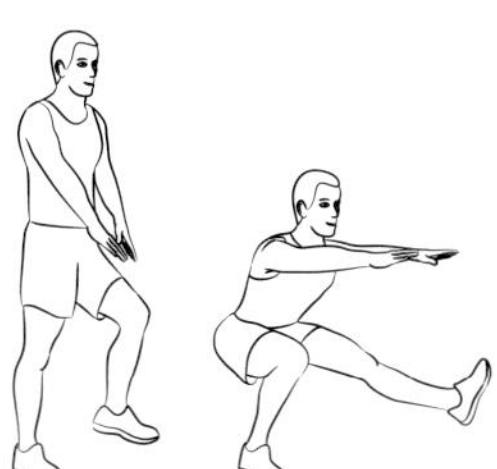

12 flexions sur chaque jambe

FENTES

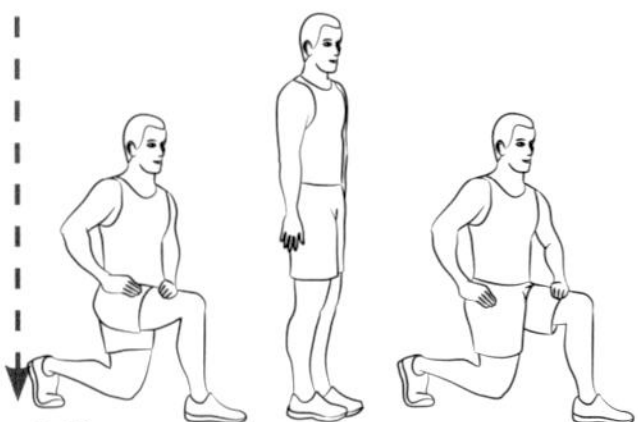

19 fentes marchées

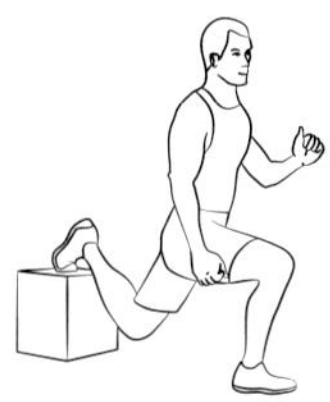

12 fentes sur chaque jambe

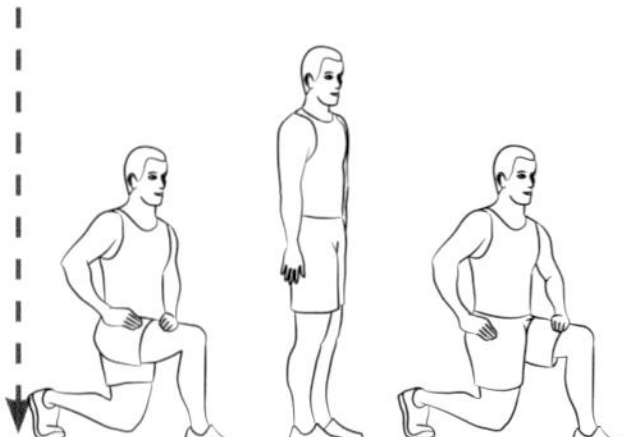

19 fentes marchées

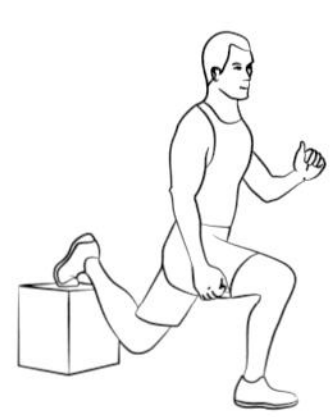

12 fentes sur chaque jambe

POMPES

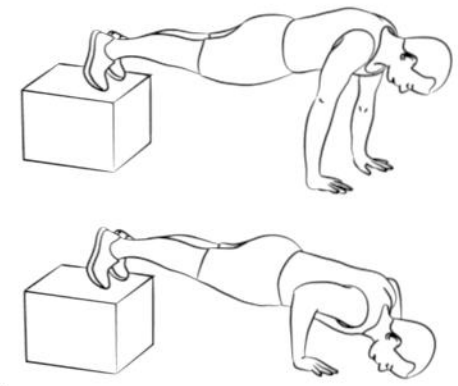

19 pompes pieds surélevés

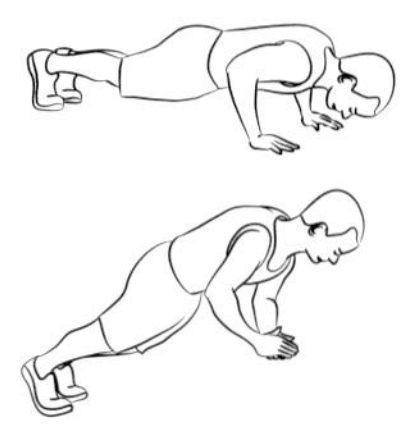

12 pompes claquées

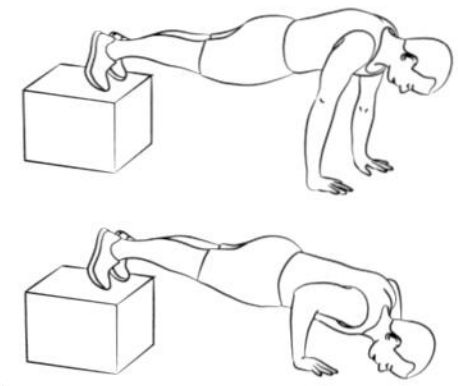

19 pompes pieds surélevés

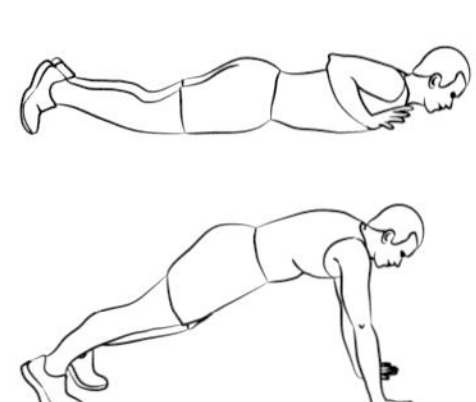

12 pompes complètes

51 BEAST

Une séance pour le coureur à obstacles. Les burpees sont placés après un autre exercice comme une pénalité après un obstacle invalidé et sont suivis de quelques moutain climbers comme si vous grimpiez un talus pour rejoindre l'obstacle suivant.

TYPE DE SÉANCE :
Force

PARTIE TRAVAILLÉE :
Corps complet

CONSIGNES
Rester bien gainé durant chaque exercice. Rester appliqué sur les réceptions de sauts. Sauter bien haut lors des burpees.

POUR RÉDUIRE LA DIFFICULTÉ
Faire les pompes en appui sur les genoux plutôt que sur les pieds. Fractionner les efforts.

POUR AUGMENTER LA DIFFICULTÉ
Augmenter la vitesse d'exécution.

NIVEAU 1 1 circuit

NIVEAU 2 2 circuits/ 2 mn de récup. entre les circuits

NIVEAU 3 3 circuits/ 2 mn de récup. entre les circuits

BEAST

1

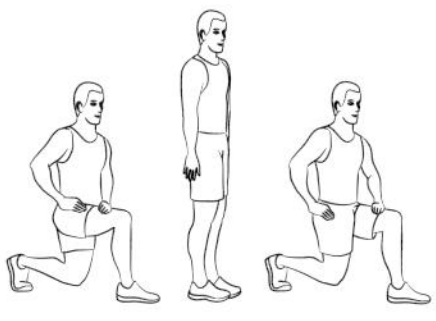

20 fentes marchées

2

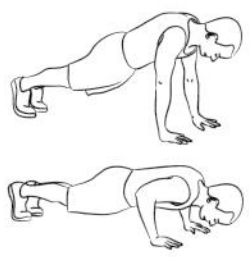

2 x **20** pompes

3

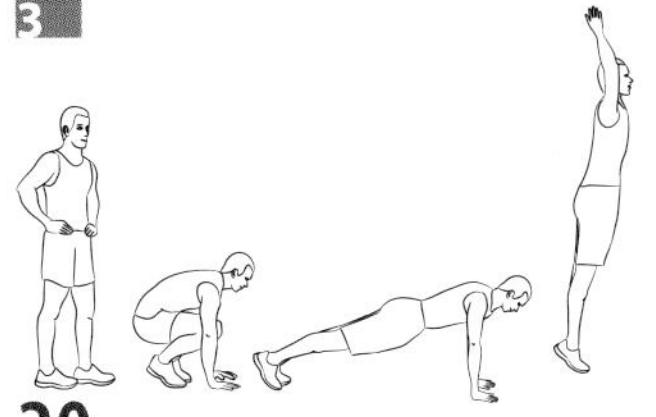

20 burpees

4

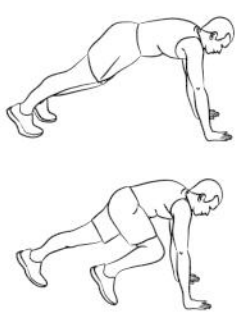

20 moutain climbers

5

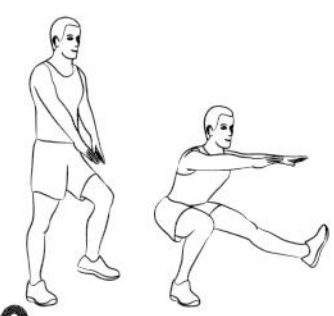

2 x **20** flexions sur une jambe (20 de chaque côté)

6

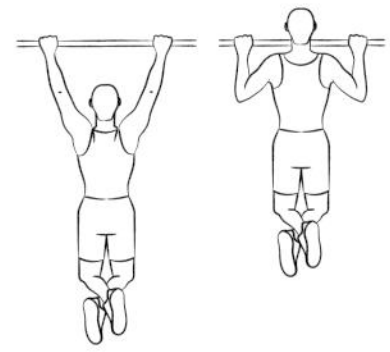

20 tractions

7

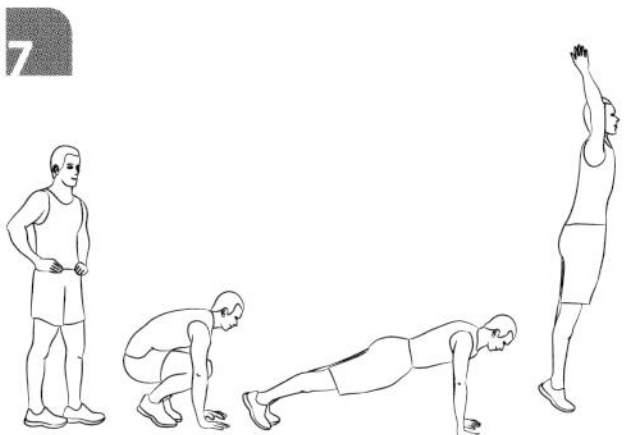

20 burpees

8

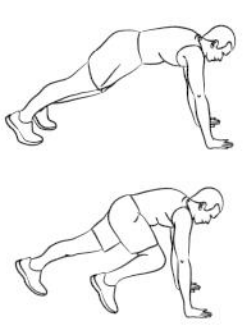

20 moutain climbers

9

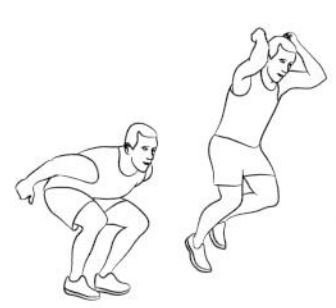

20 sauts de grenouille

10

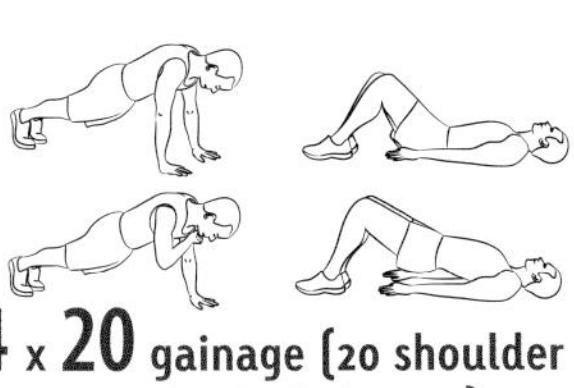

4 x **20** gainage (20 shoulder taps + 20 levés de bassin)

11

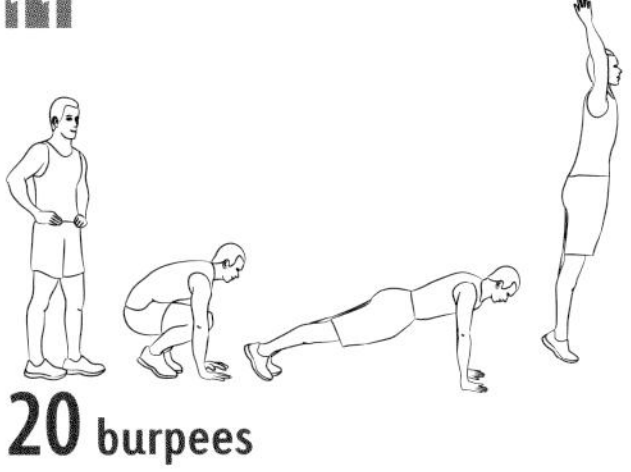

20 burpees

12

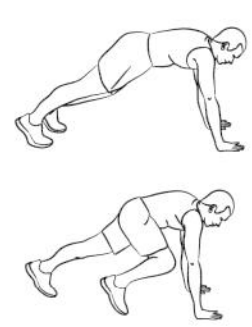

20 moutain climbers

52 SUPER

Une séance pour le coureur à obstacles. Les burpees sont placés après un autre exercice comme une pénalité après un obstacle invalidé et sont suivis de quelques jumping jacks comme si vous couriez pour rejoindre l'obstacle suivant.

TYPE DE SÉANCE :
Force

PARTIE TRAVAILLÉE :
Corps complet

CONSIGNES
Rester bien gainé durant chaque exercice. Rester appliqué sur les réceptions de sauts. Sauter bien haut lors des burpees. Se concentrer sur les rotations lors du gainage. Le dernier bloc (bloc 8) est pour les costauds !

POUR RÉDUIRE LA DIFFICULTÉ
Faire les pompes en appui sur les genoux plutôt que sur les pieds. Fractionner les efforts.

POUR AUGMENTER LA DIFFICULTÉ
Augmenter la vitesse d'exécution. Faire 20 burpees au lieu de 10 à chaque bloc.

NIVEAU 1 Blocs 1 à 7 en divisant le nombre de répétitions par 2

NIVEAU 2 Blocs 1 à 7

NIVEAU 3 Blocs 1 à 8

SUPER

BLOC 1

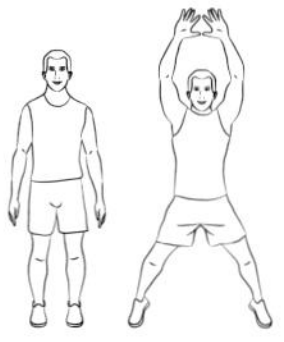

10 jumping jacks

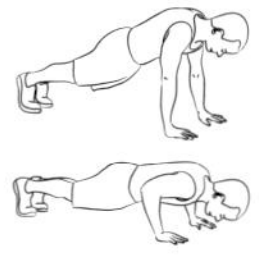

30 pompes

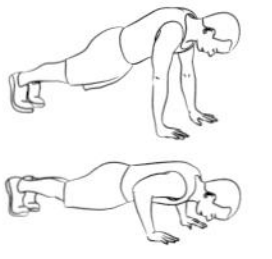

20 pompes

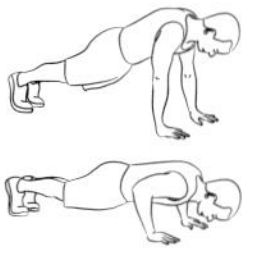

10 pompes

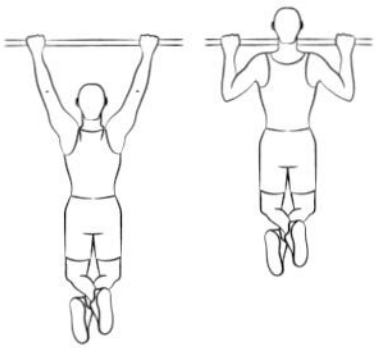

5 tractions

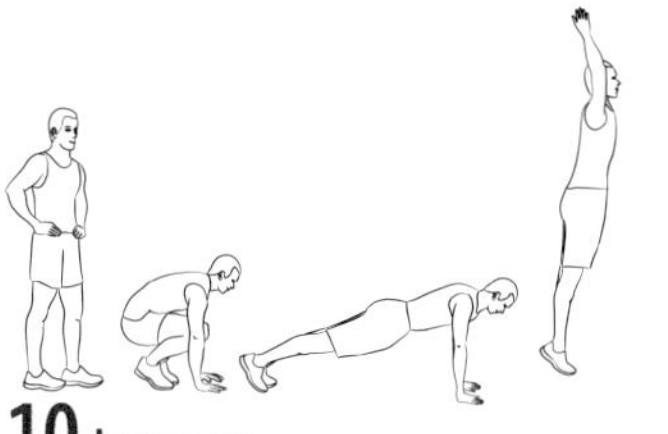

10 burpees

BLOC 2

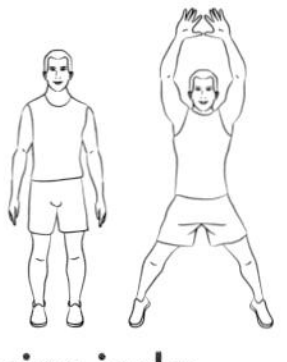

10 jumping jacks

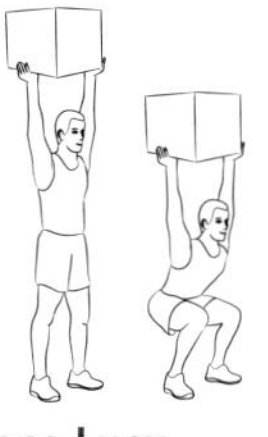

30 flexions Lucy

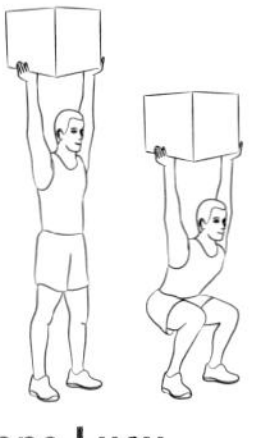

20 flexions Lucy

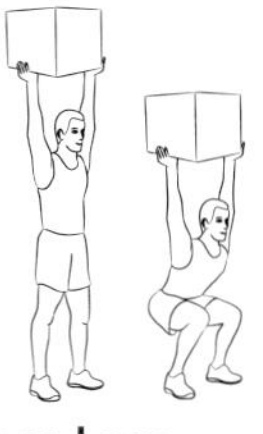

10 flexions Lucy

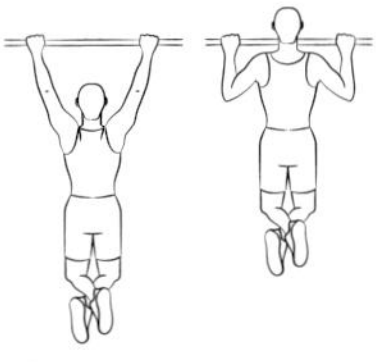

5 tractions

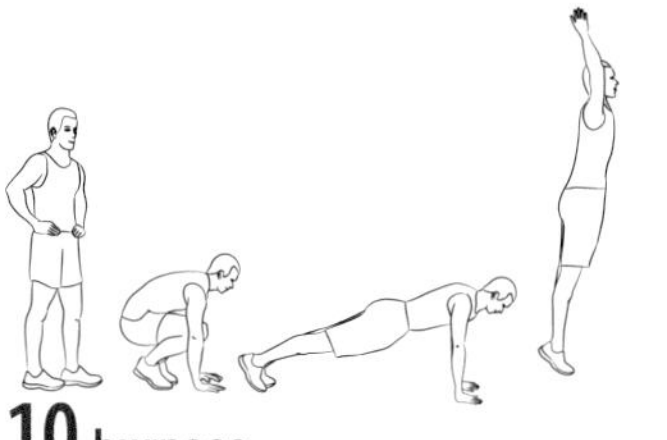

10 burpees

SUPER (suite)

BLOC 3

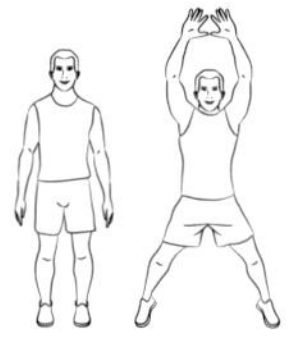

10 jumping jacks

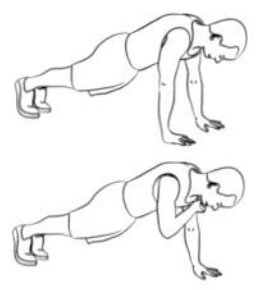

30 shoulder taps

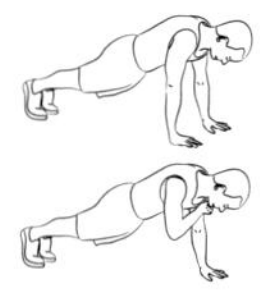

20 shoulder taps

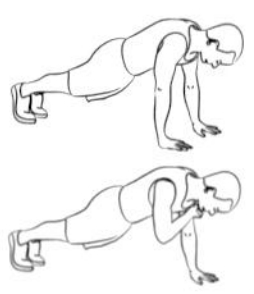

10 shoulder taps

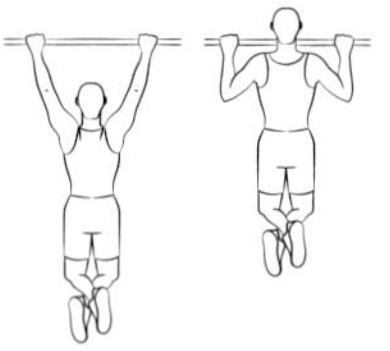

5 tractions

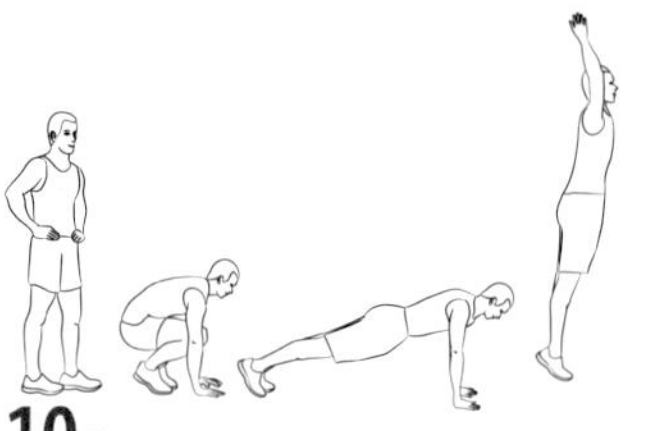

10 burpees

BLOC 4

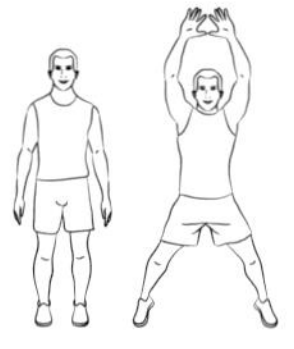

10 jumping jacks

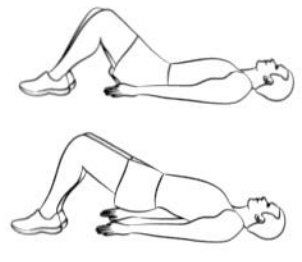

30 levés de bassin

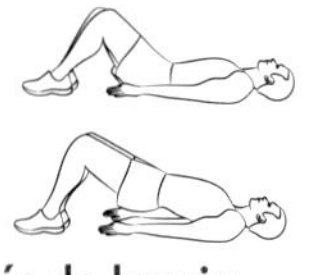

20 levés de bassin

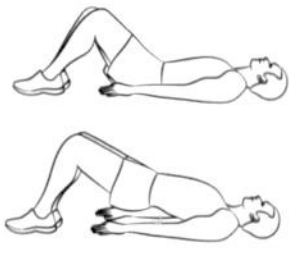

10 levés de bassin

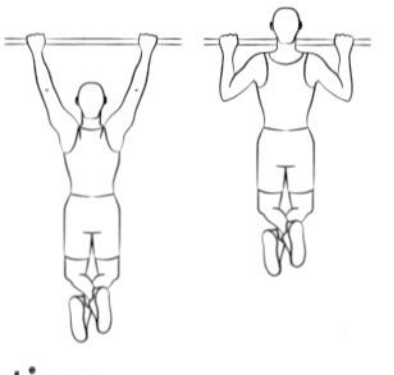

5 tractions

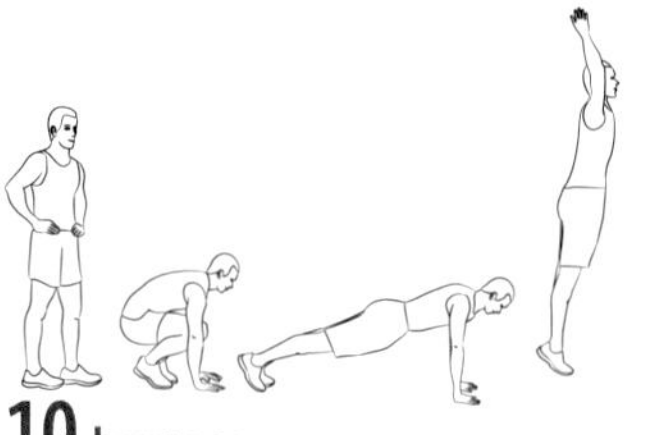

10 burpees

BLOC 5

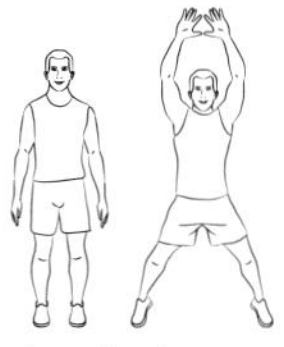

10 jumping jacks

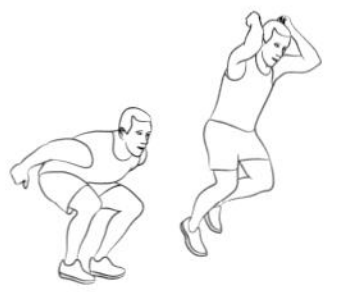

30 sauts de grenouille

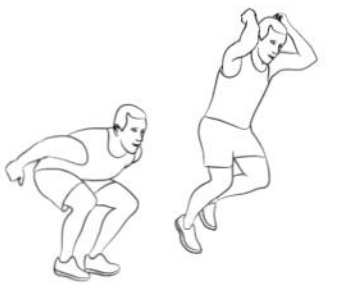

20 sauts de grenouille

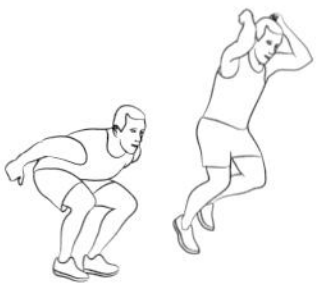

10 sauts de grenouille

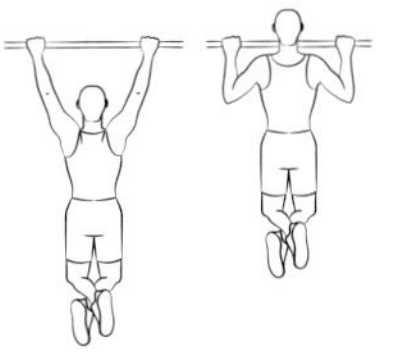

5 tractions

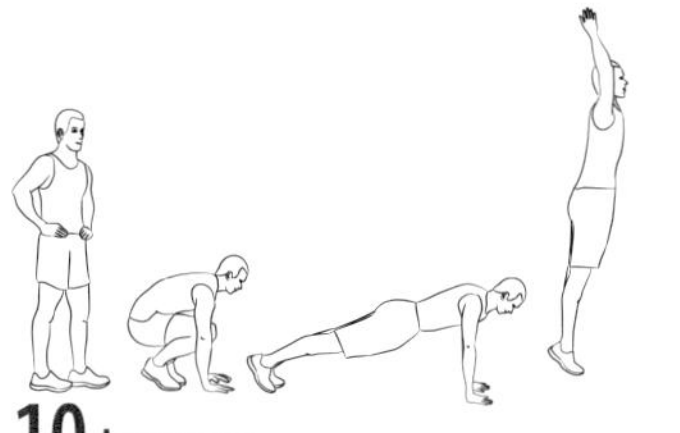

10 burpees

BLOC 6

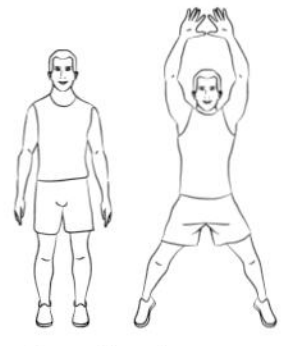

10 jumping jacks

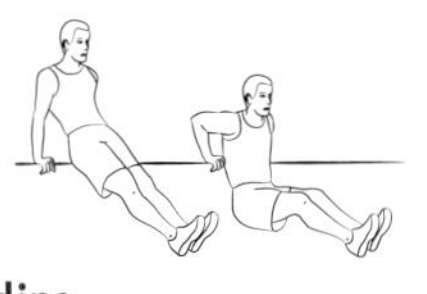

30 dips

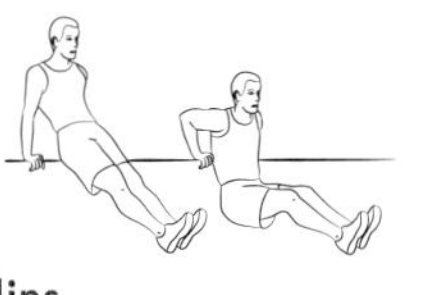

20 dips

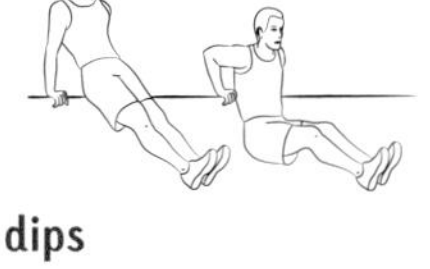

10 dips

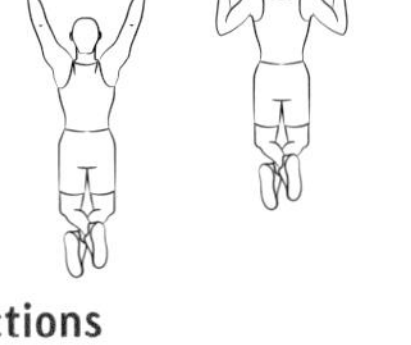

5 tractions

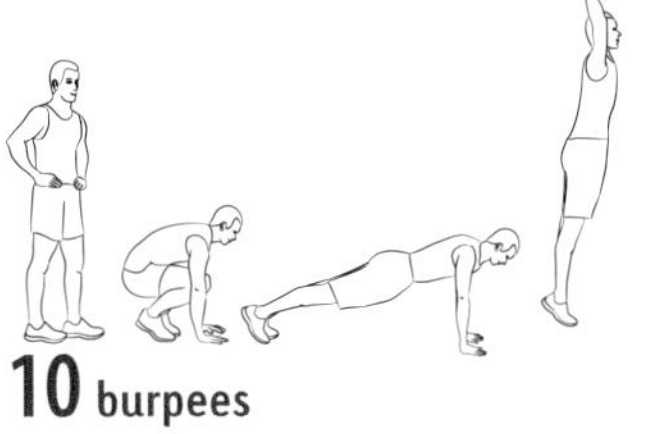

10 burpees

SUPER [suite]

BLOC 7

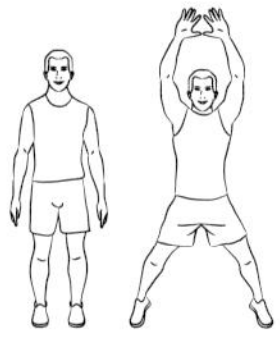

10 jumping jacks

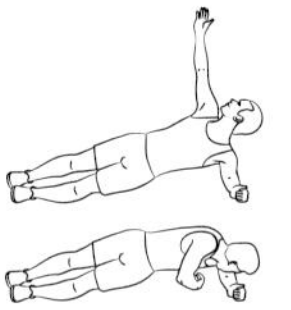

30 planches latérales en rotation [15 de chaque côté]

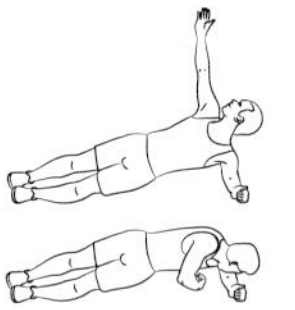

20 planches latérales en rotation [10 de chaque côté]

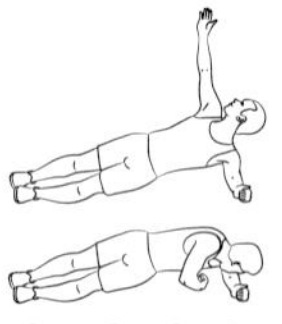

10 planches latérales en rotation [5 de chaque côté]

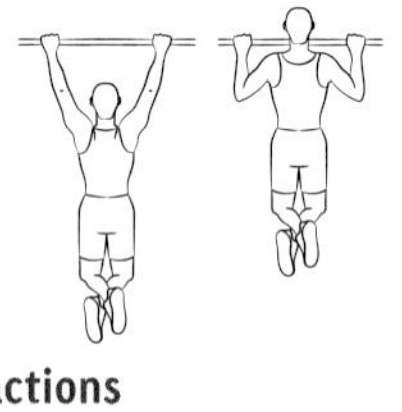

5 tractions

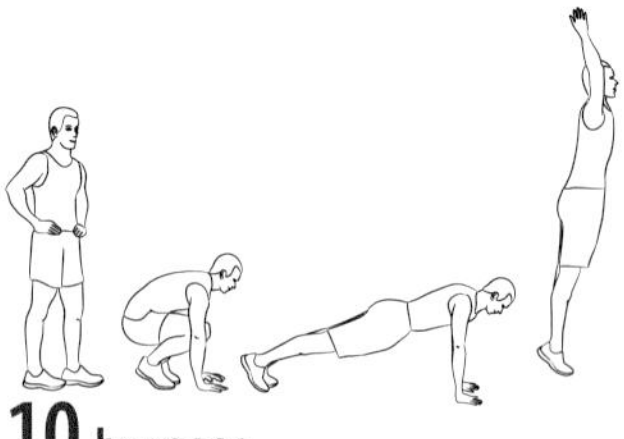

10 burpees

BLOC 8

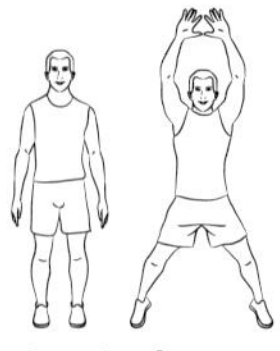

10 jumping jacks

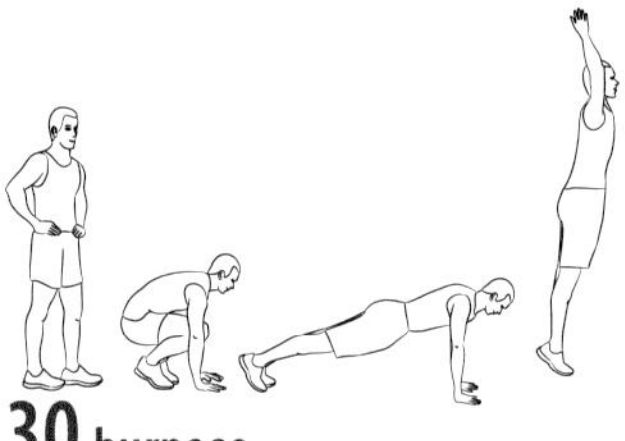

30 burpees

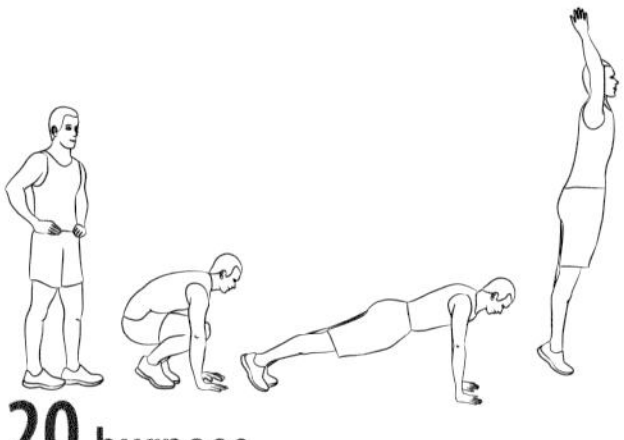

20 burpees

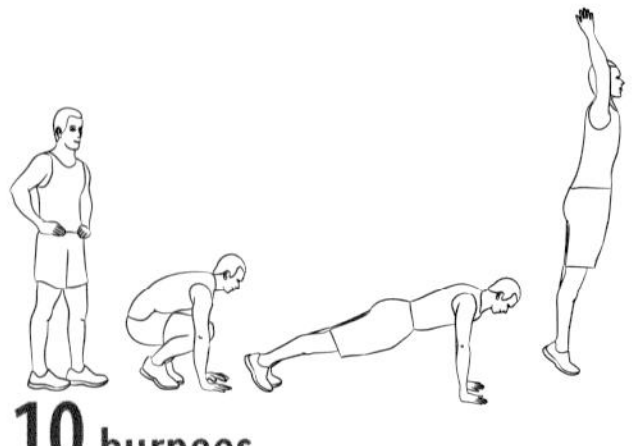

10 burpees

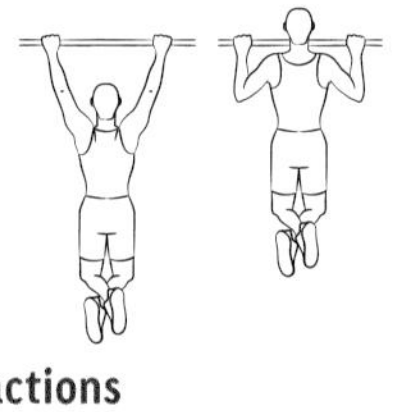

5 tractions

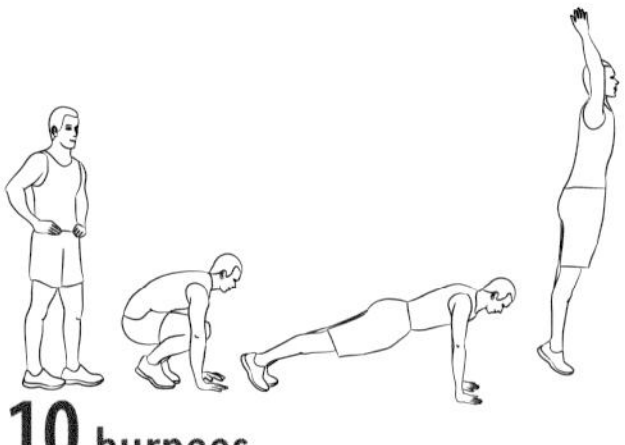

10 burpees

ANNEXE

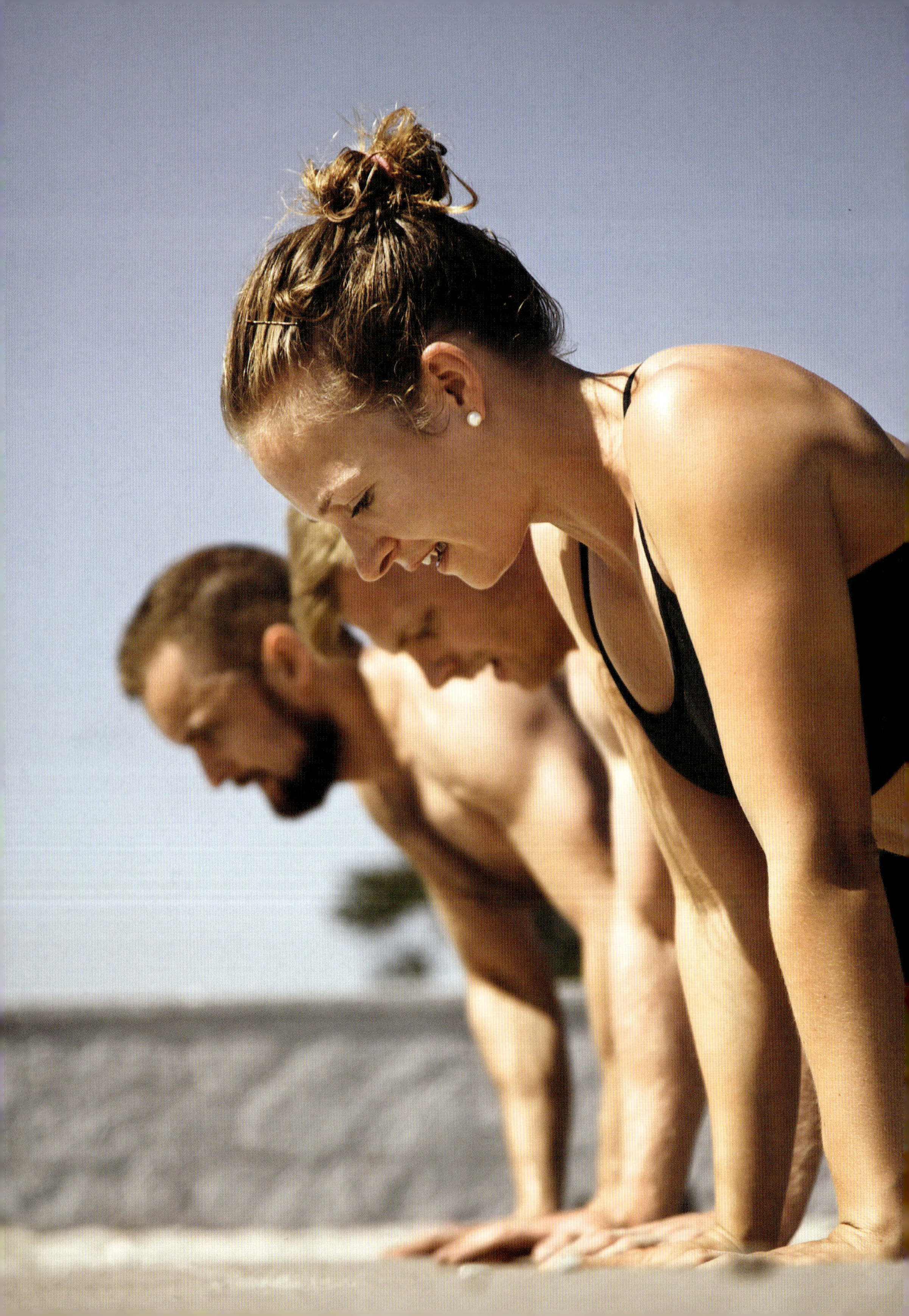

EXEMPLES DE PROGRAMMES PALÉOFIT

VOUS AVEZ CHOISI VOTRE NOMBRE DE SÉANCES PAR SEMAINE ?

Petite piqûre de rappel...

- « Paléo-base » = 4 séances par semaine
- « Paléo-assidu » = 5 séances par semaine
- « Paléo-express » = 3 séances par semaine

VOUS AVEZ VISUALISÉ LES SÉANCES QUE VOUS ALLEZ PRATIQUER ?

Voici maintenant une proposition de programme sur plusieurs semaines pour chacune des formules (base, assidu, express). Ce programme peut bien évidemment être adapté en fonction de vos obligations et de vos envies.

Si vous débutez ou si vous ne pratiquez aucune (ou quasi aucune) activité sportive, je vous conseille de commencer par le programme « paléo-débutant » ci-après.

Ces programmes vous sont donnés seulement à titre indicatif. Vous êtes libre de les modifier, de les adapter mais l'important est de respecter le principe de progressivité. Pour les séances d'endurance, les durées proposées conviennent à la course à pied et la natation. Si vous pratiquez un autre sport, adaptez les temps en vous référant au chapitre 3 p. 97. Ainsi, pour le vélo ou la marche, vous augmenterez un peu la durée (par exemple en ajoutant 50 à 100 % du temps prévu en course à pied).

« PALÉO-DÉBUTANT »

Voici un programme de quatre semaines qui permettra de se familiariser avec la plupart des efforts des programmes paléofit qui suivront.

SEMAINE 1	SEMAINE 2	SEMAINE 3	SEMAINE 4
		LUNDI	
REPOS	REPOS	REPOS	REPOS
		MARDI	
FORCE 10 mn échauffement • 2 pompes-récup. puis 4 pompes- récup. et ainsi de suite jusqu'au maximum de pompes réalisées sans s'arrêter. • 2 mn récup. • 1 mn flexions (rythme libre) • 2 mn récup. Effectuer la série 2 fois.	FORCE 10 mn échauffement • 2 pompes-récup. puis 4 pompes- récup. et ainsi de suite jusqu'au maximum de pompes réalisées sans s'arrêter • 2 mn récup. • 1 mn flexions (rythme libre) • 2 mn récup. • 2 pompes-récup. puis 4 pompes- récup. et ainsi de suite jusqu'au maximum de pompes réalisées sans s'arrêter • 2 mn récup. • 1 mn fentes marchées, (rythme libre) • 2 mn de récup. • 1 mn pompes classiques (rythme libre) • 2 mn récup. • 1 mn flexions (rythme libre)	FORCE 10 mn échauffement • 1 mn de pompes (3 pompes toutes les 10 s) • 1 mn récup. • 1 mn flexions (rythme libre) • 1 mn récup. • 2 mn de pompes (3 pompes toutes les 10 s), en alternant pompes mains écartées et pompes mains jointes • 1 mn récup. • 1 mn de pompes (3 pompes toutes les 10 s) • 1 mn pompes poitrine au sol (rythme libre) • 1 mn récup. • 1 mn fentes sautées (rythme libre)	FORCE 10 mn échauffement • 1 mn de pompes (3 pompes toutes les 10 s) • 1 mn récup. • 1 mn flexions (rythme libre) • 1 mn récup. • 1 mn de pompes (3 pompes toutes les 10 s), en alternant pompes mains en avant et pompes mains en arrière • 1 mn récup. • 1 mn fentes marchées (rythme libre) • 1 mn de pompes (3 pompes toutes les 10 s) • 1 mn récup. • 1 mn sauts de grenouille (rythme libre)

SEMAINE 1	SEMAINE 2	SEMAINE 3	SEMAINE 4
	MERCREDI		
REPOS	REPOS	REPOS	REPOS
	JEUDI		
ENDURANCE 20 mn en endurance (vélo, course, rando, natation...) Si 20 mn de course à pied paraissent trop difficile, vous pouvez alterner marche et course (1 mn-1 mn par exemple)	HIT ENDURANCE 25 mn en endurance dont 2 accélérations sur 10 s (vélo, course, rando, natation...)	HIT ENDURANCE 30 mn en endurance dont 5 mn avec 15 s vite-45 s lentement (vélo, course, rando, natation...)	HIT ENDURANCE 35 mn en endurance dont 5 mn avec 20 s vite-40 s lentement vélo, course, rando, natation...)
	VENDREDI		
REPOS	REPOS	REPOS	REPOS
	SAMEDI		
REPOS	REPOS	ENDURANCE 30 mn en endurance	ENDURANCE 35 mn en endurance (vélo, course, rando, natation...)
	DIMANCHE		
GAINAGE 10 mn en endurance (vélo, course, rando, natation...) puis • Planche ventrale : 15 à 30 s • Planche latérale droite : 15 à 30 s • Planche latérale gauche : 15 à 30 s • Planche dorsale : 15 à 30 s Effectuer ce bloc de gainage 2 fois Finir par 5 mn en endurance	MIXTE 10 mn en endurance (vélo, course, rando, natation...) puis • 1 mn sauts de grenouille, rythme libre • Planche ventrale : 15 à 30 s • Planche latérale droite : 15 à 30 s • Planche latérale gauche : 15 à 30 s • Planche dorsale : 15 à 30 s Effectuer le bloc musculation 2 fois Finir par 5 mn en endurance	MIXTE : ON APPREND LES BURPEES 10 mn d'échauffement (vélo, course, rando, natation...) puis • 1 mn de burpees rythme libre • 1 mn récup. • 1 mn de pompes (3 pompes toutes les 10) • 1 mn récup. • 1 mn flexions rythme libre • 1 mn récup. • 1 mn burpees (1 burpee toutes les 10 s) Finir par 5 mn en endurance	MIXTE : TEST DES MAXI 10 mn en endurance (vélo, course, rando, natation...) puis • Maxi-pompes sur 2 mn • 2 mn récup. • Maxi-flexions sur 2 mn • 2 mn récup. • Maxi-burpees sur 2 mn Finir par 5 mn en endurance

« PALÉO-BASE »

Voici un programme de huit semaines. Les 4 premières sont détaillées dans le premier tableau, les 4 suivantes dans le tableau ci-contre.

SEMAINE 1	SEMAINE 2	SEMAINE 3	SEMAINE 4
LUNDI			
REPOS	REPOS	REPOS	REPOS
MARDI			
FORCE Pyramide pompes Pyramide flexions	FORCE Série 12 x 50	FORCE 10 mn spécial pompes + 10/10 flexions	FORCE 500
MERCREDI			
OPTIONNELLE OU REPOS	OPTIONNELLE OU REPOS	OPTIONNELLE OU REPOS	OPTIONNELLE OU REPOS
JEUDI			
HIT ENDURANCE 15 mn échauffement 5 mn de 30-20-10 (course, vélo, natation ou autre) 5 mn retour au calme	HIT FORCE 15 mn échauffement Tabata pompes 5 mn retour au calme	HIT ENDURANCE 15 mn échauffement 8*(30-30), (course, vélo, natation ou autre) 5 mn retour au calme	HIT ENDURANCE 15 mn échauffement Tabata en endurance (vélo, course, natation...) 5 mn retour au calme
VENDREDI			
REPOS	REPOS	REPOS	REPOS
SAMEDI			
ENDURANCE 40 mn en endurance	ENDURANCE 45 mn en endurance	ENDURANCE 50 mn en endurance	ENDURANCE 45 mn en endurance
DIMANCHE			
MIXTE 20 mn d'endurance Maxi-pompes sur 2 mn Maxi-burpees sur 2 mn Maxi-flexions sur 2 mn 10 mn en endurance	MIXTE 30 mn d'endurance Tabata flexions 10 mn en endurance	MIXTE 30 mn d'endurance 30-20-10 (pompes et fentes sautées) 10 mn en endurance	MIXTE 30 mn d'endurance 20 burpees 10 mn en endurance

SEMAINE 5	SEMAINE 6	SEMAINE 7	SEMAINE 8
LUNDI			
REPOS	REPOS	REPOS	REPOS
MARDI			
FORCE Lion des cavernes	FORCE Auroch	FORCE 200/200	FORCE OUF !
MERCREDI			
OPTIONNELLE OU REPOS	OPTIONNELLE OU REPOS	OPTIONNELLE OU REPOS	OPTIONNELLE OU REPOS
JEUDI			
HIT ENDURANCE 15 mn échauffement 2 x 4 mn 30-20-10 (course, vélo, natation ou autre) 5 mn retour au calme	HIT FORCE 15 mn échauffement Tabata burpees 5 mn retour au calme	HIT ENDURANCE 15 mn échauffement 2 x 6 x (30-30), (course, vélo, natation ou autre) 5 mn retour au calme	HIT ENDURANCE 15 mn échauffement Tabata en endurance (vélo, course, natation...) 5 mn retour au calme
VENDREDI			
REPOS	REPOS	REPOS	REPOS
SAMEDI			
ENDURANCE 50 mn en endurance	ENDURANCE 55 mn en endurance	ENDURANCE 1 heure en endurance	ENDURANCE 50 mn en endurance
DIMANCHE			
MIXTE 30 mn d'endurance Maxi-pompes sur 2 mn Maxi-burpees sur 2 mn Maxi-flexions sur 2 mn 10 mn en endurance	MIXTE Iraz	MIXTE Zorg	MIXTE 30 mn d'endurance 100 pompes 10 mn en endurance

« PALÉO-ASSIDU »

SEMAINE 1	SEMAINE 2	SEMAINE 3	SEMAINE 4
LUNDI			
REPOS	REPOS	REPOS	REPOS
MARDI			
MIXTE 20 mn d'endurance Maxi-pompes sur 2 mn Maxi-burpees sur 2 mn Maxi-flexions sur 2 mn 10 mn en endurance	MIXTE 30 mn d'endurance Tabata flexions 10 mn en endurance	MIXTE 30 mn d'endurance 30-20-10 (pompes et fentes sautées) 10 mn en endurance	MIXTE 30 mn d'endurance 20 burpees 10 mn en endurance
MERCREDI			
FORCE Le classique PBF	HIT FORCE 15 mn échauffement Tabata pompes 5 mn retour au calme	ENDURANCE LONGUE 1 heure en endurance	REPOS
JEUDI			
REPOS	REPOS	REPOS	REPOS
VENDREDI			
HIT ENDURANCE 15 mn échauffement 5 mn de 30-20-10 (course, vélo, natation ou autre) 5 mn retour au calme	HIT ENDURANCE 15 mn échauffement 8 x (30-30), (course, vélo, natation ou autre) 5 mn retour au calme	HIT ENDURANCE 15 mn échauffement 2 x 5 x (30-30), (course, vélo, natation ou autre) 5 mn retour au calme	HIT ENDURANCE 15 mn échauffement Tabata en endurance (vélo, course, natation...) 5 mn retour au calme
SAMEDI			
FORCE Pyramide pompes (pompes) Pyramide Flexions	FORCE Série 12 x 50	FORCE 10 mn spécial pompes Re-Flexions	FORCE 500
DIMANCHE			
ENDURANCE 40 mn en endurance	ENDURANCE 45 mn en endurance	ENDURANCE 50 mn en endurance	ENDURANCE 45 mn en endurance

SEMAINE 5	SEMAINE 6	SEMAINE 7	SEMAINE 8
LUNDI			
REPOS	REPOS	REPOS	REPOS
MARDI			
MIXTE 30 mn d'endurance Maxi-pompes sur 2 mn Maxi-burpees sur 2 mn Maxi-flexions sur 2 mn 10 mn en endurance	MIXTE Iraz	MIXTE Zorg	MIXTE 30 mn d'endurance 100 pompes 10 mn en endurance
MERCREDI			
FORCE Burpees	HIT FORCE 15 mn échauffement Tabata burpees 5 mn retour au calme	ENDURANCE LONGUE 1 h 10 en endurance	REPOS
JEUDI			
HIT ENDURANCE 15 mn échauffement 5 mn de 30-20-10 (course, vélo, natation...) 5 mn retour au calme	HIT FORCE 15 mn échauffement Tabata pompes 5 mn retour au calme	HIT ENDURANCE 15 mn échauffement 8 x (30-30), (course, vélo, natation ou autre) 5 mn retour au calme	HIT ENDURANCE 15 mn échauffement Tabata en endurance (vélo, course, natation...) 5 mn retour au calme
VENDREDI			
HIT ENDURANCE 15 mn échauffement 2 x 4 mn 30-20-10 (course, vélo, natation ou autre) 5 mn retour au calme	HIT ENDURANCE 15 mn échauffement 2 x 6 x (30-30) (course, vélo, natation ou autre) 5 mn retour au calme	HIT ENDURANCE 15 mn échauffement 10 x (30-30) (course, vélo, natation ou autre) 5 mn retour au calme	HIT ENDURANCE 15 mn échauffement Tabata en endurance (vélo, course, natation...) 5 mn retour au calme
SAMEDI			
FORCE Lion des cavernes	FORCE Auroch	FORCE 200/200	FORCE OUF !
DIMANCHE			
ENDURANCE 50 mn en endurance	ENDURANCE 55 mn en endurance	ENDURANCE 1 heure en endurance	ENDURANCE 50 mn en endurance

« PALÉO-EXPRESS »

SEMAINE 1	SEMAINE 2	SEMAINE 3	SEMAINE 4
	LUNDI		
REPOS	REPOS	REPOS	REPOS
	MARDI		
FORCE Pyramide pompes Pyramide Flexions	FORCE Série 12 x 50	FORCE 10 mn spécial pompes 10 x 10 flexions	FORCE 500
	MERCREDI		
REPOS	REPOS	REPOS	REPOS
	JEUDI		
HIT ENDURANCE 15 mn échauffement 5 mn de 30-20-10 (course, vélo, natation ou autre) 5 mn retour au calme	HIT FORCE 15 mn échauffement Tabata pompes 5 mn retour au calme	HIT ENDURANCE 15 mn échauffement 8 x (30-30), (course, vélo, natation ou autre) 5 mn retour au calme	HIT ENDURANCE 15 mn échauffement Tabata en endurance (vélo, course, natation...) 5 mn retour au calme
	VENDREDI		
REPOS	REPOS	REPOS	REPOS
	SAMEDI		
ENDURANCE 40 mn en endurance	ENDURANCE 45 mn en endurance	ENDURANCE 50 mn en endurance	ENDURANCE 45 mn en endurance
	DIMANCHE		
MIXTE OPTIONNELLE 20 mn d'endurance Maxi-pompes sur 2 mn Maxi-burpees sur 2 mn Maxi-flexions sur 2 mn 10 mn en endurance	MIXTE OPTIONNELLE 30 mn d'endurance Tabata flexions 10 mn en endurance	MIXTE OPTIONNELLE 30 mn d'endurance 30-20-10 (pompes et fentes sautées) 10 mn en endurance	MIXTE OPTIONNELLE 30 mn d'endurance 20 burpees 10 mn en endurance

SEMAINE 5	SEMAINE 6	SEMAINE 7	SEMAINE 8
		LUNDI	
REPOS	REPOS	REPOS	REPOS
		MARDI	
FORCE Lion des cavernes	FORCE Auroch	FORCE 200/200	FORCE OUF !
		MERCREDI	
REPOS	REPOS	REPOS	REPOS
		JEUDI	
HIT ENDURANCE 15 mn échauffement 2 x 4 mn 30-20-10 (course, vélo, natation ou autre) 5 mn retour au calme	HIT FORCE 15 mn échauffement Tabata burpees 5 mn retour au calme	HIT ENDURANCE 15 mn échauffement 2 x 6 x (30-30) (course, vélo, natation ou autre) 5 mn retour au calme	HIT ENDURANCE 15 mn échauffement Tabata en endurance (vélo, course, natation...) 5 mn retour au calme
		VENDREDI	
REPOS	REPOS	REPOS	REPOS
		SAMEDI	
ENDURANCE 50 mn en endurance	ENDURANCE 55 mn en endurance	ENDURANCE 1 heure en endurance	ENDURANCE 50 mn en endurance
		DIMANCHE	
MIXTE OPTIONNELLE 30 mn d'endurance Maxi-pompes sur 2 mn Maxi-burpees sur 2 mn Maxi-flexions sur 2 mn 10 mn en endurance	MIXTE OPTIONNELLE Iraz	MIXTE OPTIONNELLE Zorg	MIXTE OPTIONNELLE 30 mn d'endurance 100 pompes 10 mn en endurance

BIBLIOGRAPHIE

PARTIE 1

1• Liebenberg L. *Persistence Hunting by Modern Hunter-Gatherers.* Current Anthropology. 2006; 47:6.

2• O'Keefe JH, Vogel R, Lavie CJ, Cordain L. *Exercise like a hunter-gatherer: a prescription for organic physical fitness.* Prog Cardiovasc Dis. 2011 May-Jun;53(6):471-9.

3• Brunet M. *Two new Mio-Pliocene Chadian hominids enlighten Charles Darwin's 1871 prediction.* Philos Trans R Soc Lond B Biol Sci. 2010 Oct 27;365(1556):3315-21.

4• Lieberman DE. *The story of the human body.* Pantheon, 2013.

5• Sockol MD, Raichlen DA, Pontzer H . *Chimpanzee locomotor energetics and the origin of human bipedalism.* PNAS. 2007 ; 104: 341-50.

6• Noakes T. *Thermoregulation and hydrating strategies in human evolution* in *"The anthropology of sport and human movement: a biocultural perspective".* Lexington Books, 2010.

7• Bramble DM, Lieberman DE. *Endurance running and the evolution of Homo.* Nature. 2004 Nov 18;432(7015):345-52.

8• Garland T. *The relation between maximal running speed and body-mass in terrestrial mammals.* J Zool. 1983; 199, 157-170.

9• Voir 6

10 & 11• Voir 7

12• Rolian C, Lieberman DE, Hamill J, Scott JW, Werbel W. *Walking, running and the evolution of short toes in humans.* J Exp Biol. 2009 Mar; 212(Pt 5):713-21.

13• Cordain L, Gotshall RW, Boyd Eaton S, Boyd Eaton III S. *Physical activity, energy expenditure and fitness: an evolutionary perspective.* Int. J. Sports med. 1998; 19, 328-335.

14• Voir 13

15• Poortmans J. *Biochimie des activités physiques et sportives.* Editions De Boek. 2012.

16• Lorenzo S et al. *Heat acclimation improves exercise performance.* J Appl Physiol (1985). 2010 Oct;109(4):1140-7.

17• Wilmore J, Costill D, Kenney W. *Physiologie du sport et de l'exercice.* De Boek. 2009.

18• Voir 15

19• Zouhal H et al.. Inverse relationship between percentage body weight change and finishing time in 643 forty-two-kilometre marathon runners. Br J Sports Med. 2011 Nov;45(14):1101-5.

20• Goulet ED. *Effect of exercise-induced dehydration on endurance performance: evaluating the impact of exercise protocols on outcomes using a meta-analytic procedure.* Br J Sports Med. 2013 Jul;47(11):679-86.

Chorley J, Cianca J, Divine J. *Risk factors for exercise-associated hyponatremia in non-elite marathon runners.* Clin J Sport Med. 2007 Nov;17(6):471-7.

21• Beis L, Wright-Whyte M, Fudge B, Noakes T, Yannis P. *Pitsiladis.* Drinking behaviours of elite male runners during marathon competition. Clin J Sport Med 2012;22:254-261.

Voir 19

22• Sands R. *Homo cursor: Running into the Pleistocene.* In "The anthropology of sport and human movement: a biocultural perspective". Lexington Books. 2010.

23• Raichlen DA et al. *Wired to run: exercise-induced endocannabinoid signaling in humans and cursorial mammals with implications for the 'runner's high'.* J Exp Biol. 2012 Apr 15;215(Pt 8):1331-6.

24• Raichlen DA et al. *Exercise-induced endocannabinoid signaling is modulated by intensity.* Eur J Appl Physiol. 2013 Apr;113(4):869-75.

25• Lewis P. *From lanscapes to playscapes: the evolution of play in humans and other animals.* In "The anthropology of sport and human movement: a biocultural perspective". Lexington Books. 2010.

26• Voir 1

27• Seiler S. *and Tønnessen E.* Intervals, Thresholds, and Long Slow Distance: the Role of Intensity and Duration in Endurance Training. Sportscience. 2009; 13: 32-53.

28, 29 & 39• Voir 17

31 & 32• Voir 27

33• Esteve-Lanao J et al. *Impact of training intensity distribution on performance in endurance athletes.* Strength Cond Res. 2007 Aug;21(3):943-9.

Muñoz I et al. *Does polarized training improve performance in recreational runners? Int J Sports Physiol Perform.* 2014 Mar;9(2):265-72.

Stöggl T, Sperlich B. *Polarized training has greater impact on key endurance variables than threshold, high intensity, or high volume training.* Front Physiol. 2014 Feb 4;5:33.

34• Voir 27

35• Burgomaster KA et al. *Similar metabolic adaptations during exercise after low volume sprint interval and traditional endurance training in humans.* J Physiol. 2008 Jan 1;586(1):151-60.

Babraj JA et al. *Extremely short duration high intensity interval training substantially improves insulin action in young healthy males.* BMC Endocr Disord. 2009 Jan 28;9:3.

36• Voir 35

37• Scribbans TD et al. *Fibre-specific responses to endurance and low volume high intensity interval training: striking similarities in acute and chronic adaptation.* PLoS One. 2014 Jun 5;9(6):e98119.

38• Wahl P et al. *Acute metabolic, hormonal, and psychological responses to different endurance training protocols.* Horm Metab Res. 2013 Oct;45(11):827-33.

39• Boutcher SH. *High-intensity intermittent exercise and fat loss.* J Obes. 2011;2011:868305.

40• Hazell TJ et al. *Two minutes of sprint-interval exercise elicits 24-hr oxygen consumption similar to that of 30 min of continuous endurance exercise.* Int J Sport Nutr Exerc Metab. 2012 Aug;22(4):276-83.

41• Foureaux G et al. *Effects of excess post-exercise oxygen consumption and resting metabolic rate in energetic cost.* Rev Bra Med Esporte. 2006 Nov/dec 12(6).

42• LaForgia J, Withers RT, Gore CJ. *Effects of exercise intensity and duration on the excess post-exercise oxygen consumption.* J Sports Sci. 2006 Dec;24(12):1247-64.

43• Voir 39

44• Helgerud J et al. *Aerobic high-intensity intervals improve VO_2max more than moderate training.* Med Sci Sports Exerc. 2007 Apr;39(4):665-71.

45• Eaton SB., *Cordain L.*, Sebastian A. The ancestral biomedical environment. In "Endothelial biomedicine". Editions Cambridge university press. 2007; 129-135.

46• Ramírez-Campillo R et al. *Effect of vertical, horizontal and combined plyometric training on explosive, balance and endurance performance of young soccer players.* J Strength Cond Res. 2014 Dec 31.

47• Markovic G, Mikulic P. *Neuro-musculoskeletal and performance adaptations to lower-extremity plyometric training.* Sports Med. 2010 Oct 1;40(10):859-95.

48• Voir 47

49• Ormsbee MJ et al. *Fat metabolism and acute resistance exercise in trained men.* J Appl Physiol (1985). 2007 May;102(5):1767-72.

50• Pollock ML, Franklin BA, Balady GJ, Chaitman BL, Fleg JL, Fletcher B, Limacher M, Piña IL, Stein RA, Williams M, Bazzarre T. *AHA Science Advisory.* Resistance exercise in individuals with and without cardiovascular disease: benefits, rationale, safety, and prescription: An advisory from the Committee on Exercise, Rehabilitation, and Prevention, Council on Clinical Cardiology, American Heart Association; Position paper endorsed by the American College of Sports Medicine. Circulation. 2000 Feb 22;101(7):828-33.

51• Voir 50

52•· Gasquet B. *Abdominaux : arrêtez le massacre ! Hachette livre, Marabout, 2009.*

53• Berman G et al. *Interacting with Nature Improves Cognition and Affect for Individuals with Depression.* Published in final edited form as: J Affect Disord. 2012 November; 140(3): 300–305.

54• Voir 4

55• Gurven M, Kaplan H. *Longevity among hunter-gatherers: a cross-cultural examination.* Population and Development Review. 2007. 33: 321-365.

56• Cadore EL. *Strength and endurance training prescription in healthy and frail elderly.* Aging Dis. 2014 Jun 1;5(3):183-95.

57• Sousa N et al. *Effectiveness of combined exercise training to improve functional fitness in older adults: A randomized controlled trial.* Geriatr Gerontol Int. 2014 Oct;14(4):892-8.

58• Sarna S et al. *Increased life expectancy of world class male athletes.* Med Sci Sports Exerc. 1993 Feb;25(2):237-44.

Reimers CD, Knapp G, Reimers AK. *Does Physical Activity Increase Life Expectancy? A Review of the Literature.* J Aging Res. 2012; 2012: 243958.

Chakravarty EF et al. *Reduced disability and mortality among aging runners: a 21-year longitudinal study.* Arch Intern Med. 2008;168(15):1638–1646.

59• Reunanen A et al. *Heart rate and mortality.*J Intern Med. 2000 Feb;247(2):231-9.

Benetos A et al. *Influence of heart rate on mortality in a French population: role of age, gender, and blood pressure.* Hypertension. 1999 Jan;33(1):44-52.

60• Walsh NP et al. *Position statement.* Part one: Immune function and exercise. Exerc Immunol Rev. 2011;17:6-63.

61• Voir 56

Sigal RJ et al. *Effects of aerobic training, resistance training, or both on percentage body fat and cardiometabolic risk markers in obese adolescents: the healthy eating aerobic and resistance training in youth randomized clinical trial.* JAMA Pediatr. 2014 Nov 1;168(11):1006-14.

62• Denham J et al. *Exercise: putting action into our epigenome.* Sports Med. 2014 Feb;44(2):189-209.

63• Eaton SB. *Konner M, Shostk M.* Stone agers in the fast lane: chronic degenerative diseases in evolutionary perspective. Am J Med. 1988 Apr;84(4):739-49.

64• Voir 17

65• Noakes T. *Lore of running*. Human kinetics, 2001.

66• Eaton SB. *An evolutionary perspective on human physical activity: implications for health*. Comp Biochem Physiol A Mol Integr Physiol. 2003 Sep;136(1):153-9.

67• Voir 45

PARTIE 2

1• O'Sullivan K, McAulliffe S, Lehman G. *Injury prevention and management among athletic population.* To stretch or not to stretch. Aspetar sports medecine journal. 2014 Dec. Volume 3 Issue 3; 624-28.

Peck E, Chomko G, Gaz DV, Farrell AM. *The effects of stretching on performance*. Curr Sports Med Rep. 2014 May-Jun;13(3):179-85.

2• Sands W et al. *Stretching and Its Effects on Recovery: A Review*. Strength & Conditioning Journal. October 2013 - Volume 35 - Issue 5 - p 30–36.

3• O'Sullivan K et al. *Injury prevention and management among athletic population.* To stretch or not to stretch. Aspetar sports medecine journal. 2014 Dec. Volume 3 Issue 3; 624-28.

Lauersen JB et al. *The effectiveness of exercise interventions to prevent sports injuries: a systematic review and meta-analysis of randomised controlled trials*. Br J Sports Med. 2014 Jun;48(11):871-7.

4• Perkins KP et al. *The risks and benefits of running barefoot or in minimalist shoes: a systematic review*. Sports Health. 2014 Nov;6(6):475-80.

Tam N et al. *Barefoot running: an evaluation of current hypothesis, future research and clinical applications*. Br J Sports Med. 2014 Mar;48(5):349-55.

5• Gellish RL et al. *Longitudinal modeling of the relationship between age and maximal heart rate.* Med Sci Sports Exerc. 2007 May;39(5):822-9.

Cleary MA et al. *Comparisons of age-predicted maximum heart rate equations in college-aged subjects.* J Strength Cond Res. 2011 Sep;25(9):2591-7.

6• Cermak NM et al. *The use of carbohydrates during exercise as an ergogenic aid.* Sports Med. 2013 Nov;43(11):1139-55.

7• de Oliveira EP et al. *Gastrointestinal complaints during exercise: prevalence, etiology, and nutritional recommendations.* Sports Med. 2014 May;44 Suppl 1:S79-85.

8• Buchheit M et al. *High-intensity interval training, solutions to the programming puzzle: Part I: cardiopulmonary emphasis.* Sports Med. 2013 May;43(5):313-38.

9• Wilmore J et al. *Physiologie du sport et de l'exercice.* De Boek, 2009.

10• Thibault G. *A graphical model for interval training IAAF New Studies in Athletics.* 2003. 18(3):49-55.

11• Burke LM. *Fueling strategies to optimize performance: training high or training low? Scand J Med Sci Sports.* 2010 Oct;20 Suppl 2:48-58.

12• Cochran AJ et al. *Manipulating Carbohydrate Availability Between Twice-Daily Sessions of High-intensity Interval Training Over Two Weeks Improves Time-trial Performance.* Int J Sport Nutr Exerc Metab. 2015 Mar 26.

13• Bartlett JD et al. *The emerging role of p53 in exercise metabolism.* Sports Med. 2014 Mar;44(3):303-9.

Hawley JA, Morton JP. *Ramping up the signal: promoting endurance training adaptation in skeletal muscle by nutritional manipulation.* Clin Exp Pharmacol Physiol. 2014 Aug;41(8):608-13.

PARTIE 3

1• Seiler S and Tønnessen E. *Intervals, Thresholds, and Long Slow Distance: the Role of Intensity and Duration in Endurance Training.* Sportscience. 2009; 13: 32-53.

Stöggl T, Sperlich B. *Polarized training has greater impact on key endurance variables than threshold, high intensity, or high volume training.* Front Physiol. 2014 Feb 4;5:33.

Esteve-Lanao J et al. *Impact of training intensity distribution on performance in endurance athletes.* Strength Cond Res. 2007 Aug;21(3):943-9.

2• Muñoz I, Seiler S, Bautista J, España J, Larumbe E, Esteve-Lanao J. *Does polarized training improve performance in recreational runners? Int J Sports Physiol Perform.* 2014 Mar;9(2):265-72.

Neal CM, Hunter AM, Brennan L, O'Sullivan A, Hamilton DL, De Vito G, Galloway SD. *Six weeks of a polarized training-intensity distribution leads to greater physiological and performance adaptations than a threshold model in trained cyclists.* J Appl Physiol (1985). 2013 Feb 15;114(4):461-71.

3• Seiler S, Jøranson K, Olesen BV, Hetlelid KJ. *Adaptations to aerobic interval training: interactive effects of exercise intensity and total work duration.* Scand J Med Sci Sports. 2013 Feb;23(1):74-83.

4• Baar K. *Using molecular biology to maximize concurrent training.* Sports Med. 2014 Nov;44 Suppl 2:117-25.

Rønnestad BR, Mujika I. *Optimizing strength training for running and cycling endurance performance: A review.* Scand J Med Sci Sports. 2013 Aug 5.

Wilson JM, Marin PJ, Rhea MR, Wilson SM, Loenneke JP, Anderson JC. *Concurrent training: a meta-analysis examining interference of aerobic and resistance exercises.* J Strength Cond Res. 2012 Aug;26(8):2293-307.

5• Voir ref 4 (Rønnestad).

Fyfe JJ et al. *Interference between concurrent resistance and endurance exercise: molecular bases and the role of individual training variables.* Sports Med. 2014 Jun;44(6):743-62.

6• Voir ref 5 (Fyfe).

7• Voir ref 5 (Fyfe).

Voir ref 4 (Baar).

8• Voir ref 4 (Wilson).

9• Voir ref 4 (Baar).

10• Voir ref 5 (Fyfe).

11• Voir ref 4 (Baar).

Voir ref 5 (Fyfe).

12• Voir ref 4 (Baar).

Voir ref 5 (Fyfe).

13• Rønnestad BR et al. *Effects of 12 weeks of block periodization on performance and performance indices in well-trained cyclists.* Scand J Med Sci Sports. 2014 Apr;24(2):327-35.

14• Bartolomei S et al. *A comparison of traditional and block periodized strength training programs in trained athletes.* J Strength Cond Res. 2014 Apr;28(4):990-7.

15• Lorenzo S et al. *Heat acclimation improves exercise performance.* J Appl Physiol (1985). 2010 Oct;109(4):1140-7.

16• Garrett AT et al. *Induction and decay of short-term heat acclimation.* Eur J Appl Physiol. 2009 Dec;107(6):659-70.

17• HOLLON J ET AL. *Effect of gliadin on permeability of intestinal biopsy explants from celiac disease patients and patients with non-celiac gluten sensitivity.* Nutrients. 2015 Feb 27;7(3):1565-76.

18• GOULET ED. *Effect of exercise-induced dehydration on endurance performance: evaluating the impact of exercise protocols on outcomes using a meta-analytic procedure.* Br J Sports Med. 2013 Jul;47(11):679-86.

GOULET ED. *Effect of exercise-induced dehydration on time-trial exercise performance: a meta-analysis.* Br J Sports Med. 2011 Nov;45(14):1149-56.

19• ZOUHAL H ET AL. *Inverse relationship between percentage body weight change and finishing time in 643 forty-two-kilometre marathon runners.* Br J Sports Med. 2011 Nov;45(14):1101-5.

20• MILLER KC ET AL. *Three percent hypohydration does not affect threshold frequency of electrically induced cramps.* Med Sci Sports Exerc. 2010 Nov;42(11):2056-63.

BRAULICK KW ET AL. *Significant and serious dehydration does not affect skeletal muscle cramp threshold frequency.* Br J Sports Med. 2013 Jul;47(11):710-4.

SCHWELLNUS MP. *Cause of exercise associated muscle cramps (EAMC)--altered neuromuscular control, dehydration or electrolyte depletion? Br J Sports Med.* 2009 Jun;43(6):401-8.

SCHWELLNUS MP ET AL. *Increased running speed and previous cramps rather than dehydration or serum sodium changes predict exercise-associated muscle cramping: a prospective cohort study in 210 Ironman triathletes.* Br J Sports Med. 2011 Jun;45(8):650-6.

21• JEUKENDRUP AE. *Oral carbohydrate rinse: placebo or beneficial? Curr Sports Med Rep.* 2013 Jul-Aug;12(4):222-7.

22• NOAKES TD. *Fatigue is a Brain-Derived Emotion that Regulates the Exercise Behavior to Ensure the Protection of Whole Body Homeostasis.* Front Physiol. 2012 Apr 11;3:82.

23• VOIR REF 3 (SEILER).